Periodontics

新・歯科衛生士教育マニュアル

歯周病学

編集

上田雅俊　大阪歯科大学名誉教授

音琴淳一　松本歯科大学教授

栢　豪洋　元福岡医療短期大学学長

野村慶雄　元神戸常盤大学短期大学部教授

渡辺孝章　鶴見大学短期大学部教授

クインテッセンス出版株式会社　2011

QUINTESSENCE PUBLISHING

Berlin | Chicago | Tokyo
Barcelona | London | Milan | Mexico City | Moscow | Paris | Prague | Seoul | Warsaw
Beijing | Istanbul | Sao Paulo | Zagreb

執筆者一覧 (五十音順)

上田雅俊	大阪歯科大学名誉教授
音琴淳一	松本歯科大学教授
柏木宏介	大阪歯科大学大学院講師 (非常勤)
勝谷芳文	兵庫歯科学院専門学校学科長
金子憲章	九州看護福祉大学教授
栢　豪洋	元福岡医療短期大学学長
鈴木丈一郎	鶴見大学歯学部講師
田中昭男	大阪歯科大学教授
田中昌博	大阪歯科大学教授
野村慶雄	元神戸常盤大学短期大学部教授
平井　要	平井歯科医院
力丸哲也	福岡医療短期大学教授
渡辺孝章	鶴見大学短期大学部教授

序　文

　1988年に日本歯科医師会と厚生省(現厚生労働省)は「8020運動」を展開，国民に対して「歯」の機能の重要性を認識させ，一生涯にわたって自分の歯で噛む大切さを提唱している．また，2000年には「健康日本21」が実施され，「糖尿病」「循環器病」「がん」などと並んで「歯の健康」も取り上げられており，「歯周病」は生活習慣病の一つとして位置づけられ，歯間清掃用具の普及とその効果が提唱されている．さらに，2003年には「健康増進法」が法制化され，病気の早期発見，早期治療にとどまらず，積極的に健康を増進して病気を予防する一次予防に重点を置いた施策が推進されている．このような取り組みのほか，書籍やテレビメディアなどを通して国民の口の中の健康に対する意識がめばえ，歯周病の予防や治療にも関心が高まっている．

　歯周病は細菌による感染症であるため，歯科予防処置を担当する歯科衛生士の役割は非常に重要である．さらに歯周治療においては，歯周組織の検査，ブラッシング指導，スケーリング・ルートプレーニング，歯科医師が行う歯周外科治療に伴う診療補助，さらにメインテナンスに至る一連の診療において，歯科衛生士のコミュニケーション力，技術および管理能力がもっとも発揮される分野である．歯周病に関する研究は，これまでの諸先輩の業績が基礎になっており，ここ数十年来の研究成果が今日の歯科臨床を担っている．歯科医療を学ぶ者は，これらの基本的な知識をしっかり身に付ける必要があり，また新しい知見に対しても評価し，応用できる知識を持たなければならない．

　本書は，現在の歯周病の予防と治療に関して，とくに「歯科衛生士試験出題基準」に掲載されている用語を重視し，「歯周病学」と「歯周治療学」に必要とされる知識と技術を修得するため，その項目を順序よく構成した．また，本文中の右スペースにはポイントとなる用語解説や注釈を入れ，各章を担当された先生方には臨床の場で撮られた多数の症例写真を掲載し，より解りやすい編集を行った．

　本書を十分に有効活用され，「歯科衛生士国家試験」に必要な知識はもちろん，近い将来，歯科臨床を通して，国民の健康に貢献されることを願って止まない．

平成23年1月

著者一同

CONTENTS

chapter 1 歯周病とは 12
    1-1 歯周病とは 12
    1-2 歯周治療の目的と意義 12
    1-3 歯周治療における歯科衛生士の役割 13

chapter 2 歯周組織の構造と機能 14
    2-1 歯周組織の構造と組成 14
        1）歯肉，歯肉上皮および歯肉結合組織 14
        2）歯槽骨 17
        3）歯根膜 17
        4）セメント質 18
    2-2 歯と歯周組織の付着 19
        1）上皮性付着 19
        2）結合組織性付着 19
    2-3 歯周組織と咬合 20
        1）咬合 20
        2）安静位と安静空隙 20
        3）咬頭嵌合位と中心咬合位 20
        4）中心位 20
        5）歯周組織に影響する咬合力 20
    2-4 歯周組織の防御機構 21
        1）自然免疫 22
        2）獲得免疫 22
    復習しよう！ 23

chapter 3 歯周病の疫学 24
    3-1 歯周病の疫学 24
    3-2 歯周病の実態 24
        1）歯周病の有病状況 24
        2）歯周病治療の受診状況 24
    3-3 歯周病の疫学に用いる指数 26
        1）口腔清掃状態を表す指数 26
        2）歯肉炎を表す指数 28
        3）歯周炎を表す指数 29
        4）歯周病治療の指針となる指数 30

復習しよう！ ……………………………………………………………………………… 31

chapter 4 歯周病の予防　32

4-1 歯周病予防の基礎　32
　1）歯周病予防の意義 …………………………………………………………………… 32
　2）予防の分類 …………………………………………………………………………… 34
　3）プラークコントロールと健康教育 ………………………………………………… 35
　4）早期発見と早期治療（早期予防） ………………………………………………… 36

4-2 予防の方法　36
　1）ホームケアによるプラークコントロール ………………………………………… 36
　2）健康管理 ……………………………………………………………………………… 37
　3）定期的な歯周組織の検査と予防処置（プロフェッショナルケア） …………… 38

　　復習しよう！ ……………………………………………………………………………… 38

chapter 5 歯周病の原因　39

5-1 局所的要因　39
　1）発炎因子 ……………………………………………………………………………… 39
　　歯周病原細菌と歯周病の病態 ………………………………………………………… 40
　　　1．プラーク中細菌の役割 ………………………………………………………… 40
　　　2．細菌と関連する疾患とそれに関わる細菌 …………………………………… 41
　　　3．細菌の病原因子 ………………………………………………………………… 42
　　　4．歯周組織における感染防御機構と免疫機構 ………………………………… 43
　　　5．プラーク ………………………………………………………………………… 45
　　　6．プラーク保持因子 ……………………………………………………………… 46
　2）機械的因子 …………………………………………………………………………… 49
　3）形態的因子 …………………………………………………………………………… 50

5-2 全身的病因（因子）　51
　1）内分泌腺機能異常 …………………………………………………………………… 51
　2）喫煙 …………………………………………………………………………………… 52
　3）栄養不足 ……………………………………………………………………………… 52
　4）血液疾患 ……………………………………………………………………………… 53
　5）遺伝性疾患 …………………………………………………………………………… 53
　6）皮膚疾患 ……………………………………………………………………………… 53
　7）免疫疾患 ……………………………………………………………………………… 53
　8）薬物による疾患 ……………………………………………………………………… 53

5-3 歯周病のリスクファクター（危険因子）　53

復習しよう！ 55

chapter 6 歯周病の病態と分類 58

6-1 歯周組織の病的変化 58
1）歯肉溝 58
2）ポケットの形成 59
3）歯肉の病的変化 61
4）歯槽骨の吸収と形態変化 66
5）歯の動揺・病的移動と咬合 69
6）根分岐部病変 70
7）歯周‐歯内病変 71
8）口臭 71

6-2 歯周病の分類 71
1）歯周病の分類（2006年日本歯周病学会の分類）..................... 71
2）歯肉炎 72
3）歯周炎 77
4）潰瘍性歯周疾患 79
5）咬合性外傷 80
6）全身疾患と歯周病とのかかわり（歯周医学）....................... 80

　　　復習しよう！ 83

chapter 7 歯周病の検査 84

7-1 初診と医療面接 84
1）主訴 84
2）現病歴 84
3）既往歴 85
4）家族歴 85
5）服用薬物の情報 85
6）アレルギー 85
7）生活習慣 85

7-2 歯周組織の検査 85
1）歯肉の炎症 85
2）プロービング 87
3）アタッチメントレベルと付着歯肉の幅 90
4）歯の動揺度 91
5）口腔清掃状態の評価（プラークの付着状態）....................... 92

6）根分岐部病変の検査 　94
　　　7）エックス線写真検査 　94
　　　8）咬合検査 　96
　　　9）接触点（食片圧入）の検査 　96
　　　10）スタディモデル（研究用模型） 　97
　　　11）口腔内写真 　97
　　　12）先進的検査 　97
　7-3 医療面接，歯周組織検査時の歯科衛生士の役割 　98
復習しよう！ 　99

chapter 8 歯周病の診断と治療の進め方　100

　8-1 診断と予後 　100
　　1）歯周病の診断 　100
　　2）予後の判定 　100
　8-2 治療計画の立案 　101
　　1）歯周基本治療 　101
　　2）歯周基本治療後の再評価 　102
　　3）歯周外科治療 　103
　　4）歯周外科治療後の再評価 　103
　　5）口腔機能回復治療 　103
　　6）口腔機能回復治療後の再評価 　103
　　7）サポーティブペリオドンタルセラピー（SPT）とメインテナンス 　103
復習しよう！ 　103

chapter 9 歯周治療の実際　104

　9-1 応急処置 　104
　　1）疼痛に対する処置 　104
　　2）症状の緩和を目的とした処置 　105
　9-2 歯周基本治療 　105
　　1）歯周基本治療の目的と意義 　105
　　2）歯周基本治療の内容 　105
　　　1．動機づけ（モチベーション） 　105
　　　2．プラークコントロール 　105
　　　3．セルフケア 　113
　　　4．プロフェッショナルケア（歯肉縁下・縁上のプラークコントロール） 　113
　　　5．スケーリングとルートプレーニング 　116

6．歯周ポケット掻爬術	………………………………………………	120
7．咬合調整と歯冠形態修正	………………………………………	121
8．暫間固定	……………………………………………………………	122
9．う蝕の処置と歯内治療	…………………………………………	123
10．抜歯	…………………………………………………………………	123
11．暫間義歯	……………………………………………………………	123
12．プロビジョナルレストレーション	……………………………	124
13．悪習癖の改善	………………………………………………………	124
14．歯周-矯正治療	……………………………………………………	126
15．知覚過敏の処置	……………………………………………………	126
16．薬物療法	……………………………………………………………	126
3）歯周基本治療後の再評価	…………………………………………	129
4）歯周基本治療時の歯科衛生士の役割	……………………………	129
復習しよう！	………………………………………………………………	130

chapter 10　歯周外科治療　…………………………………………… 131

10-1　歯周外科治療の目的　………………………………………… 131
　1）目的　……………………………………………………………… 131
　2）適応と禁忌　……………………………………………………… 131

10-2　外科的歯周治療の分類と術式　……………………………… 132
　1）病的歯周ポケットの減少と除去を目的とした手術法　……… 132
　　1．切除療法　…………………………………………………… 132
　　　（1）歯肉切除術　…………………………………………… 132
　　　（2）歯肉弁根尖側移動術　………………………………… 132
　　2．組織付着療法　……………………………………………… 132
　　　（1）歯周ポケット掻爬術　………………………………… 133
　　　（2）新付着術　……………………………………………… 134
　　　（3）フラップ手術（歯肉剝離掻爬術）　………………… 134
　2）再生療法　………………………………………………………… 136
　　　（1）歯周組織再生誘導法（GTR）　……………………… 136
　　　（2）エナメルマトリックスタンパク（エムドゲイン®）を応用した方法　… 137
　3）軟組織の解剖学的形態の改善を目的とした手術法（歯肉歯槽粘膜形成術）…… 138
　　　（1）小帯切除術　…………………………………………… 138
　　　（2）歯肉弁側方移動術　…………………………………… 139
　　　（3）歯肉弁歯冠側移動術　………………………………… 140
　　　（4）歯肉弁根尖側移動術　………………………………… 140

　　　　　　（5）遊離歯肉移動術 …………………………………… 141
　　　　　　（6）歯肉結合組織移植術 ………………………………… 142
　10-3　外科的歯周治療の種類と用途(小手術器具の種類，用途と取り扱い) …… 143
　　　1）局所麻酔(カートリッジの取り扱い) ……………………………… 143
　　　2）用途別器具 ……………………………………………………… 143
　　　3）縫合用器材の種類，用途と取り扱い …………………………… 145
　10-4　ペリオドンタルパック ……………………………………… 145
　　　1）目的 ……………………………………………………………… 145
　　　2）所要性質 ………………………………………………………… 146
　　　3）種類と取り扱い ………………………………………………… 146
　10-5　歯周外科処置後の創傷の治癒 ……………………………… 146
　　　1）一般的な創傷の治癒形態 ………………………………………… 146
　　　2）歯周外科処置後の創面の治癒 …………………………………… 146
　10-6　根分岐部に対する処置 ……………………………………… 148
　　　1）ファーケーションプラスティあるいはファルカプラスティ(分岐部整形術) … 148
　　　2）ヘミセクション／トライセクション(根分割切除術) …………… 148
　　　3）ルートセパレーション(歯根分離法) …………………………… 148
　　　4）ルートアンプテーション(歯根切除法) ………………………… 148
　　　5）トンネリング(トンネル形成術) ………………………………… 150
　10-7　歯周‐歯内病変の治療 ……………………………………… 150
　　　1）分類(Weineの分類) …………………………………………… 150
　　　2）検査項目 ………………………………………………………… 150
　　　3）治療の進め方 …………………………………………………… 151
　10-8　歯周外科治療後の再評価 …………………………………… 151
　10-9　歯周外科治療における歯科衛生士の役割 ………………… 151
　　　1）歯周外科治療術前の準備 ………………………………………… 151
　　　2）術後の管理と諸注意 …………………………………………… 152
復習しよう！ ……………………………………………………… 153

chapter 11　口腔(咬合)機能回復治療　154

　11-1　永久固定 …………………………………………………… 154
　　　1）固定式固定 ……………………………………………………… 155
　　　2）可撤式固定 ……………………………………………………… 155
　11-2　歯冠内修復・歯冠補綴(クラウン) ………………………… 156
　　　1）歯冠内修復 ……………………………………………………… 156
　　　2）歯冠補綴(クラウン) …………………………………………… 157

- 11-3　ブリッジ …… 157
- 11-4　可撤式義歯（部分床義歯） …… 158
- 11-5　インプラントによる口腔機能回復治療（口腔インプラント術） …… 158
  - 1）インプラントの特徴 …… 159
  - 2）種類と術式 …… 159
  - 3）インプラント周囲炎 …… 161
  - 4）インプラントのメインテナンス …… 162
- 11-6　口腔機能回復処置後の再評価 …… 163
- 11-7　口腔機能回復処置時の歯科衛生士の役割 …… 163

復習しよう！ …… 164

chapter 12　メインテナンス …… 165

- 12-1　歯周治療のメインテナンスの目的と意義 …… 165
- 12-2　リコールの期間 …… 165
- 12-3　メインテナンス／SPT時の検査項目 …… 166
  - 1）問診（医療面接） …… 166
  - 2）視診・触診 …… 167
  - 3）口腔清掃状態と歯肉の炎症の検査 …… 167
  - 4）歯周ポケットとプロービング時の出血（BOP）の検査 …… 167
  - 5）アタッチメントレベルの測定 …… 168
  - 6）咬合状態と歯の動揺度の検査 …… 168
  - 7）エックス線写真検査 …… 169
  - 8）その他の検査 …… 169
- 12-4　メインテナンス／SPT時の術式と方法 …… 170
  - 1）口腔清掃再指導 …… 170
  - 2）プロフェッショナルケア …… 171
- 12-5　メインテナンス／SPT時の歯科衛生士の役割 …… 171

復習しよう！ …… 172

chapter 13　歯周治療とチーム医療 …… 173

- 13-1　チーム医療の意義と目的 …… 173
- 13-2　患者と歯周医療チームの関係 …… 174
- 13-3　歯科衛生士の役割 …… 175

復習しよう！ …… 177

索引 …… 178

＜執筆分担＞
chapter 1 ……渡辺孝章	chapter 8 ……渡辺孝章
chapter 2 ……田中昭男／上田雅俊	chapter 9 ……渡辺孝章／鈴木丈一郎
chapter 3 ……野村慶雄	chapter10……栢　豪洋／金子憲章／力丸哲也
chapter 4 ……勝谷芳文	chapter11……田中昌博／柏木宏介
chapter 5 ……音琴淳一／平井　要	chapter12……鈴木丈一郎
chapter 6 ……音琴淳一	chapter13……音琴淳一
chapter 7 ……野村慶雄	

chapter 1 歯周病とは

学習目標
- ☐ 歯周組織を構成する名称を説明できる．
- ☐ 歯周病の定義を説明できる．
- ☐ 歯周治療の意義と目的を説明できる．
- ☐ 歯周治療における歯科衛生士の役割を説明できる．

1-1 歯周病とは

　歯は4つの**歯周組織**（歯肉，歯槽骨，歯根膜，セメント質）によって支持されており，口腔機能である咀嚼，発音および顔貌を整えるなどの重要な役割を担っている．歯周病とは，この歯周組織に発症したプラーク中の歯周病原細菌によって引き起こされる感染症である．

　炎症性病変は①歯肉炎と②歯周炎に大別され，また咬合力などによって引き起こされる③咬合性外傷も含まれる．なお，歯髄疾患に伴う根尖性歯周炎，口内炎などの粘膜疾患，悪性腫瘍は含まないと定義されている．

　細菌の感染により生体はその防御反応として炎症（免疫応答）が起きる．**歯肉炎**（図1-1）は歯肉組織に限局した炎症であり，**歯周炎**（図1-2）は歯肉を越えて，歯槽骨，歯根膜およびセメント質に波及している．炎症の持続は長期に歯周組織を破壊するため，その病態は広く多様となる．咬合力によって起こる**咬合性外傷**は，歯肉を除く歯槽骨，歯根膜，セメント質の損傷であるが，歯周炎と併発することにより歯周組織の破壊は急速に進展する．放置すれば歯の喪失に至り，口腔機能を著しく阻害し，全身の健康や精神にも重大な影響を及ぼすことになる．

1-2 歯周治療の目的と意義

　歯周治療は検査と診断により治療計画を立て，予後の判定を行い処置が始まる．

歯周組織
⇒ p.14参照

咬合性外傷
咬合力によって生じる歯周組織の損傷であり歯の動揺，エックス線写真では歯根膜腔の拡大が認められる．一次性と二次性咬合性外傷に分類される．

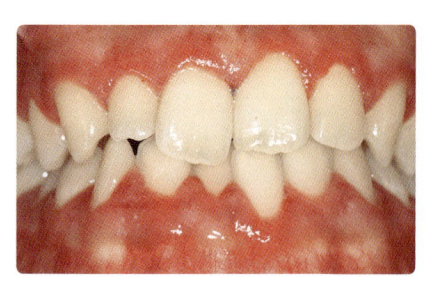

図1-1　歯肉炎．30歳女性

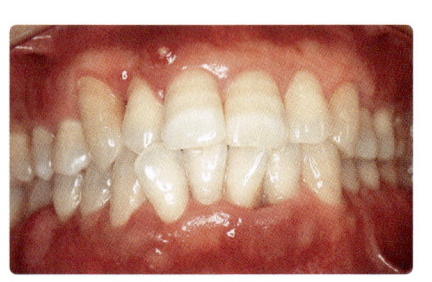

図1-2　歯周炎．53歳男性

検査により原因であるプラークと増悪させるリスクファクターが明らかとなり，これらを除去することが当面の目的となる．ほとんどの症例において，プラークの除去により病状の改善傾向が認められる．病状が改善し安定が図られた後，再発予防が二番目の目的となる．

近年，歯周病は生活習慣病といわれており，歯周病と全身の健康との関わりが多くの研究や調査によって報告されている．歯周治療は歯の喪失を予防するだけでなく，健全な口腔機能により全身の健康を長く維持増進することが，その意義といえる．

1-3　歯周治療における歯科衛生士の役割

歯周病の予防と治療の基本は原因の除去であり，歯科衛生士は歯周治療全般を通して，口腔清掃指導とスケーリング・ルートプレーニングを行う（図1-3）．

日本歯周病学会は「歯周病の診断と治療の指針」の中で，「歯周病の原因であるプラーク（歯肉縁上および歯肉縁下プラーク）を歯科医師および歯科衛生士と患者が協力して取り除く必要がある」と述べている．すなわち，歯科医師，歯科衛生士によるプロフェッショナルケアとともに，患者自身によるセルフケアによるプラークコントロールの確立が必要であり，歯科衛生士が行うブラッシング指導はきわめて重要である．さらに，プラークの付着を助長する歯石は機械的に除去するしか方法はなく，歯科衛生士の専門的な技術が必要である．また，歯科医師が行う「歯周治療」は歯科医療のほとんどの療法が含まれる分野であり，その診療補助業務もまた重要な役割である．

歯周病の治療は，生活習慣病患者の生活環境と全身の健康状態の変化を絶えず把握し，的確な保健指導により生活習慣の改善を図る役目もある．

また，歯周治療は長期間にわたる症例が多く，歯科衛生士は患者とのコミュニケーションの時間も歯科医師より長い．したがって，歯科衛生士は円滑な診療を行ううえで，患者からの質問や要望を歯科医師に伝えるなど，橋渡しの役目を果たすことも多い．

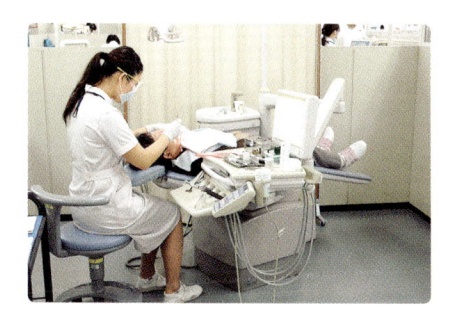

図1-3　歯科衛生士によるプロフェッショナルケア

リスクファクター（危険因子）
疾患の発症，進行を促進する因子であり，歯周病では細菌因子（歯周病原細菌の存在），環境因子（喫煙習慣など）宿主因子（糖尿病や咬合など）が挙げられる．

生活習慣病
生活習慣が発症原因に関与していることが明らかにされている疾患の総称

chapter 2 歯周組織の構造と機能

学習目標
- □ 歯周組織の構造と機能を説明できる．
- □ 歯肉の特徴を説明できる．
- □ セメント質，歯根膜，歯槽骨の特徴を説明できる．
- □ 歯肉固有層と粘膜下組織の相違点について説明できる．
- □ 付着歯肉と歯槽粘膜の相違点について説明できる．
- □ 遊離歯肉と付着歯肉の境界について説明できる．
- □ 接合上皮と歯肉溝上皮の相違点について説明できる．

2-1 歯周組織の構造と組成

歯周組織は歯肉，歯槽骨，歯根膜，セメント質の4種から構成される組織の総称で，歯を歯槽窩に維持し，咬合に耐える機能を有している．

1）歯肉，歯肉上皮および歯肉結合組織

（1）歯肉

歯肉は口腔粘膜の一部で，歯頚部を覆い，歯周組織を保護し，歯冠側の縁から根尖側の歯肉歯槽粘膜境までの範囲をいう（図2-1）．歯頚部を取り巻いている歯肉と歯との間に深さ約1mmの歯肉溝と呼ばれる溝があり，その部の歯肉は遊離歯肉といい，可動性である．遊離歯肉は付着歯肉につづき，その間に遊離歯肉溝と呼ばれる境界がある．歯肉は組織学的には上皮組織と上皮下結合組織（歯肉結合組織），すなわち歯肉固有層に分けられ，歯肉結合組織は歯槽骨に直接，結合している．付着歯肉につづく歯槽粘膜は上皮組織，粘膜固有層，粘膜下組織から構成されているが，付着

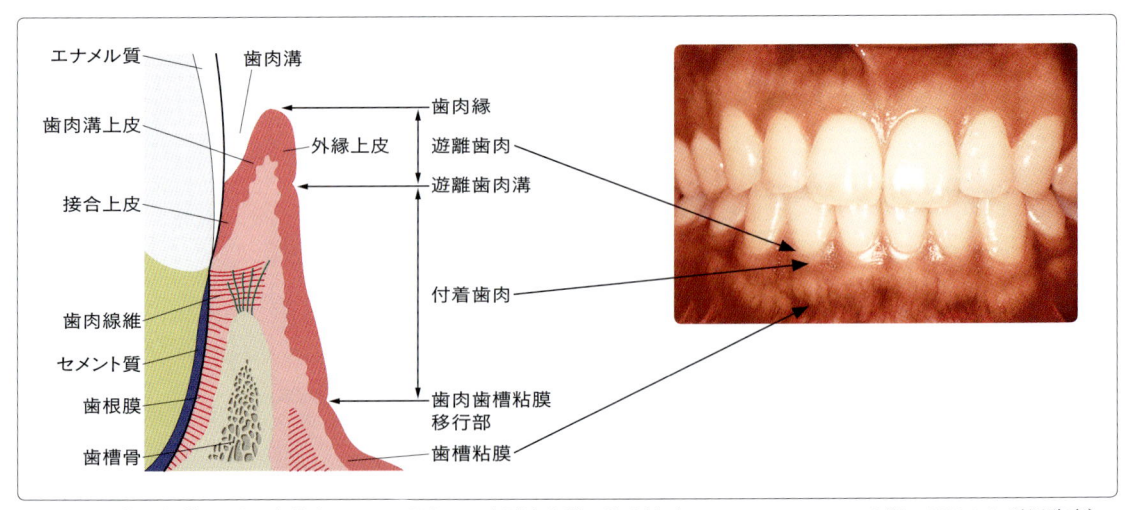

図2-1 歯周組織の区分名称（左図：深井浩一：歯周治療学と診療補助，クインテッセンス出版，2001より引用改変）

歯肉は粘膜下組織を持たず，歯槽骨に結合しているので非可動性である．一方，歯槽粘膜は，粘膜下組織を含むので可動性である．

□遊離歯肉

　遊離歯肉は歯頸部の周囲を取り囲み，可動性であり，別名，辺縁歯肉ともいう．遊離歯肉は歯間部でピラミッド状になり，歯間乳頭と呼ばれる．臼歯部の歯間乳頭は頰舌的に歯間部では陥凹し鞍のようになっているので，この部位をコルという（図2-2）．遊離歯肉と付着歯肉との境界に遊離歯肉溝と呼ばれる浅いV字型の溝がある．遊離歯肉溝は歯肉の辺縁から約0.5〜2 mmの位置に存在し，この位置は臨床的に歯肉溝の底部にほぼ一致する（図2-1）．したがって，遊離歯肉の幅は約0.5〜2 mmである．

□付着歯肉

　付着歯肉は遊離歯肉に連続し，遊離歯肉溝から歯槽粘膜境（粘膜歯肉境）までの範囲の歯肉をいい，粘膜下組織がない（図2-1）．付着歯肉は，歯肉固有層が直接，歯槽骨に強固に結合して線維性付着を形成しているので非可動性である．健康な歯肉では付着歯肉や歯間乳頭にスティップリングと呼ばれる小窩が多数みられる（図2-3）．スティップリングは歯肉線維によって上皮が牽引されたために生じる小窩である．

（2）歯肉上皮

　歯肉上皮は口腔に面している口腔歯肉上皮，歯肉溝に面している歯肉溝上皮，歯と結合している接合上皮の3種類に分けられる（図2-1）．また，歯肉上皮は歯肉縁（歯肉頂）を境にして歯側の内縁上皮と口腔側の外縁上皮に分けることもある．内縁上皮は歯肉溝上皮と接合上皮（付着上皮）に相当し，外縁上皮は口腔歯肉上皮に相当する．歯肉上皮は組織学的に重層扁平上皮で構成されている．

□歯肉溝上皮

　歯肉溝上皮は歯肉溝に面している部分の上皮で，歯肉溝上皮表層の状態は口腔歯肉上皮とは異なっている．正常では歯肉溝上皮と結合組織との境界は平坦で上皮突起は認められない．歯肉溝上皮の細胞間隙は広く，ここを介して歯肉溝滲出液や白血球などの炎症性細胞が通過するが，ヒトでは歯肉溝上皮の表層は角化していない．歯肉溝上皮の基底層の細胞は歯肉固

コル

臼歯部の歯間乳頭は頰舌的に頰側と舌側はピラミッド状に高くなり，接触点（下図の青色）の下の部分は鞍状になっている．この部をコルという．

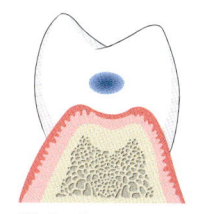

図2-2

図2-3　スティップリング（矢印）（和泉雄一ほか編：ザ・ペリオドントロジー，永末書店，京都，2009より引用）

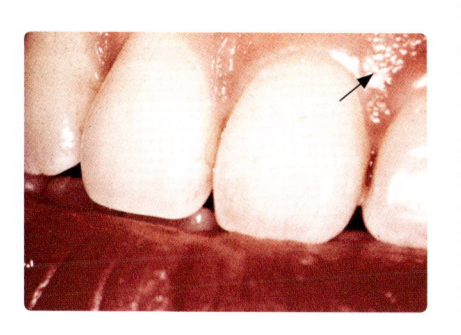

有層の結合組織と基底板を介してヘミデスモゾームによって結合し，歯肉溝上皮の細胞はデスモゾームを介して結合している．

□接合上皮

　接合上皮は歯と歯肉との界面に存在し，一方が歯肉固有層と，他方がエナメル質やセメント質とそれぞれ結合し，上皮性付着を形成している．接合上皮は，発生段階で退縮エナメル上皮に由来する．すなわち，萌出途上の歯冠を被覆している退縮エナメル上皮は萌出と同時に口腔粘膜上皮に接触，融合して接合上皮が形成される．接合上皮は形態学的に歯肉溝上皮や口腔粘膜上皮とは異なる．

　接合上皮は歯肉固有層から歯面に向かって基底層そして有棘層の細胞で占められ，基底層の細胞は歯肉固有層である結合組織と基底板を介してヘミデスモゾームによって結合している．これは歯肉溝上皮と歯肉固有層との結合と同じである．一方，有棘層の細胞はエナメル質とヘミデスモゾームによって結合している．接合上皮のターンオーバーでは，接合上皮細胞は歯肉溝に向かって移動し，歯肉溝から順次剥離，脱落する(図2-4)．

（3）歯肉結合組織

　歯肉結合組織は歯肉固有層とも呼ばれ，歯肉の大部分を占め，その主要な構成要素はコラーゲン線維，脈管，神経，線維芽細胞である．これらの間に非定型の基質が存在する．

　歯肉固有層に存在するコラーゲン線維束は線維芽細胞によって産生され，コラーゲン線維束の一端はセメント質に埋入され，歯に強固に結合している．歯肉に存在する線維束には①歯-歯肉線維，②輪状線維，③歯肉-骨膜線維，④歯-骨膜線維，⑤歯間水平線維があり(図2-5)，とくに歯間水平線維は歯頸部の炎症が根尖側に波及することに対して抑制的に作用している．

歯肉固有層
歯肉上皮下の結合組織のことをいう．

デスモゾーム
上皮細胞間の接着装置

ターンオーバー
細胞の入れ替わり

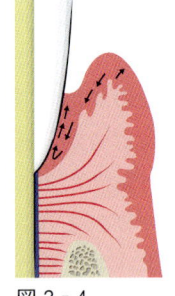

図2-4

コラーゲン線維
人体のタンパク質の30％を占め，結合組織，骨，象牙質に存在する線維

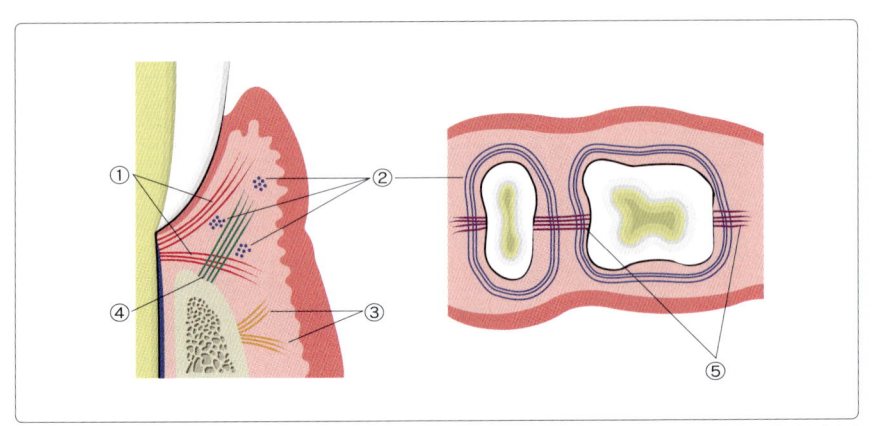

図2-5　歯肉固有線維の方向（村井正大ほか：歯科衛生士教育マニュアル　新編歯周治療，クインテッセンス出版，1998より引用改変）
①歯-歯肉線維，②輪状線維，③歯肉-骨膜線維，④歯槽-歯肉線維，⑤歯間水平線維

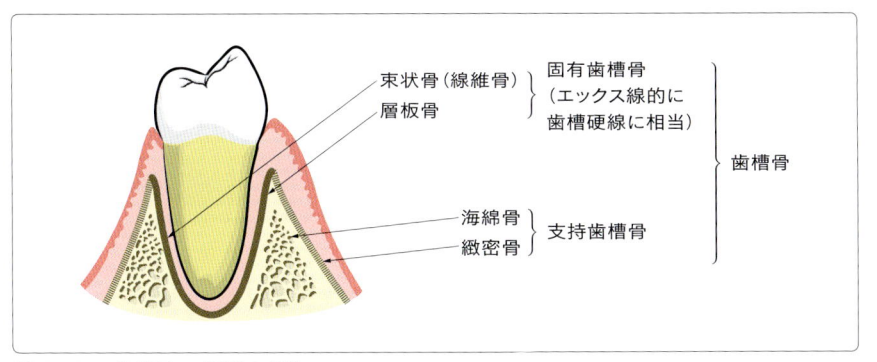

図2-6 歯槽骨の各部の名称

2）歯槽骨

　歯槽骨は，上顎骨では歯槽突起，下顎骨では歯槽部と呼ばれるが，一般的には区別せずに歯槽骨の用語が使用されている．歯槽骨には歯槽窩があり，歯が植立され，維持されている．歯槽骨は歯の発達および萌出とともに形成され，萌出後は歯に加わる荷重負担の緩衝体として作用し，矯正治療などに伴う歯の移動にも関与する．

　歯槽骨は固有歯槽骨と支持歯槽骨から構成され，固有歯槽骨は歯槽窩の内側の部分で，支持歯槽骨は，その外側の部分である．支持歯槽骨は緻密骨および海綿骨から構成されている（図2-6）．固有歯槽骨はエックス線的に歯槽硬線に相当し，エックス線不透過像を示す．固有歯槽骨は歯面側の束状骨とその外側の層板骨に分類され，束状骨は歯根膜の主線維であるシャーピー線維（図2-7）が多数埋入している骨であり，線維が入り込んでいるので線維骨ともいう．この束状骨，歯根膜およびセメント質の3者が歯を歯槽窩に維持する機構として機能している．層板骨は束状骨の外側に存在し，束状骨を裏打ちしている（図2-6）．

3）歯根膜

　歯根膜は，歯周靱帯ともいわれ，厚みは0.2〜0.4mmで，セメント質と歯槽骨を結合させる線維性結合組織であり（図2-8），血管が豊富である．歯冠側では歯根膜は歯肉固有層に移行している．歯根膜の主線維（歯根膜線維）はコラーゲン線維から構成され，線維の一端はセメント質に，他端は歯槽骨に埋入し，セメント質と歯槽骨を連結している．

　歯根膜には，ほかにオキシタラン線維，血管，神経，歯根膜線維芽細胞，骨芽細胞，セメント芽細胞，破骨細胞，マラッセの上皮遺残が存在する．血管・神経は脈管神経隙に存在する．歯根膜の主線維は主に①歯槽頂線維，②水平線維，③斜線維，④根尖線維，⑤根間線維の5種類に分けられ，部位によって走向が異なる（図2-9）．

　歯根膜の幅は，咬合圧がかかっている歯では厚く，対合歯が欠落して咬

歯槽硬線
歯槽窩の内壁を形成し歯根の周囲を取り巻く歯槽骨の緻密な薄い層．エックス線写真では，歯根と平行した線状の不透過像として現れる．根尖病変や辺縁性歯周炎などの歯周組織の病変が起こると歯槽硬線は消失する．

シャーピー線維
歯根膜中に存在する線維の主成分であるコラーゲン線維が，セメント質と歯槽骨へ埋入したもの．

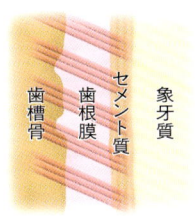

図2-7

マラッセの上皮遺残
歯の発生途上でみられる歯根の外形を誘導するヘルトウィッヒの上皮鞘が機能を果たした後に一部，歯根膜に残存したもの．

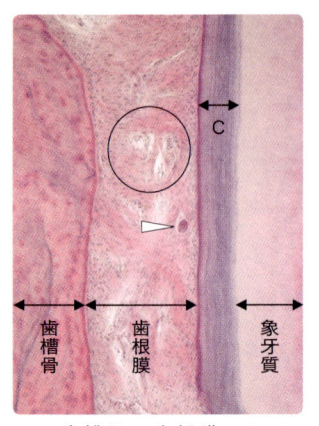

図2-8 歯槽骨，歯根膜，セメント質（C）の構造
歯根膜には脈管神経隙（円内），マラッセの上皮遺残（矢頭）がみられる．

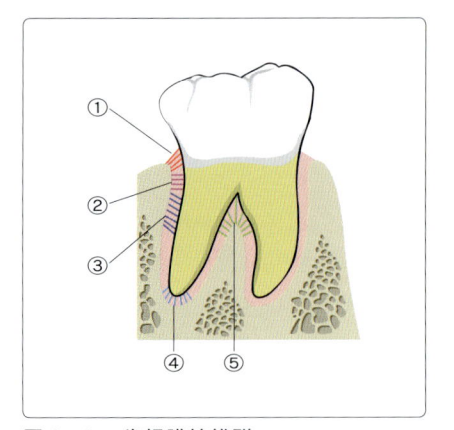

図2-9 歯根膜線維群
①歯槽頂線維，②水平線維，③斜線維，④根尖線維，⑤根間線維

合圧が負荷されていない歯では，薄くなる．咬合圧が負荷されない歯の歯根膜は廃用萎縮に陥り，薄くなっている．

4）セメント質

　セメント質はセメント芽細胞によって形成され，歯根象牙質の表面を被覆し（図2-8），生理的には吸収も改造も起こらない硬組織で，しかも脈管を含まないが，加齢的に添加される．歯と歯槽骨を連結する歯根膜の主線維は歯根表面に垂直的に走向し，その一端はセメント質に，他端は歯槽骨にそれぞれ埋入している．セメント質に埋入した部位の主線維はシャーピー線維という．セメント質には，骨と同様に基質内にコラーゲン線維を含み，骨よりも多量の無機質を含む．

　セメント質には構造的に細胞を含まない無細胞セメント質（原生セメント質）と細胞を含む細胞セメント質（第二セメント質）に分類される（図2-10）．セメント質は歯槽骨よりも吸収されにくい．無細胞セメント

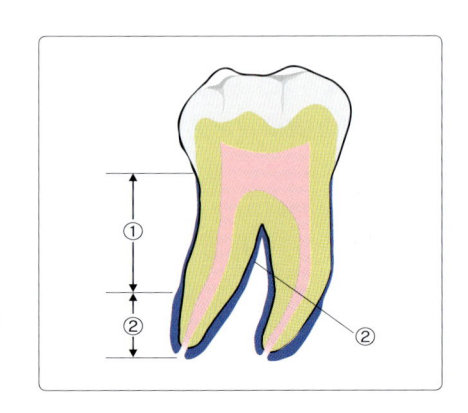

廃用萎縮
長期間使用しなくなった状態のときに生じる組織や臓器の萎縮をいう．

図2-10 セメント質
歯冠側寄りは，①無細胞セメント質，根尖側1/3と複根歯の分岐部には，②細胞セメント質が認められる．

質は歯根全面にみられるが，歯冠側1/3から歯根中央部に多く，歯を歯槽窩に固定する役目を持っている．一方，細胞セメント質は根尖側1/3に多い．シャーピー線維は，無細胞セメント質では太い束を形成し，細胞セメント質では線維の数は少なく，細い．細胞セメント質は加齢的に添加され，根尖部で厚みを増す．

　セメント質の形成は，セメント芽細胞によって分泌される細胞外有機性基質（マトリックス）にカルシウムが沈着（これを石灰化という）することによって生じる．その際にセメント芽細胞がマトリックス中に取り残されずに後退し，生じるのが無細胞セメント質である．一方，マトリックス形成のスピードが速いため，セメント芽細胞が後退できずにマトリックス中に取り残されて形成されるのが細胞セメント質である．マトリックス中のセメント芽細胞はセメント細胞と呼び，その存在部位はセメント小腔といわれる．セメント細胞は歯根膜に向かって細胞質突起を伸ばし，歯根膜側から酸素，栄養を取る．細胞質突起が存在する管をセメント小管という．

2-2　歯と歯周組織の付着

　歯と歯肉の結合様式には上皮性付着と結合組織性付着がある．前者は歯と接合上皮，後者は歯と歯肉結合組織とのそれぞれの付着である．

1）上皮性付着

　歯肉溝上皮から連続して歯肉溝底から根尖側にエナメル質と接合する上皮が接合上皮である（図2-1参照）．接合上皮は歯周病に罹患して露出した根面に歯周治療によっても再構築される．この接合上皮による付着様式が上皮性付着である（図2-11）．歯周治療後には長い上皮性付着による治癒がみられることがある．

2）結合組織性付着

　歯と結合組織にある歯肉線維などによる付着を結合組織性付着（線維性

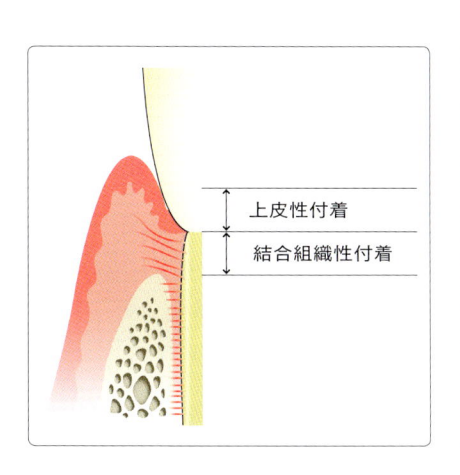

図2-11　上皮性付着と結合組織性付着

長い上皮性付着
⇒ p.147参照

生物学的幅径（biologic width）
図2-11に示す上皮性付着（平均0.97mm），および結合組織性付着（平均1.07mm）から成り立っている．良好な歯周組織の維持に必要とされる歯面への付着であり，健康な場合，その幅は一定とされている．歯肉溝（平均0.69mm）を加えた約3mmという考え方もある．

付着)といい，接合上皮による上皮性付着に対応する(図2-11)．

　歯周病になると上皮性付着と結合組織性付着(この両者を合わせてアタッチメントという)が喪失し，アタッチメントロスと呼ばれる．歯周治療によってアタッチメントが回復して歯冠側へ移動することをアタッチメントゲインという．

> **アタッチメントロス**
> セメント-エナメル境からポケット底部までの距離が長くなった状態(言い換えれば本来の上皮性付着および結合組織性付着が失われること)

2-3　歯周組織と咬合

1) 咬合

　歯周組織は歯を支える組織であるので，咬合とは密接に関連している．咬合とは下顎が閉じる過程あるいは上顎と下顎の歯，または補綴物との切縁および咬合面間の接触関係を表している．歯を噛みしめたときに上顎・下顎の歯あるいは補綴物の咬合面に発現する力を咬合力という．咬合力は最大に噛みしめたときに働く力を示す．

2) 安静位と安静空隙

　安静状態で咀嚼筋の緊張がない状態の下顎の位置を安静位という．安静位では上顎と下顎の歯は接触せずに，1～2mmのわずかな空隙が存在する．この空隙を安静空隙という．この状態では歯周組織に負荷は掛かっていない．この安静位は，補綴物作製時の咬合高径を決定するときに利用される．

3) 咬頭嵌合位と中心咬合位

　上下顎の歯の接触面が最大であるときの咬合位を咬頭嵌合位という．また，咀嚼筋，顎関節および神経系のすべてが正常であるときの咬頭嵌合位を中心咬合位と呼ぶ．

4) 中心位

　両側の下顎頭の上部前面が，関節円板を介して関節結節の後斜面に対向しているときの上下顎の関係を中心位という．

5) 歯周組織に影響する咬合力

　咬合面に力が作用すると，その力は歯周組織のうち歯を支持しているセメント質，歯根膜および歯槽骨に伝わる(図2-12)．セメント質も歯槽骨も硬組織であるので，咬合力が掛かると直に負荷を受けることになる．しかし，歯根膜は軟組織であるので，力に対して圧縮性がある．しかも，歯根膜には圧を受けるセンサー(これを圧受容器という)が存在し，咬合力に対して柔軟に対応できる機能を備えているので，歯根膜には咬合力に対する緩衝作用がある．

　上顎・下顎の歯には垂直的方向の咬合力だけでなく，顎運動パターンか

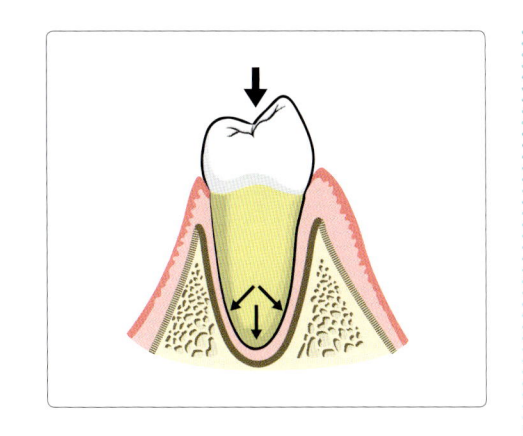

図 2-12 歯周組織に対する荷重
咬合圧は歯根膜，歯槽骨に伝達される．

ら下顎を変異させるような力が働くことがある．このような上下歯列間の咬頭接触を咬頭干渉という．咬頭干渉が存在すると，咬合性外傷，咬耗，ブラキシズム，顎関節症，頭痛，耳鳴り，めまい，肩こりなどが起こる．咬合性外傷を引き起こす外傷性咬合の力の受け止め方は歯周組織の状態によって異なる．それは歯周組織が健全な場合と歯周炎によって歯周組織が損傷を受けている場合とでは大きな差がある．咬合力および歯周組織の状態によって歯周組織に現れる損傷，すなわち咬合性外傷は一次性と二次性に分類される．

　前述の歯根膜の圧受容器によって咬合力は反射的に調節されている．すなわち，口腔領域からの感覚情報は三叉神経によって中枢(脳)に伝達される．三叉神経の一次感覚ニューロンは2つに分類され，三叉神経節ニューロンと中脳路核ニューロンがあり，後者の中脳路核ニューロンの末梢性突起は閉口筋の筋紡錘や歯根膜の圧受容器に分布している．この歯根膜の圧受容器が関与して咀嚼中の咬合力は硬いものや大きいものを咀嚼するときには強くなる．一方，三叉神経節ニューロンの末梢性突起は頭部顔面の皮膚，口腔内粘膜，歯などに分布し，温・冷覚，触・圧覚および痛覚などを伝達する．これらの働きによって咀嚼中の顎運動は制御される．咀嚼力の調節の重要な反射は歯根膜閉口筋反射と下顎張反射である．前者の歯根膜閉口筋反射は咀嚼の最初は強く噛みしめるのに働き，その咀嚼力が強くなり過ぎると，今度は歯周組織の破壊を防ぐために咀嚼力を抑制するように働く．

　生体にはこのように歯周組織を護る機能が備わっているが，この機能を越える力が作用すると咬合性外傷が起こる．

咬合性外傷
⇒ p.80参照

2-4　歯周組織の防御機構

　防御機構とは外界から侵襲するウイルスや細菌ならびに老化した細胞や癌細胞などを処理するシステムであり，これによって生体防御が実行される．生体防御は免疫に依存する．免疫には自然免疫と獲得免疫があり，歯

周組織においても自然免疫と獲得免疫が存在する．これらの生体防御に関与する細胞は白血球である．白血球は一種類の細胞ではなく，好中球，好酸球，好塩基球，単球，リンパ球の総称である．リンパ球はさらにＴ細胞やＢ細胞，ＮＫ細胞，キラーＴ細胞など複数の細胞に分類される．

1）自然免疫

自然免疫の特徴は刺激に対して直ちに反応が起こることであり，生まれつき持っている免疫であるので，先天免疫ともいう．皮膚や粘膜の表面には上皮組織があり，上皮は細菌やウイルスの侵入を物理的バリアーとして阻止している．それをすり抜けて細菌やウイルスが生体内に侵入すると，好中球やマクロファージが血管内から遊走して，病原体の侵入局所へ集簇し，病原体を貪食する．その際，働くのがToll様受容体（トールライクレセプター）である．病原体に対して反応するToll様受容体はそれぞれ決まっており，認識した病原体に対して抗菌ペプチドを放出して病原体を無毒化する反応が起こる．また，補体も関与する．さらにマクロファージや好中球が病原体を貪食し，分解する．このような非特異的反応が自然免疫である．

マクロファージは病原体を貪食して得た情報をＴ細胞に病原体侵入の信号として伝える（これを「抗原提示」という）結果，時間的に遅れて獲得免疫が発動し，単球／マクロファージが活性化して炎症性サイトカインが産生される（⇒ p.56〜57の付図参照）．

自然免疫
⇒ p.56〜57参照

2）獲得免疫

獲得免疫は，自然免疫と異なり，稼働するのに時間がかかるのが特徴である．獲得免疫は後天免疫ともいい，液性免疫と細胞性免疫がある．液性免疫はＢ細胞が分化して形成される形質細胞が産生する免疫グロブリン（抗体）が関与する免疫である．歯周病原細菌を貪食したマクロファージから抗原情報がＴ細胞に伝達され，そのＴ細胞がＢ細胞を活性化して，活性化したＢ細胞は形質細胞に分化して抗体を産生する．産生される抗体が歯周病原細菌と抗原抗体反応を起こし，無害化することになる．しかし，歯肉溝には絶えず，プラークが存在し，歯周病原細菌が歯肉に対し傷害を与えているので，常に抗原抗体反応が生じ，その反応による影響で炎症が引き続き生じている．

細胞性免疫にはＴ細胞が関与し，ヘルパーＴ細胞やサプレッサーＴ細胞などの作用により，免疫反応は促進や抑制，あるいは細胞傷害が起こる（表2-1）．

獲得免疫
⇒ p.56〜57参照

表2-1 自然免疫と獲得免疫の差異

	自然免疫	獲得免疫
別　名	先天免疫	後天免疫
機　能	非特異的	特異的 　液性免疫←抗体 　細胞性免疫←T細胞→細胞傷害
担当細胞・因子	上皮細胞によるバリアー 補体 マクロファージ 好中球 NK細胞 Toll様受容体 抗菌因子	T細胞（Tリンパ球） B細胞（Bリンパ球）→形質細胞→抗体
受容体の構成	再構成なし	再構成あり
免疫記憶	なし	あり
応答成立	迅速	遅延

復習しよう！

1 付着歯肉にないのはどれか．
 a 上皮組織
 b 粘膜下組織
 c コラーゲン線維
 d 線維性結合組織

2 可動性であるのを2つ選べ．
 a 付着歯肉
 b 接合上皮
 c 遊離歯肉
 d 歯槽粘膜

3 固有歯槽骨に含まれるのを2つ選べ．
 a 緻密骨
 b 層板骨
 c 海綿骨
 d 束状骨

＜解答＞
1：b
2：c, d
3：b, d

chapter 3 歯周病の疫学

学習目標
- ☐ 疫学調査の目標を説明できる．
- ☐ 疫学調査の対象を説明できる．
- ☐ 疫学調査に用いる指標を説明できる．

3-1 歯周病の疫学

　歯周病は，その発症から歯肉炎そして歯周炎へと進展する．そのことから歯周病に関する指標は，それぞれのステージでとらえる目的でさまざまな指標がある．

　歯周病の指標は，歯肉炎を対象としたもの，歯周炎を対象としたもの，そして両者を対象としたものがあり，歯肉炎あるいは歯周炎を数量化し評価するものである．その評価は視診に基づく所見(主観的所見)，歯周ポケットプローブによる測定値(客観的所見)と両者の併用によるものである．

3-2 歯周病の実態

1）歯周病の有病状況

　日本人の歯周病の有病状況は，厚生労働省が6年ごとに「歯科疾患実態調査」において調査している．平成11年度歯科疾患実態調査から，WHO（World Health Organization：世界保健機構）の国際的疫学調査で用いられている指標(地域歯周疾患指数＝CPI：後述)が導入された．

　平成28年歯科疾患実態調査によると，歯周病の年齢階級別有病者率は，全年齢層で改善傾向があり，とくに若年層では著しい反面，高齢者で歯周炎が増加する傾向にある(図3-1)．また，歯周病に関連する自覚症状を訴える人の割合も，高い状況である．

　「8020運動」および「健康日本21」の施策の結果，一人の喪失歯数は各年度での調査結果で比較するとすべての年齢層で低下する傾向であり，その結果，高齢者で歯周病有病者の増加がみられる(図3-2)．

2）歯周病治療の受診状況

　歯周病はsilent diseaseともいわれるように，自覚症状に乏しい疾患であることから，歯科受診行動は歯周病が重症化してから高頻度になることが予測できる．歯周病は生活習慣病の一つである．平成26年度の患者調査によると，歯周病治療のための歯科受診率は13.4％であり，平成17年度の

「8020運動」
歯科保健の一つの目標として，80歳で20本以上の歯を残そうとする運動のこと．

「健康日本21」
「21世紀における国民健康づくり運動」のことで，各分野の数値目標を提示している．

chapter 3 歯周病の疫学

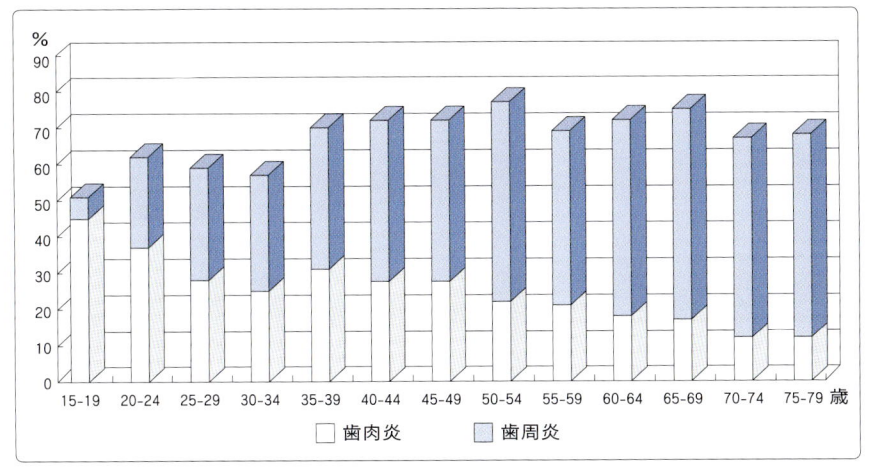

図 3-1 歯周病有病者率（平成28年歯科疾患実態調査より）

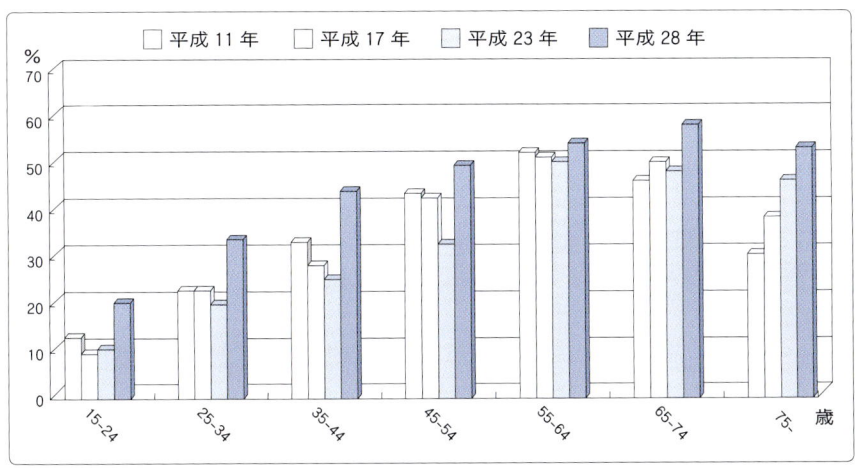

図 3-2 4 mm 以上の歯周ポケットを有する者の割合の年次推移（平成28年歯科疾患実態調査より）

表 3-1 生活習慣病の受療率（平成26年度患者調査）

生活習慣病	総患者数	受療患者数	受診率
高血圧	10,108,000	677,800	6.7%
糖尿病	3,166,000	243,200	7.7%
脳卒中	1,179,000	253,400	21.5%
がん	1,626,000	300,800	18.5%
虚血性心疾患	1,729,000	193,800	11.2%
歯周病	3,315,000	444,900	13.4%

それと比較すると受診率が低下している．これは歯周病の認知率は向上しているものの，国民の口腔保健に関する関心が低いことが原因していると考えられる（表3-1）．

歯周病有病者率
歯周病になっている歯を持つ人の割合のこと．数値が高いほど，歯周病に罹患している人が多いことを示す．

生活習慣病
生活習慣が発症原因に深く関与していると考えられている疾患の総称

3-3 歯周病の疫学に用いる指数

歯周病の指数は，目的とする疫学調査に併せて選択することは基本であるが，指数を選択する際以下のような条件を具備することが望ましい．
1）数量化することができる
2）再現性がある
3）簡便である
4）統計分析ができる

歯周病の指数としては，①口腔清掃状態を評価する指数，②歯肉炎を評価する指数，③歯周炎を評価する指数がある．

評価の対象は，プラーク，歯肉の炎症(発赤，腫脹，出血など)，歯周ポケットの深さ，歯槽骨の吸収度などである．また，指数が歯周病治療の指針となるものもある．

1）口腔清掃状態を表す指数

(1) OHI (Oral Hygiene Index)

プラーク(歯垢)と歯石を同時に評価できる指標である．プラークはプラーク(歯垢)指数(DI：Debris Index)，歯石(一部外来性沈着物)は歯石指数(CI：Calculus Index)で表す．

ともに上下顎を6分割し，頬・唇側と舌・口蓋側を診査する．

＜プラーク(歯垢)指数の評価基準＞(図3-3)
　0：プラークの付着がない
　1：歯冠の1/3以内にプラークが付着
　　　または範囲に関係なく外来性沈着物が存在する
　2：歯冠1/3〜2/3にプラークが付着
　3：歯冠2/3以上にプラークが付着

＜プラーク(歯垢)指数の評価＞

$$DI = \frac{総点数(頬・唇・舌・口蓋側)}{被検査区分数(通常は6)}$$

最高点：6
最低点：0

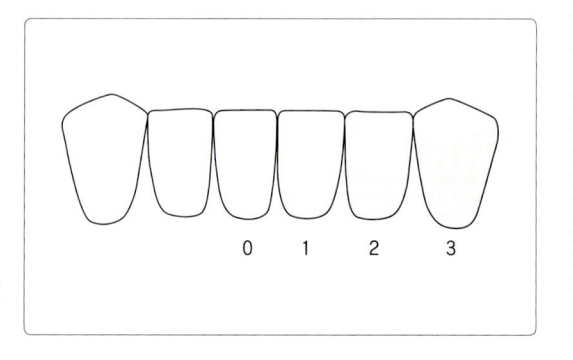

図3-3 プラーク(歯垢)指数の評価基準

指数
変動する数値の大小関係を比率の形にして表したもの．

疫学調査
病気の原因と思われる環境因子を設定し，その因子が病気を引き起こす可能性を調べる統計的調査

OHI
Greene & Vermillion, 1960 による．

＜歯石指数の評価基準＞

0：歯石の付着がない

1：歯肉縁上歯石が1/3以内に付着

2：歯肉縁上歯石が1/3～2/3に付着
点状の歯肉縁下歯石の付着

3：歯肉縁上歯石が2/3以上に付着
または帯状の歯肉縁下歯石が付着

＜歯石指数の評価＞

$$CI = \frac{総点数（頬・唇・舌・口蓋側）}{被検査区分数（通常は6）} \quad 最高点：6 \quad 最低点：0$$

$$OHI = DI + CI \quad 最高点：12 \quad 最低点：0$$

(2) OHI-S (Simplified Oral Hygiene Index)

OHIを簡易化した指数で，特定の6歯面で評価する．すなわち 6|6 の頬側面，6|6 の舌側面，1|と|1 の唇側面の6歯面である．

OHI-Sの評価基準は，OHIの評価基準と同じである．

OHI-S
Greene & Vermillion, 1964による．

＜OHI-Sの評価＞

$$DI\text{-}S = \frac{総点数}{被検査区分数（6）} \quad 最高点：3 \quad 最低点：0$$

$$CI\text{-}S = \frac{総点数}{被検査区分数（6）} \quad 最高点：3 \quad 最低点：0$$

$$OHI\text{-}S = DI\text{-}S + CI\text{-}S \quad 最高点：6 \quad 最低点：0$$

(3) PlI (Plaque Index)

プラークの付着状況を評価する指数で，GI（歯肉炎指数）と併用する．特定の歯面すなわち 6 2|4 と 4|2 6 の頬・唇側面，舌・口蓋側面，近心・遠心面の4面である．

PlI
Silness & Löe, 1964による．

＜PlIの評価基準＞

0：プラークの付着なし

1：肉眼ではプラーク付着が不明であるが，探針で探ると付着が認められる

2：少量～中程度のプラークが肉眼で認められる

3：歯周ポケット内や歯肉縁上に多量のプラークが付着している

＜PlIの評価＞

$$PlI = \frac{総点数}{被検査面数（通常は24）} \quad 最高点：3 \quad 最低点：0$$

(4) PCR (Plaque Control Record)

全歯面のプラーク付着の有無を歯面別に評価する．評価がプラークの有無のみであることから，口腔清掃状態の評価が簡潔に行える利点がある．個人のプラークコントロールの評価に用いられる．

PCR
O'Learyら, 1972による．

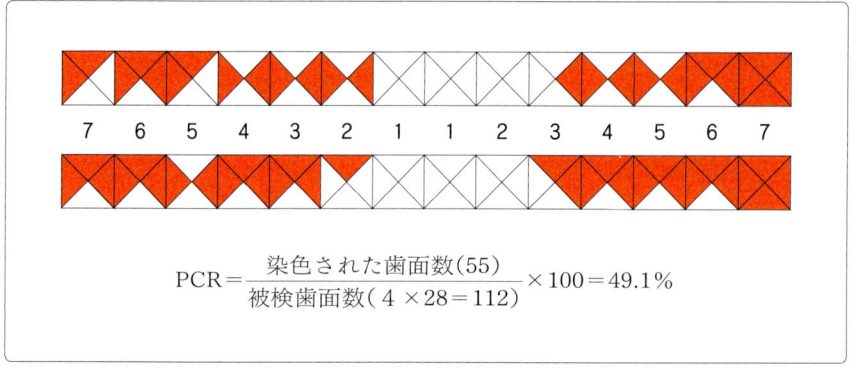

$$PCR = \frac{染色された歯面数(55)}{被検歯面数(4 \times 28 = 112)} \times 100 = 49.1\%$$

図3-4　PCRの評価例

＜PCRの評価基準＞
①プラーク（歯垢）染色剤でプラークを染め出す．
②プラークの有無をプラークチャートに記入する．

＜PCRの評価＞（図3-4）

$$PCR(\%) = \frac{プラーク付着のある歯面数}{被検査歯面数} \times 100$$

最高は100％である．

2）歯肉炎を表す指数

（1）PMA Index

歯肉の炎症の広がりを評価する指数である．評価部位は，通常上下顎前歯の唇側歯肉の乳頭（P），辺縁歯肉（M），付着歯肉（A）部である．小児や若年者の調査に適している．

＜PMA Indexの評価基準＞（図3-5）
乳頭，辺縁歯肉，付着歯肉の炎症の有無で評価する．
炎症があれば1，炎症がなければ0とする．

＜PMA Indexの評価＞
　　PMA Index＝総乳頭点数＋総辺縁歯肉点数＋総付着歯肉点数
　　　　　　最高点　34　　最低点　0
　　　　　　（犬歯と第一小臼歯の間の乳頭は評価部位としない）

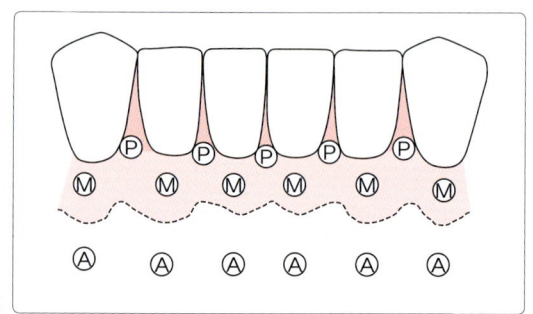

図3-5　PMA Indexの評価部位

PMA Index
Schour & Massler, 1948による．

(2) GI(Gingival Index)

歯肉の炎症の広がりと強さを評価する指標で歯肉炎指数ともいう．通常 PlI とともに歯周病の疫学指数として用いられる．評価は特定の歯の歯面すなわち 6 2|4 と 4|2 6 の頬・唇側，舌・口蓋側の4面で行う．

<GI の評価基準>（スコア）

0：正常歯肉
1：軽度歯肉炎
　　歯肉のわずかな炎症があるがプローブによる出血はない
2：中等度歯肉炎
　　発赤と浮腫(腫脹)がありプローブによる出血がある
3：高度(重度)歯肉炎
　　明らかな発赤と浮腫(腫脹)があり，ときとして潰瘍形成を認め，自然出血がある

<GI の評価>

$$GI = \frac{総点数}{被検査歯面数}$$ 　最高点：3　最低点：0

> GI
> Löe & Silness, 1963による．

3）歯周炎を表す指数

(1) PI(Periodontal Index)

全歯の歯周炎の進行について，歯肉の炎症と歯槽骨の吸収程度を評価する指標である．臨床所見とエックス線写真を併用し評価する基準がある．

<PI の評価基準>（スコア）

臨床所見	エックス線所見
0：炎症なし	
1：軽度歯肉炎　辺縁歯肉のみに炎症あり	所見なし
2：歯肉炎　全周にわたる歯肉の炎症	所見なし
4：	歯槽骨頂に初期の吸収あり
6：歯周ポケットのある炎症　上皮付着部の破壊がある	歯槽骨頂に水平的吸収あり
8：咀嚼機能障害を伴う炎症　歯は動揺し，圧迫により沈下する	歯槽骨吸収が歯根の1/2以上に及び，歯根膜腔に拡大がある

<PI の評価>

$$PI = \frac{総点数}{被検査歯面数}$$

> PI
> Russel, 1956による．

(2) PDI(Periodontal disease Index)

歯肉の炎症と歯周ポケットの深さを特定の6歯すなわち 6|1 4 と 4 1|6

> PDI
> Ramfjord, 1959による．

で評価する．

　＜PDIの評価基準＞
　　0：炎症がない
　　1：軽度から中等度の炎症があるが全周には及ばない
　　2：高度(重度)の炎症が全周にある
　　3：出血・潰瘍形成を伴う高度(重度)な炎症
　　4：歯周ポケットが3mm以内
　　5：歯周ポケットが3〜6mm
　　6：歯周ポケットが6mm以上
　＜PDIの評価＞

$$\text{PDI} = \frac{\text{総点数}}{\text{被検査歯面数(6)}} \quad \begin{array}{l}\text{最高点：6}\\ \text{最低点：0}\end{array}$$

（3）GB Count (Gingival Bone Count Index)
歯肉炎と歯槽骨吸収の双方で評価する指数である．

　＜GB Countの評価基準＞(スコア)
　・歯肉スコア
　　0：変化なし
　　1：遊離歯肉(乳頭，辺縁歯肉)に軽度な炎症
　　2：遊離歯肉，付着歯肉の中等度の炎症
　　3：腫脹，出血を伴う高度(重度)な炎症
　・骨スコア
　　0：骨吸収なし
　　1：歯槽骨頂の初期の吸収あるいはのこぎり状吸収
　　2：歯根長1/4の骨吸収あるいは片側で歯根長の1/2以内の歯周ポケット形成
　　3：歯根長1/2の骨吸収あるいは片側で歯根長の3/4以内の歯周ポケット形成と軽度の動揺
　　4：歯根長3/4の骨吸収あるいは片側で歯根尖に及ぶ歯周ポケット形成と中等度の動揺
　　5：完全な歯槽骨吸収と著明な動揺

4）歯周病治療の指針となる指数

（1）CPI (Community Periodontal Index)
　WHOが地域における歯周組織の健康状態を調査するために，特殊な歯周プローブ(CPIプローブ：図3-6)を用いて，特定の歯，すなわち 7 6│1 R│6 7 と 7 6│1 L│6 7 で評価する指数である．CPIプローブは，先端が直径0.5mmの球形を呈し，先端から3.5〜5.5mmの部分に着色がある．8.5mmと11.5mmの刻みがあるものとないものがある．CPIは，地域歯周疾患指数ともいう(図3-7)．

GBCount
Dunning & Leach, 1960による．

CPI
WHO,1982による．
CPIのコードに応じて歯周病治療の必要度を表すものをCPITN(地域歯周疾患治療必要度指数)という．

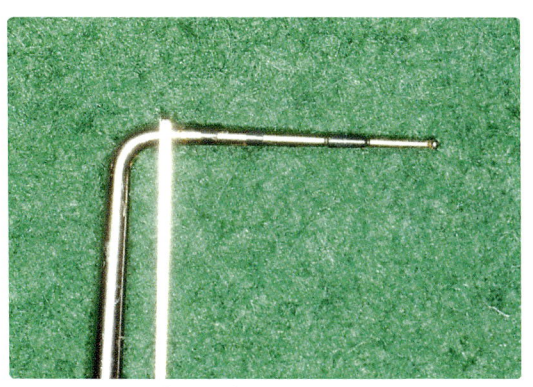

図3-6　CPIプローブ

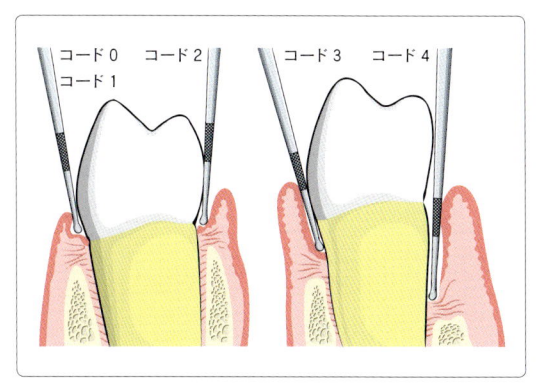

図3-7　CPIの評価基準

＜CPIの評価基準＞（コード）
　0：所見なし
　1：歯周ポケット測定時の出血
　2：歯肉縁上・歯肉縁下の歯石の存在
　3：4〜5mmの歯周ポケット形成
　4：6mm以上の歯周ポケット形成

（2）PTNS（Periodontal Treatment Needs System）

　患者に必要な歯周病治療の方法を評価するもので，口腔内を4分割した中でもっとも進行した部位のスコアにより，歯周病治療を決める評価法である．

PTNS
Johansenら，1973による．

＜PTNSの評価基準＞（スコア）
　クラス0：全顎にプラーク，歯石，炎症がない（⇒治療の必要なし）
　クラスA：全顎にプラーク，炎症があるが歯石がない（⇒ブラッシング指導とモチベーション）
　クラスB：1/4顎にプラーク，歯石，炎症と不適合修復物があり歯周ポケットが5mm以下（⇒ブラッシング指導，モチベーション，歯石除去，不適合修復物の治療）
　クラスC：1/4顎にプラーク，歯石，炎症と不適合修復物があり歯周ポケットが5mm以上（⇒ブラッシング指導，モチベーション，歯石除去，歯周外科治療）

復習しよう！

1 歯肉炎に関する指数はどれか（'02）．	2 百分率で表すのはどれか（'01）．	3 歯石を評価する指数はどれか（'08）．
a　CFI	a　OHI	a　PHP
b　PMA	b　PHP	b　PCR
c　PlI	c　PCR	c　PlI
d　OHI	d　PI	d　OHI

＜解答＞
1：b
2：c
3：d

chapter 4 **歯周病の予防**

学習目標
- □予防医学に果たす歯周病予防の意義，重要性を説明できる．
- □歯周病の予防法を説明できる．
- □プラークコントロールと健康教育の重要性を説明できる．
- □早期発見・早期治療の重要性を説明できる．
- □定期的な検査と予防処置の必要性を説明できる．

4-1 歯周病予防の基礎

　歯周病は，基本的にはプラーク（デンタルプラーク）中の歯周病原細菌により発症し進行していく慢性感染症であるが，病気の程度，広がり，進行速度などは，口腔内の局所的リスク因子や，全身的リスク因子に強く影響を受ける多因子性疾患であることがわかってきた．もし，歯周病原細菌を完全に除去し，その状態を維持できれば歯周病は発症しないが，現実的には不可能である．しかし，私たちの身体には免疫力があるので，通常，歯周病が発症しないレベルに，歯周病原細菌をコントロールすることは十分に可能である．同時にその他のリスク因子を排除あるいはコントロールすることでより効率的に歯周病の予防が可能となる（図4-1）．

　歯科衛生士の三大業務のうち歯科保健指導と歯科予防処置の中心はう蝕と歯周病の予防であり，歯周病予防は歯科衛生士が担当するもっとも重要な職務の一つである．

1）歯周病予防の意義

　すべての世代を通じて，予防によりう蝕や歯周病の発症・増悪を抑え，口腔の健康を保つことができる（図4-2）．歯や口腔の健康を保つことは，単に生命維持のための食物を摂取するだけでなく，食事や会話を楽しむなど，豊かで充実した社会生活を送るための基本となる．

歯周病原細菌
歯周病を発症，進行させる細菌．あるいは発症，進行に関係する細菌．歯周炎の活動部位に多く検出され，その細菌を排除すると歯周炎の進行が停止する．慢性歯周炎では，*Porphyromonas gingivalis*, *Tannerella forsythia*, *Treponema denticola* などが検出され，侵襲性歯周炎では，*Aggregatibacter actinomycetemcomitans* などが検出されることが多い．

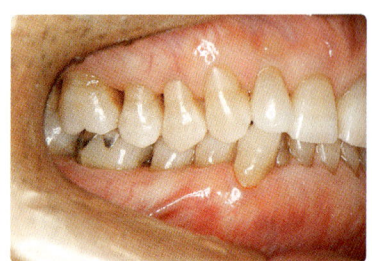

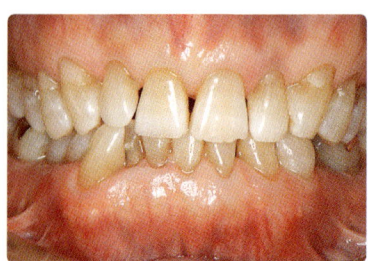

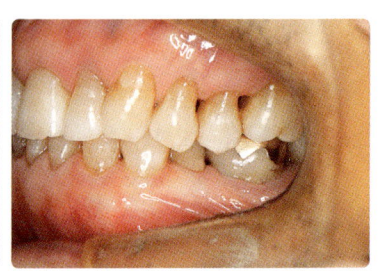

図4-1　8028（80歳で28本の歯を持つ）の男性

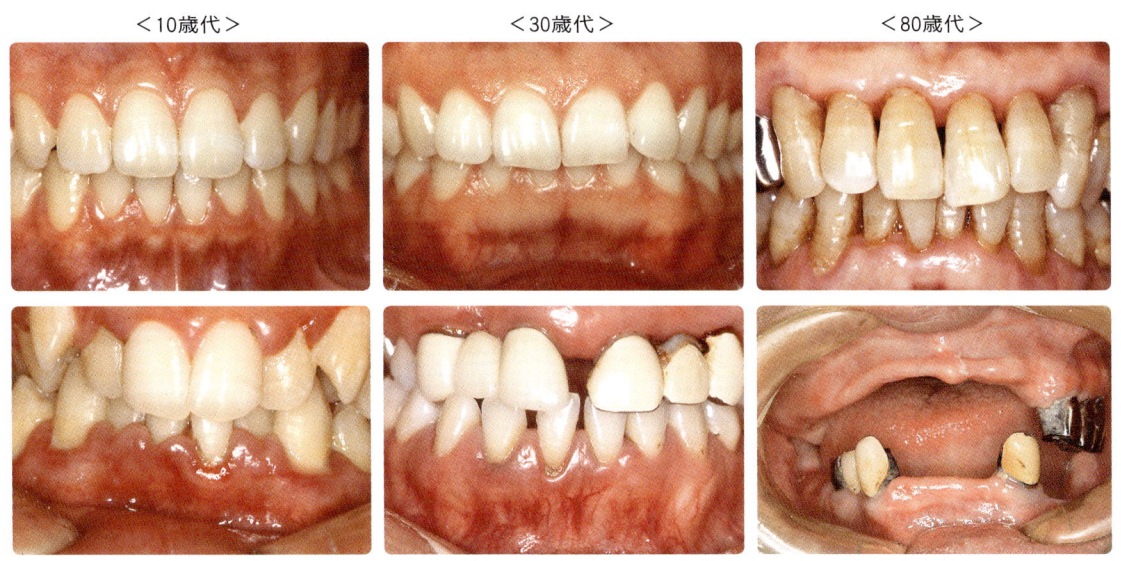

図4-2　歯周病のコントロールができている人(上段)とできていない人(下段)

　近年，歯と口腔の健康が，全身の健康に大きく関わっていることを示す調査・研究が数多く報告されている．歯周病が糖尿病や心臓血管系病変，誤嚥性肺炎，低体重児早産などのリスク因子であること，高齢者では歯の数が多い人ほど医科医療費が少なく，医科医院への受診回数も少ないこと，歯の数が多いほど長寿の可能性が高いことなどから，予防医学に果たす歯科医療の役割の重要性がますます高くなってきている．

　ところで，人の歯はいったい何歳までもつものだろうか？う蝕と歯周病を予防でき，加齢現象だけであれば，100歳でも，十分に機能できるだけの歯周組織を維持することが可能である．本来，人の歯は一生涯もつようにできているということである．

　「生涯を通じて口腔の健康を維持するために，80歳で20本以上の歯を保とう」という「8020運動」の結果，着実に国民の残存歯数は増加してきている．平成28年歯科疾患実態調査報告によれば，8020達成者の割合は51.2%に達し，前回調査(平成23年)の40.2%を大きく上回っている(図4-3)．歯を失う二大原因はう蝕と歯周病であるが，40歳以降では半数以上が歯周病で歯を失う(図4-4)．

　歯周病で歯を失うということは：
①長期にわたり歯周病原細菌や炎症性生理活性物質が血行性に全身に悪影響を及ぼし，歯周病がさまざまな全身疾患のリスク因子となる．
②咀嚼機能の低下により，バランスのとれた食材の摂取や望ましい食行動が制限され，肥満，栄養バランスの偏りなどにつながる．
　主に，この2つの理由で全身の健康を阻害する．したがって，歯周病予防は単に口腔の健康を維持することのみにとどまらず，個々人の全身の健康

誤嚥性肺炎
嚥下機能の低下による誤嚥が原因で引き起こされる肺炎．歯周病がコントロールされていない高齢者では，プラーク中の細菌が肺炎の原因菌となることがある．

低体重児早産
妊娠24週以降37週未満の早産あるいは出生時体重が2,500g未満の低体重児出産．重度の歯周病を有する妊婦では低体重児を早産するリスクが高くなると考えられている．

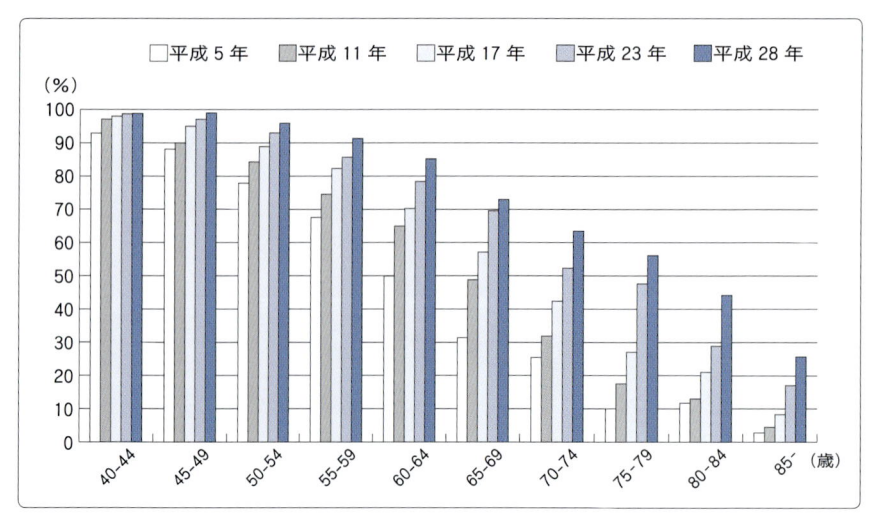

図4-3　20本以上を有する者の割合(平成28年歯科疾患実態調査報告より)

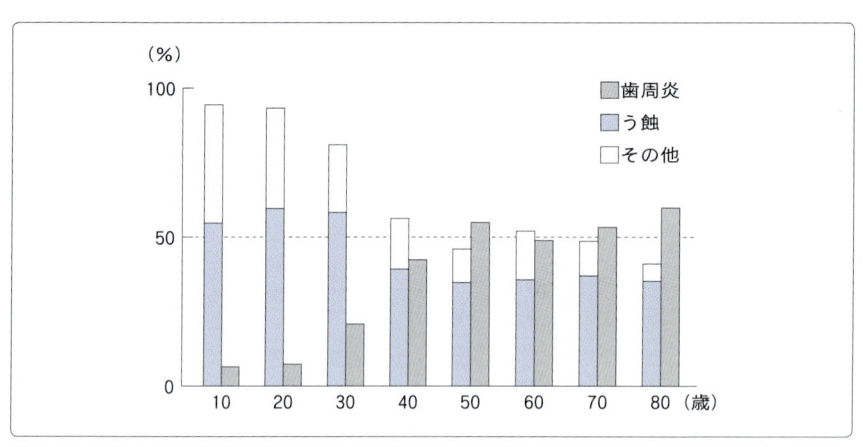

図4-4　歯の喪失の原因(野田　忠編：歯科・学校保健マニュアル.診断と治療社,東京,1994より引用改変)

歯の喪失の原因
30歳代まではう蝕，40歳以降は歯周病が一番の原因となる．その他の原因としては，外傷，破折，智歯の抜歯，矯正治療のための抜歯などがある．

に貢献する．さらに，長期的には，医科，歯科の医療費を抑制するという大きな社会的貢献も果たすことがわかっている．残念ながら，現在の医療保険制度は疾病保険であり，予防処置や予防のための健康教育の部分に十分な保険給付がなされていないことが問題であるが，私たち歯科医師や歯科衛生士は，歯周病の発症予防の重要性を個々の患者や社会に発信し続けなければならない．

2) 予防の分類

☐**一次予防**：発症予防と健康の維持・増進のための予防(狭義の予防)
　歯周病でない健康な状態での，口腔清掃指導，食事指導，禁煙指導，生活習慣指導など．歯科医院で行う個人に対する指導と地域や会社などでの

集団に対する指導の方法がある．
☐ **二次予防**：疾病の早期発見と早期治療，歯周疾患が重症化することを予防する

患者自身のプラークコントロールと歯科医院で行う通常の歯周治療が含まれる．

☐ **三次予防**：再発予防

歯周病治療により健康が回復あるいは進行が停止した状態を長期間維持し再発を防止するためのメインテナンス治療；SPT(Supportive Periodontal Therapy)．

3）プラークコントロールと健康教育

自然界に存在する細菌の多くは，浮遊した状態で生息するのではなく，集団となって何かに付着し，強固な細菌の陣地であるバイオフィルムの状態で生息している．プラークは代表的なバイオフィルムであり，歯周病はバイオフィルム感染症という概念でとらえなければならない．現在歯周病原細菌として約10種類ほどの細菌にターゲットが絞られ，それぞれの細菌の病原性などについてはかなり詳細に研究されてきているが，歯周病治療法としてのバイオフィルム対策につては十分に解明されているとはいえない．

バイオフィルム感染症の特徴として：
①生体の持つ免疫防御システムに抵抗する．したがって，プラークを除去しない限り歯周病の自然治癒はない．
②通常有効とされている抗菌剤の濃度ではバイオフィルム内部の細菌には無効である．したがって，抗生剤の内服，抗菌性薬剤での洗口，抗菌性軟膏の貼薬も効果がない．

このように，歯周病は自然治癒も特効薬もない厄介な感染症である．今なお，プラークを確実に除去できるのは，患者が行うブラッシングと歯科医院で行う歯根表面のクリーニング（スケーリング・ルートプレーニング）という物理的方法しか見当たらない．

近年，歯周再生療法やインプラント治療法の普及により歯周病治療は目覚しく進歩してきたが，歯周病の予防と治療の基本は以前と変わらずブラッシングを中心とした機械的プラークコントロールである．

患者自身が行うプラークコントロールによって完全にプラークを除去できれば歯周病は発症しない．しかしながら，自己流のブラッシングでは十分なプラークコントロールは困難である．個々の患者の口腔の状態やライフステージに合った適切で効果的なプラークコントロール法を指導し習熟させることが，歯科衛生士が行う健康教育の基本となる．

さらに，食事指導，禁煙指導，ストレスコントロールの指導など，口腔以外のリスク因子についての健康教育も重要である．

バイオフィルム
菌体外多糖であるグリコカリックスに覆われた細菌の凝集塊が物質表面にフィルム状に付着したもの．デンタルプラーク，デンチャープラーク，舌苔もバイオフィルムである．浮遊状態の細菌と異なり，バイオフィルムに対しては免疫力や抗生物質も効果が期待できない．

4）早期発見と早期治療（早期予防）

すべての疾病について，発症予防そして早期発見と早期治療は最大の目標である．とくに歯周病は，歯肉炎であれば治癒も可能であるが，ある程度進行した歯周炎では，失われた歯槽骨を回復することは困難である．また，治療法も複雑になり，治療期間も長く，費用も多くかかる．したがって歯周病については，早期発見と早期治療のシステムがとくに重要となる．

早期発見のための歯科検診は歯科医院以外の，学校，職場，地域などでも行われなければならない．今までの検診は主に疾病発見型，治療勧告型のものであったが，今後の歯科検診は発症予防のためのリスク発見型の機能も望まれる．

4-2 予防の方法
1）ホームケアによるプラークコントロール

一次予防（発症予防），二次予防（治療），三次予防（再発予防），すべてのステージにおいて，患者自身が行うホームケアによるプラークコントロールが基本となる．年齢，口腔状態にあった適切なプラークコントロール法の情報が提供され指導されなければならない．

□**歯ブラシ**

年齢，歯列，歯肉の状態を考慮し，適切な大きさ，植毛部の状態の歯ブラシを選び，効果的なブラッシング法とブラッシング圧を指導する．考え方の基本は，プラーク除去効果が高く，簡単な方法で，歯肉や歯を傷つけないブラッシングである．患者自身の自己流のブラッシング法では時間をかけてもうまくプラークを除去できていないことが多いので，プラークの染め出しを行い，歯科医師や歯科衛生士が的確なブラッシングテクニックを指導することが必要である．

□**歯間部清掃用具**

歯ブラシのみでは歯間部のプラークを十分に除去することは困難であり，若年者の場合にはデンタルフロス，歯肉退縮が進んでいる場合には歯間ブラシの使用が必須である．

□**シングルタフトブラシ（ワンタフトブラシ）**

歯列不正の部位，矯正装置が装着されている部位，根分岐部の入口など歯ブラシが届きにくい部位に有効である．

□**電動ブラシ**

超音波ブラシ，音波ブラシはプラーク除去効率も高く大変効果的である．もちろん適切なブラシヘッドの選択，ブラシの当て方，動かし方の指導が必要である．

□**歯磨剤**

歯磨剤には，研磨剤，湿潤剤，発泡剤，粘結剤，香味剤，保存剤などの基本成分と，歯周病予防，う蝕予防，知覚過敏対策，歯石沈着予防などを

ホームケア
歯科医師や歯科衛生士が歯科医院で行う専門的口腔ケア（プロフェッショナルケア）に対して，患者自身が日々家庭で行うブラッシングを中心としたプラークコントロール．歯周病予防の基本はホームケアといえる．

期待する薬用成分が含まれている．歯を白く保つための研磨剤や，歯質を強化するフッ化物の効果は期待できるが，歯周病予防の効果についてはあくまで機械的ブラッシングの補助的効果と考えるべきである．

□洗口剤

基本的には歯磨剤の薬用成分と同じような薬剤が使用される．クロルヘキシジン，塩化セチルピリジニウム，トリクロサン，チモール，メントール，ポビドンヨードなどの抗菌剤や消炎効果のある薬剤などが含まれている．現状ではこのような洗口剤もあくまで，ブラッシングやスケーリングなど機械的プラークコントロールを補助するものという位置づけである．

2）健康管理

歯周病予防の基本は直接原因である歯周病原細菌の排除すなわちプラークコントロールであるが，その他の変更可能なリスク因子の排除も不可欠である．具体的には口腔内のリスク因子の除去・コントロール（口腔の健康管理）と口腔以外のリスク因子の除去・コントロール（全身の健康管理）がある．

□口腔の健康管理

①ブラッシングを主体としたプラークコントロール
②歯列不正や不良補綴物などプラーク停滞因子の除去
③ブラキシズムのコントロール
④食片圧入の改善
⑤口呼吸の改善

□全身の健康管理

①喫煙を避ける
②ストレスのコントロール
③規則正しい生活習慣
④食習慣の管理
・軟食を避け繊維性の食品をとる
・砂糖の摂取量をコントロールする
・早食いをしない
・よく咀嚼する
・栄養バランスの良い食事をとる
⑤肥満を避ける食と運動習慣
⑥免疫力や組織修復力を低下させるような内科疾患の予防・コントロール
⑦歯肉増殖や口腔乾燥をもたらす薬剤のコントロール

口腔では，歯や歯周組織の形態異常，全身的には，遺伝的素因や加齢など，変更やコントロールができないリスク因子もある．たとえ変更やコントロールが難しいリスク因子があっても，そのことを早期によく認識し，プラークコントロールを中心とした健康管理を，より厳密に行うことによ

ポビドンヨード
ヨウ素を遊離することにより広範囲な微生物に対して殺菌作用を示す．グラム陽性菌，グラム陰性菌，結核菌のほか真菌やウイルスにも有効．刺激性が少なく，皮膚や粘膜の消毒に適している．

り歯周病は予防できる．

3）定期的な歯周組織の検査と予防処置（プロフェッショナルケア）

　歯周治療により回復した歯周組織の健康を長期にわたり維持するには，患者自身が行うセルフケアがもっとも重要であるが，いくらうまくプラークコントロールを行っても完全にプラークを除去し，歯石の沈着を防ぐことは不可能である．また，歯周病は「silent disease」といわれるように，患者自身が病気の兆候を早期に自覚することが難しく，気がついたときには，かなり病気が進行していることが多い．したがって，歯周病の予防には，歯科医師や歯科衛生士による定期的な歯周組織の検査，全身的なリスクの再評価，必要に応じた専門的口腔ケア（プロフェッショナルケア）などが必要となる．

参考文献

1）Position Paper, Periodontal disease as a potential risk factor for systemic diseases. J Periodontol. 1998；68(7)：841-850.
2）神田　貢，橋本猛伸．8020運動実績調査報告―兵庫県歯科医師会による平成14年5月分の調査分析結果から―．日本歯科医師会誌 2006；59：341-349.
3）深井穫博．健康寿命を延ばす歯科保健医療―歯数と寿命―．東京：医歯薬出版，2009：60-71.
4）李　載仁．下顎の老化に関する病理組織学的研究．九州歯会誌 1979；32(5)：564-589.

復習しよう！

1　歯周疾患の第一次予防はどれか（'03）．
 a　動揺歯の固定
 b　ルートプレーニング
 c　プラークコントロール
 d　歯肉切除術

2　歯周疾患の第二次予防はどれか（'08）．
 a　歯科矯正処置
 b　口腔清掃指導
 c　PTC（PMTC）
 d　ルートプレーニング

3　歯周疾患の第三次予防はどれか（'09改）．
 a　プラークコントロール
 b　栄養指導
 c　ルートプレーニング
 d　咬合機能の回復

<解答>
1：c
2：d
3：d

chapter 5 歯周病の原因

学習目標

- □ 歯周病の主たる原因であるプラークを説明できる.
- □ 口腔内局所の原因であるプラーク保持因子を説明できる.
- □ プラークならびにプラーク保持因子以外の機械的因子, とくに外傷性咬合とその分類を説明できる.
- □ 歯周病の進行に関与する全身的因子を説明できる.
- □ 歯周病のリスクファクターを説明できる.

前章でも記載されているように, 歯周病の主たる原因はプラークである. その他の原因とはプラークが歯面などに付着しやすい環境(プラーク保持因子)や外傷性咬合のように歯周組織に傷害を与える因子である. これらは口腔内に限局した原因であるが, それ以外に全身的な歯周病の進行に関与する因子がある.

5-1 局所的原因

局所的, すなわち口腔内における歯周病の原因を列挙する.

1) 発炎因子

歯周病は炎症性疾患であり, 歯周病原細菌によって発症, 進行していく. 歯周病原細菌の集積したものがプラークである.

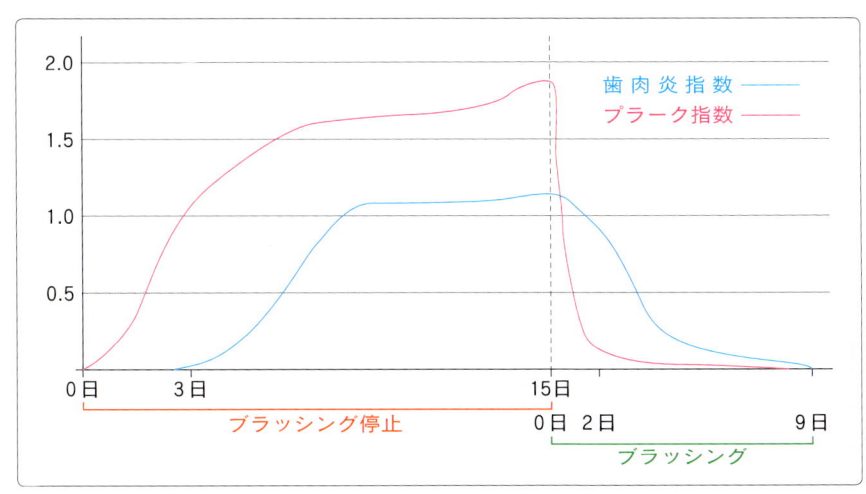

図5-1　実験的歯肉炎(Löe, H., et al：J Periodontol. 36：177-187, 1965より改変)
歯肉炎指数1：軽度の発赤, 浮腫(性腫脹)がみられるが出血はない.
プラーク指数2：肉眼で認められるプラークが存在する.
プラーク指数1：薄い膜状のプラークが探針の擦過により確認できる.

歯周病原細菌とは
- 歯周ポケットのプラーク中から分離される.
- 歯周炎患者の歯肉溝滲出液や血清中の抗体価が高い.
- 菌数を減少させると炎症はおさまる.
- 歯周病に罹患している組織中に存在する.
- 多くの病原因子を持つ.

表5-1 歯周病原細菌に関するまとめ

関連する項目	細菌名
運動性菌	*Campyrobacter rectus* （カンピロバクター　レクタス） *Wollinella succinogenes*（ボリネラ　サクシノゲニス） *Selenomonas sputigena*（セレノモナス　スプティゲナ） *Centipeda periodontii* （センチペーダ　ペリオドンティ）
黒色色素産生菌	*Prevotella intermedia* （プレボテラ　インターメディア） *Prevotella nigrescens* （プレボテラ　ニグレセンス） *Porphyromonas gingivalis*（ポルフィロモナス　ジンジバリス）
ホルモンで増殖する細菌	*Prevotella intermedia*（プレボテラ　インターメディア） *Prevotella nigrescens*（プレボテラ　ニグレセンス）
プラーク単独性歯肉炎	*Streptococcus sanguinis*（ストレプトコッカス　サングイニス） *Actinomyces naeslundii*（アクチノマイセス　ナエスランディ）
思春期性歯肉炎 妊娠性歯肉炎	*Prevotella intermedia*（プレボテラ　インターメディア） *Prevotella nigrescens*（プレボテラ　ニグレセンス）
慢性歯周炎	*Porphyromonas gingivalis*（ポルフィロモナス　ジンジバリス）[*1] *Tannerella forsythia* （タネレラ　フォーサイシア）[*2] *Treponema denticola* （トレポネーマ　デンティコラ）[*3]
侵襲性歯周炎	*Aggregatibacter actinomycetemcomitans* 　（アグレガチバクター　アクチノミセテムコミタンス）
壊死性潰瘍性歯肉炎	*Treponema denticola*（トレポネーマ　デンティコラ）
スピロヘータ	*Treponema denticola*（トレポネーマ　デンティコラ）
真菌	*Candida albicans* （カンジダ　アルビカンス）

Red complex（レッドコンプレックス）
歯肉縁下プラークを5つに分類したうちの1つ．最も重度歯周炎に関連する細菌であり，このグループには**表5-1**における慢性歯周炎の3つの嫌気性菌（＊1～3）が含まれている．またこれらの細菌はポケットの深化やBOPを引き起こす症状に密接に関連していることがわかっている．

　プラークが歯周病の原因であると証明されたのは1965年に行われた実験である（図5-1）．プラークをゼロにした歯肉炎のない学生ボランティアに15日間ブラッシングを停止させ，その後ブラッシングを再開させた．その結果，ブラッシングを停止していた期間ではプラーク指数（plaque index）ならびに歯肉炎指数（gingival index）が上昇し，ブラッシングを再開した後にはほぼゼロまでそれぞれの指数は減少した．このことから，プラークが歯肉炎の発症に深く関与していることが示された．
　そこで，プラーク中の細菌に関する研究により，代表的な歯周病とそれぞれに深く関連している細菌が示された（表5-1）．

プラーク指数
⇒ p.27参照

歯肉炎指数
⇒ p.29参照

歯周病原細菌と歯周病の病態：
1．プラーク中細菌の役割
　プラーク（デンタルプラーク）とそれに含まれる細菌は，1mg中およそ10^8個存在し，局所における発炎因子としてきわめて重要である．歯周組織病変の主たる原因や素因が全身に起因する場合でも，多くの場合は，プラークが歯周組織局所の炎症のトリガーである．ここでは，現在，歯周病ともっとも密接に関係していると考えられている細菌を歯周病原細菌として扱う．推定されている歯周病原細菌は歯周病の病状が悪化（増悪）していると

きに歯肉溝内に遊離している細菌が増加しているもので，多くの同様の症例で確認されている細菌である．これらの細菌は，少数ながらでも常在菌として定着しているため，歯周病の多くは内因感染であると考えられている．また，多くの場合は混合感染と考えられる．しかし症例数は少ないものの，プラークの常在菌でないと考えられる細菌が感染し，歯肉疾患を起こすこともある．さらに，アレルギー性の疾患などで，細菌と無関係に起こる歯周病もある．

２．細菌と関連する疾患とそれに関わる細菌
（１）歯肉疾患
①プラーク性歯肉炎（⇒ p.72参照）
・プラーク単独性歯肉炎
・萌出期関連歯肉炎
　プラークの蓄積によるもので，特定の病原細菌を認めない（図5-2）．
・月経周期関連歯肉炎，妊娠関連歯肉炎および思春期性歯肉炎
　ホルモンを栄養とするグラム陰性偏性嫌気性桿菌の *Prevotella intermedia* や *Prevotella nigrescens* が増加する．しかしこれら細菌は，特異的に検出されるわけではなく慢性歯周炎などでも検出される（図5-3）．

②非プラーク性歯肉病変
・レンサ球菌性歯肉炎
　病変部からはベーター（β）溶血性A群レンサ球菌が検出される．アルファ（α）溶血性レンサ球菌が検出されることもある．
・淋菌性口内炎
　Neisseria gonorrhoea に感染している．
・梅毒
　ハッチンソンの歯（先天梅毒），硬性下疳，不定形潰瘍（第1期），扁平コンジローム粘膜疹（第2期），ゴム腫（第3期）などが口腔内にみられる．第2期までは，病変部に原因菌であるスピロヘータの *Treponema pallidum* が存在する．
・歯肉結核
　グラム陽性桿菌である *Mycobacterium tuberclosis*（結核菌）によって起こり，一次性口腔結核は歯肉に発生することが多く，二次性口腔結核でも，歯肉に発症することがあり，潰瘍性粟粒性結核や尋常性狼瘡などを呈する．
・疱疹性歯肉口内炎
　単純ヘルペスウイルスⅠ型（HSV-1：Herpes simplex virus-1）が初発感染時に顕性感染となると疱疹性歯肉口内炎を起こす．しかしながら，90％以上は不顕性感染である．
・帯状疱疹
　水痘-帯状疱疹ウイルス（VZV：Varicella zoster virus）が起こす水痘（水

内因感染
宿主の常在菌による微生物が引き起こす感染

アレルギー
免疫系の過剰反応．本来，免疫系の攻撃の対象とならない無害なもの（花粉など）や自己抗原に対して免疫応答が起こり，病気になることをいう．自己抗原に対するアレルギーは自己免疫疾患ともいう．

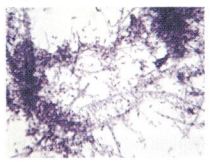

図5-2
プラークのギムザ染色像

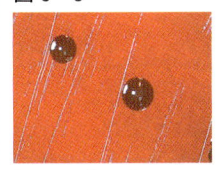

図5-3
Prevotella nigrescens の血液寒天培地上のコロニー

不顕性感染
感染が成立していても症状がでない場合を不顕性感染と呼ぶ．不顕性感染を起こしている人をキャリアーと呼ぶ．

疱瘡)や帯状疱疹が歯肉に症状を現すこともある．
- 歯肉カンジダ症と線状歯肉紅斑
 Candida albicans（カンジダ アルビカンス）が偽膜性，紅斑性，肥厚性の病変を歯肉に起こす．
- ヒストプラズマ症
 Histoplasma capsultu（ヒストプラズマ カプスラーツ）が代表的な原因菌である．口腔粘膜や皮膚に潰瘍を形成する．近年日本国内の発症例が増加している．

(2) 歯周炎

①慢性歯周炎（⇒ p.78参照）
　グラム陰性偏性嫌気性桿菌である *Porphyromonas gingivalis*（ポルフィロモナス ジンジバリス），*Tannerella forsythia*（タネレラ フォーサイシア）やスピロヘータの *Treponema denticola*（トレポネーマ デンティコラ）が関連している．これらの細菌は，トリプシン様の活性を持つタンパク質分解酵素を産生している．また，炎症が悪化すると運動性菌やスピロヘータが増加する（図5-4〜7）．

②侵襲性歯周炎（⇒ p.78参照）
　限局型の侵襲性歯周炎はグラム陰性通性嫌気性桿菌の *Aggregatibacter actinomycetemcomitans*（アグレガチバクター アクチノミセテムコミタンス）と非常に強い関連がある．この菌は，白血球を死滅させるロイコトキシンと呼ばれる外毒素を産生する（図5-8）．

(3) 壊死性歯肉疾患

①壊死性潰瘍性歯肉炎（⇒ p.79参照）
　潰瘍面からは，口腔スピロヘータである *Treponema denticola*（トレポネーマ デンティコラ）や *Treponema vincentii*（トレポネーマ ビンセンティ）が検出される．ストレスからホルモンバランスを崩している場合も多く，*Prevotella intermedia*（プレボテラ インターメディア）や *Prevotella nigrescens*（プレボテラ ニグレセンス）が多く分離されるという報告もある（図5-9）．

3．細菌の病原因子

　上述した病原細菌は歯周病との関わりを示す特徴・性質がある．そのうち重要な項目を概説する．

(1) 付着因子
　細菌は疎水性やレクチン様リガンドなどの力を使って付着するが，歯周病に関わる細菌はほとんどがグラム陰性菌であるので，線毛が主たる付着因子である．また，ノイラミニダーゼなどの菌体外酵素は付着を促す働きがある．

(2) 酵素
　細菌の産生する種々の酵素が病気と関わっているが，もっとも重要視されているのは，トリプシン様活性を持つタンパク質分解酵素（プロテアーゼ）である．これらは，システインプロテアーゼ，セリンプロテアーゼなどに属する酵素で，組織を直接破壊していると考えられている．組織破壊に関しては，生体内の内因性プロテアーゼも関与している．本来，内因性プロテアーゼが利用するプロテアーゼ活性化型受容体を介し各種細胞にサイトカインの産生を誘導する，もしくは補体を活性化するなどして炎症と

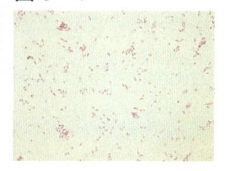

図5-4
Porphyromonas gingivalis のグラム染色像

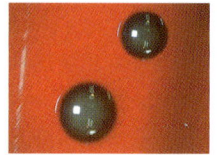

図5-5
Porphyromonas gingivalis の血液寒天培地上のコロニー

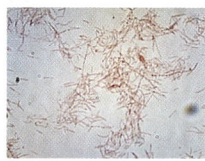

図5-6
Tannerella forsythia のグラム染色像

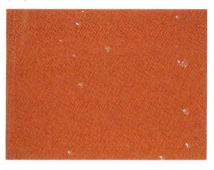

図5-7
Tannerella forsythia の血液寒天培地上のコロニー

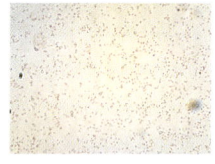

図5-8
Aggregatibacter actinomycetemcomitans のグラム染色像

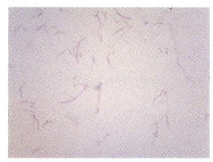

図5-9
Treponema denticola のギムザ染色

関わっている．また，タンパク質分解酵素は剥離した老廃上皮細胞などに含まれる硫黄を含むタンパク質を分解することにより揮発性硫黄化合物（硫化水素，メチルメルカプタン，ジメチルサルファイドなど）を作り出し，これらが口臭の原因物質となる．

（3）内毒素（エンドトキシン）

内毒素とはグラム陰性菌の外膜の構成成分であるリポポリサッカライド（LPS）である．内毒素は，発熱物質として知られており，ヒトに熱発を促す．血液中に多量に内毒素が流入した場合，エンドトキシンショックが起こる．それ以外に，補体の活性化やトールライクレセプター（TLR）を介した免疫担当細胞の活性化，出血性壊死性血管炎を起こすシュワルツマン反応など，主として免疫機構を中心に多彩な生物活性を持つ．しかしながらこの内毒素は外毒素に比べて毒性が低く，一般的な外毒素の1/1,000程度である．内毒素の活性はポリミキシンBなどの薬剤で阻害される．歯周局所では，破骨細胞を活性化する働きがあり，歯槽骨の吸収と密接に関与すると考えられている．内毒素は歯肉溝滲出液中に9～100ngみられる．プラークが付着した歯根面には，歯根1本あたり約4μg付着している．内毒素はセメント質に結合し，わずかではあるがセメント質中にしみ込んでいる．

（4）外毒素

Aggregatibacter actinomycetemcomitans（アグレガチバクター アクチノミセテム コミタンス）の一部が産生するロイコトキシンと呼ばれる外毒素が有名で，これは白血球を死滅させ，免疫機構の防御力を低下させる．

細胞膨化毒素（CDT：Cytoleathal Distending Toxin）は細胞を膨化し死滅させる毒素で，最初，*Aggregatibacter actinomycetemcomitans*（アグレガチバクター アクチノミセテム コミタンス）で発見されたが，他の細菌も保有していることがわかった．

（5）代謝産物

嫌気性菌は代謝産物として揮発性・不揮発性の脂肪酸を産生する．脂肪酸には独特の臭いがあり，歯周病患者の口臭を助長している．脂肪酸の中には酪酸のようにT細胞などにアポトーシスを誘導するものがあり，細胞や組織を傷害すると考えられている．

（6）その他

免疫の回避に関連する因子としては，莢膜などの種々の因子が免疫を回避している．

4．歯周組織における感染防御機構と免疫機構

歯周組織は歯，骨，軟組織と異なる組織が複雑に絡み合うため細菌などの侵入を受けやすい構造をしている．そのため，感染に対する防御機構が存在する．それらは大まかに特異的な免疫機構と非特異的なそれ以外の機構に分けられる．歯肉溝は，組織液の一種である歯肉溝滲出液で満たされ

ノイラミニダーゼ
細胞表面の糖タンパク質などから，アセチルノイラミン酸を切断する酵素

トリプシン
リジン，アルギニンのカルボキシル基側のペプチド結合を加水分解するプロテアーゼ

トールライクレセプター
（TLR：Toll like receptor）
トール様受容体とも呼ぶ．細菌などの持つ内毒素やペプチドグリカンなどの共通するパターンを認識する受容体

アポトーシス
細胞の自殺のことで，外部から必要な刺激が与えられると起こる．

ている．炎症や歯周ポケットの深化などでその量は増える．歯肉溝滲出液にはさまざまな感染防御物質が含まれている．

＜感染防御物質＞
（1）細胞
　歯肉溝には多形核白血球(好中球)が遊走し，貪食などを行っている．歯肉内にはマクロファージや形質細胞が多数認められる．これらの免疫担当細胞は炎症が悪化するとその数が増加する．周期性好中球減少症では，歯周病が増悪しやすいので細胞性免疫は歯周組織の感染防御に重要な役割を果たしている．

（2）抗体
　歯肉溝滲出液には抗体が含まれる．その免疫グロブリンのクラスはIgGがもっとも多い．歯周病原細菌に対する特異的な抗体を含むので，獲得免疫が歯周局所においても成立していることが確認できる．歯周病原細菌に対する抗体の量は，歯周治療が進行し，状態が改善されると低下する．このことから歯周病原細菌に特異的なIgGが，体液性免疫として働いていることがわかる．

（3）補体
　補体はC3成分を中心に存在し，免疫反応や炎症の修飾に関わっている．

（4）非特異的感染防御物質
　①リゾチーム
　　溶菌酵素で細菌の細胞壁を破壊する．
　②ペルオキシダーゼ
　　酸化に関わる酵素でチオシアンイオンの抗菌力を高めるなどの働きがある．
　③ラクトフェリン
　　鉄イオンと結合し細菌の発育に必要な鉄を奪う．
　④カルプロテクチン
　　金属イオンと結合し細菌の発育に必要なイオンを奪う．
　⑤ディフェンシン
　　上皮細胞がトールライクレセプターを介した刺激を受けたときに産生する抗菌ペプチドで自然免疫系の抗菌物質である．細胞膜に小孔を穿ち，細菌を死滅させる．

＜歯周病の免疫機構＞（⇒ p.56,57の付図参照）
　免疫機構は感染防御だけではなく，炎症とそれに伴う組織の改造機転に深く関わっている．
　歯周組織を構成する細胞や歯周組織に存在する免疫担当細胞は，細菌の侵入を受けると炎症性サイトカインと呼ばれるインターロイキン1（IL-1），インターロイキン6（IL-6），腫瘍壊死因子アルファ（TNF-α）などを産生する．これらのサイトカインは，免疫応答を促進したり，炎症を促

補体（complement）
血清中のタンパク質で抗体の働きを補う物という意味で名付けられた．一種の酵素で刺激を受けると，順に活性化され機能を発現する．記号としてCを用いる．1～9までの種類がある．

自然免疫
抗原認識が起こる以前に働く免疫系の総称．好中球，マクロファージ，補体など抗原認識がなくとも働ける系があるものを指す．受容体としてはトールライクレセプターが有名

サイトカイン
細胞間における液性の伝達物質で糖タンパク質である．ホルモンと異なり血液中に出ることはまれである．

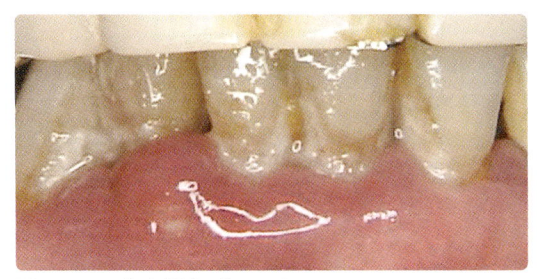

図5-10　歯肉縁上プラーク

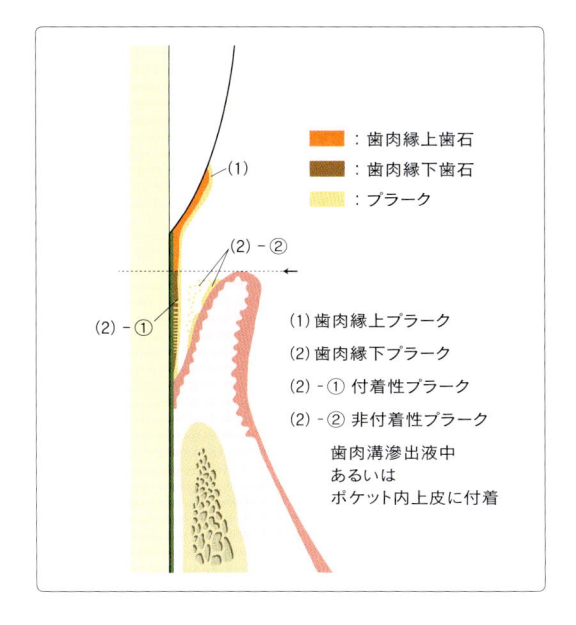

図5-11　歯肉縁上・歯肉縁下プラークの模式図

（1）歯肉縁上プラーク
（2）歯肉縁下プラーク
（2）-① 付着性プラーク
（2）-② 非付着性プラーク
歯肉溝滲出液中あるいはポケット内上皮に付着

進する作用ばかりでなく，破骨細胞を活性化したり，線維芽細胞や上皮細胞の増殖を促す作用もあり，骨の破壊・吸収やさまざまな組織変化にも関わっていると考えられている．

5．プラーク

プラークは歯周組織の炎症を発症させるもっとも重要な原因（発症因子）である．

これは歯面に付着する白色あるいは黄白色の粘着性の沈着物で（図5-10），細菌およびその産生物から構成され，グルカンやフルクタンなどの細菌外多糖をマトリックスとして歯面に付着している．プラークは歯面に付着しており，洗口では除去できない．

（1）歯面上の付着物

プラーク以外に唾液成分由来の**ペリクル**（獲得被膜），**マテリアアルバ**（白質），食物残渣，色素性沈着物（ニコチン，食物色素，茶類など）がある．

（2）歯肉縁上・歯肉縁下プラーク

付着部位により分類すると歯肉縁上プラークと歯肉縁下プラークに分類される．

①歯肉縁上プラーク

歯肉縁より歯冠側の歯面あるいは根面に付着するプラークで，歯肉炎の発症や進行に関わる［図5-11（1）］．

②歯肉縁下プラーク

歯肉縁より歯根側，すなわち歯肉溝内あるいはポケット内に形成されるプラークで，以下の2種類に分類される［図5-11（2）］．

ペリクル
歯のクリーニング後，歯の表面に最初に付着する唾液中の有機物を指す．エナメル質を構成しているハイドロキシアパタイトに結合する特定タンパク質が歯面に結合して形成される．

マテリアアルバ（白質）
唾液タンパク質，細菌，剥離上皮細胞，白血球からなり，歯面や歯肉やプラーク表面に付着するが，強度の付着力がないために，強い洗口や3wayスプレーで容易に除去できる．

図5-12 バイオフィルムの身近な例
バイオフィルムは微生物による高次構造体．身近な例は台所やふろ場にある「ぬめり」である（右図）．自然界にも広く存在し，医療ではカテーテル内の黄色ブドウ球菌が形成するバイオフィルムなどが感染の問題となることがある．

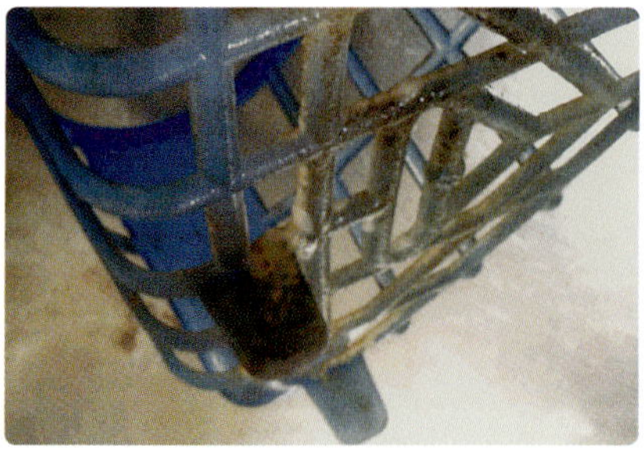

- 付着性プラーク：歯肉縁上プラークの延長で，根面に付着し，主としてグラム陽性の球菌と桿菌で構成される．歯肉縁下歯石や根面う蝕の形成に主に関与する［図5-11(2)-①］．
- 非付着性プラーク：歯肉溝上皮あるいはポケット上皮に緩く付着するか，歯肉溝滲出液中に浮遊している．主にグラム陰性嫌気性菌の桿菌，球菌，スピロヘータなどで構成され，病状や病型によって変化する，歯周病の進行にもっとも関与している［図5-11(2)-②］．

（3）プラークの組成と形成

　プラークの組成の70～80％が細菌で，残りの20～30％が細胞外マトリックスである．プラーク内の細菌の内毒素やペプチドグリカンなどが炎症を起こすが，プラークそのものが炎症を起こしていると考えることが主流である．*Streptococcus gordonii*（ストレプトコッカス ゴルドニ）や *Streptococcus sanguinis*（ストレプトコッカス サンギス）がペリクルに付着することからプラークの形成が始まり，2～3日でプラーク指数が約1.0になる．プラークは1週間ほどで成熟すると考えられ，プラーク指数は約2.0になる．この頃は運動性菌や嫌気性菌も認められる（⇒図5-1参照）．

（4）バイオフィルム（図5-12）

　プラークの成り立ちがバイオフィルムの状態に似ているので，歯周病をバイオフィルム感染症に例えることがある．グリコカリックスを主体とした細胞外多糖が基質となり，その中に菌体が密集している状態を指す．この状態の特徴として，抗生物質や抗菌剤の効果が上がりにくいことが挙げられている．

6．プラーク保持因子

　以下はプラーク集積や付着に関与する歯周病の原因である．これらをプラーク保持因子という．

（1）歯石

　歯石はプラークの石灰化物であり，表面が粗糙であるためプラーク保持因子として働く．付着部位により下記のように分類される．

　①歯肉縁上歯石（図5-13）

　　唾液腺開口部付近の下顎前歯部舌側面，隣接面および上顎大臼歯頬側

バイオフィルムの形成
細菌が凝集してバイオフィルムが形成されるときに，フィルム状に細菌の細胞外マトリックス（グリコカリックスなど）がスライム状に覆っているため，免疫力や抗菌剤に対して抵抗性を示す．

バイオフィルムによる他の臓器の感染症
- 尿路感染症
- 中耳炎
- 筋骨格への感染
- 壊死性筋膜炎
- 胆道感染
- 骨髄炎

歯石の付着様式
- 歯面上の獲得被膜
- セメント質の凹凸（吸収窩を含む）
- 細菌のセメント質（エナメル質）に侵入

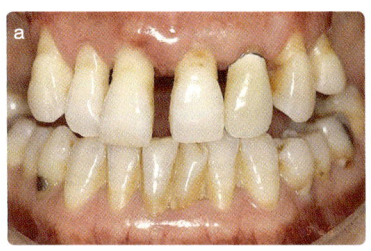

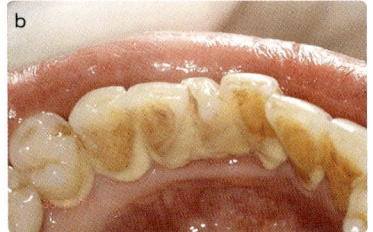

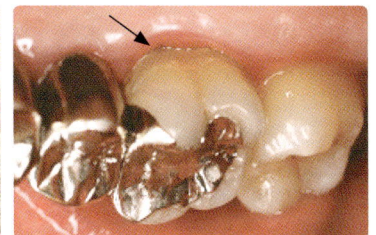

図5-13　歯肉縁上歯石
点状歯石や歯間部歯石(a)を放置すると帯状歯石(b)になる．

図5-14　歯肉縁下歯石
炎症が進行すると歯肉縁下歯石も歯肉縁上から確認できるようになる．

に蓄積しやすい．唾液由来の無機物(カルシウムなど)がプラークに結合し石灰化したもので黄白色である．歯面との付着は比較的弱いため，除去しやすい．

②歯肉縁下歯石(図5-14)

　ポケット内に形成されるため通常みられないが，歯肉の退縮により歯肉縁上に認められるようになる．炎症反応によって増加する歯肉溝滲出液および血清が石灰化に関与するため暗褐色である．歯面あるいは根面に強固に付着しているので除去しにくい．

（2）ポケット(⇒ p.59参照)

　歯肉炎においても歯周炎においてもポケットが形成される．深いポケットになるほど，歯肉溝滲出液ならびにバス法などの患者のブラッシングによる口腔内の自浄作用が期待できない．そのために深部ポケットでは嫌気性菌の繁殖に適した環境が維持され，歯周病がさらに進行していく．

（3）食片圧入と食物の性状

　歯間離開などにより，食片が咬合時に歯間部に押し込まれ，プラークが蓄積しやすくなるだけでなく，歯間部歯肉にも外傷が起こることがある．食片圧入には咬合力により咬合面から圧入される垂直的性食片圧入と頰舌方向から圧入していく水平性食片圧入がある．食物の性状は線維性の食物のほうが食片圧入が起こりやすい．

歯石の成分
無機成分が70〜90%で，有機成分が10〜30%．無機成分のほとんどがリン酸カルシウムであり，2/3が結晶構造でその半分以上がハイドロキシアパタイト($Ca_{10}(PO_4)_6(OH)_2$)である．有機成分にはタンパク質・多糖類複合体，剥離上皮細胞，白血球などがある．

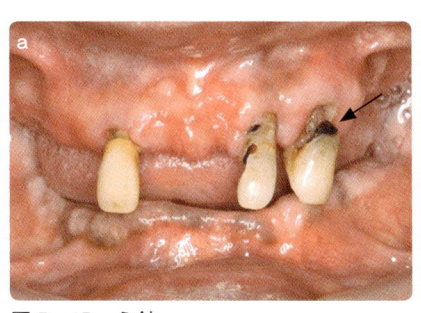

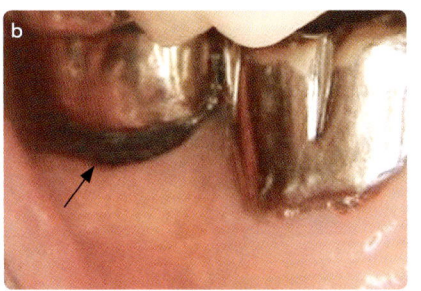

図5-15　う蝕
二次う蝕はプラーク蓄積の温床となり，歯周病を進行させる可能性が高くなる．

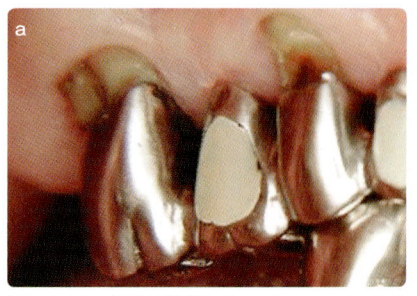

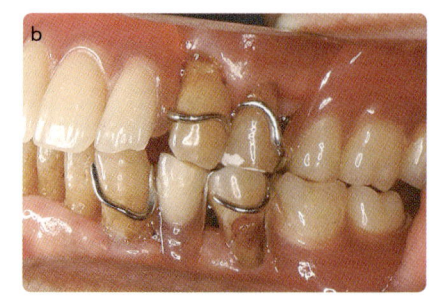

図5-16 不良補綴物(a：ブリッジ，b：部分床義歯)
プラークの蓄積はう蝕やプラーク蓄積を誘発する．

(4) う蝕(図5-15)
　歯肉辺縁に近い歯頸部う蝕ではう蝕部分がプラーク保持因子となり，歯頸部のプラーク付着が促進する．隣接面う蝕が進行する場合には前記垂直性食片圧入が起こりやすい．

(5) 不適合修復物・補綴物(図5-16)
　①歯間修復物，歯冠補綴物の辺縁部がう蝕などで不適合になっていく場合にプラークコントロールが及ばないアンダーカット部(図5-17)にプラークが蓄積しやすくなる．
　②接触点の不良な咬合面形態は咬合性外傷や垂直性食片圧入，不良な歯間鼓形空隙はブラッシング不良によるプラーク蓄積や水平性食片圧入の原因となる．
　③不良な歯間豊隆は自浄作用の低下を招き，プラーク蓄積の原因となる．とくに根分岐部病変上部の豊隆が不良になると根分岐部病変の原因となる．
　④義歯のクラスプ下部や遊離端部の歯面はプラークが蓄積しやすい．

(6) 口呼吸
　鼻疾患，口唇閉鎖不全，習癖が原因となって口呼吸が起こる．口腔粘膜の乾燥や脱水により唾液による自浄作用，抗菌作用が減少し，プラークが蓄積しやすい．その結果，口呼吸線(図5-18)や堤状隆起(テンションリッジ：図5-19)のように特徴的な症状がみられる．

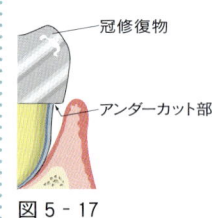

図5-17
不良補綴物・修復物のアンダーカット部

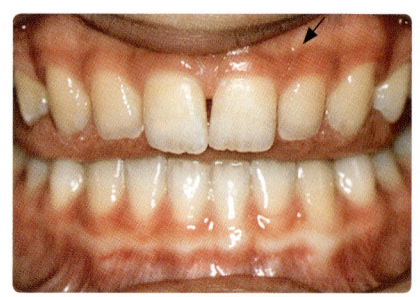

図5-18　口呼吸線

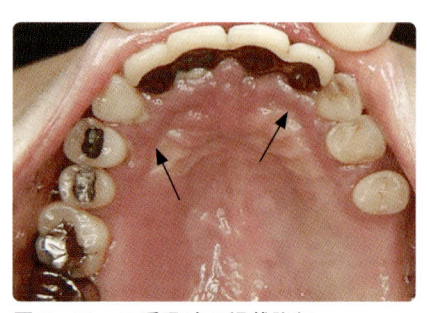

図5-19　口呼吸時の堤状隆起

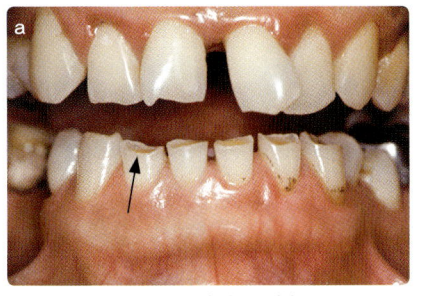

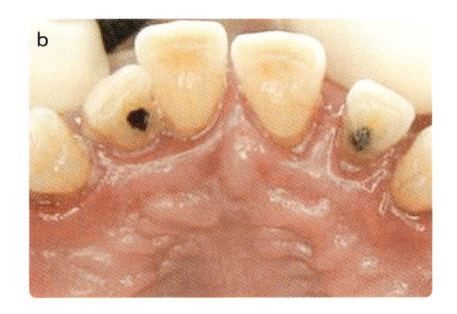

図5-20 歯ぎしり患者の咬耗
a：象牙質が露出している．b：重症であれば歯間離開を誘発する．

2）機械的因子

　機械的因子は**プラークによる炎症発症とは違う経路で**歯周組織にダメージを与える．すなわち歯に継続的に機械的因子という力が働くことによって歯根膜や歯槽骨あるいはセメント質に直接ダメージを与えることが多い．

　過度の生理的限界を越えた咬合力，すなわち外傷性咬合による歯周組織の障害を咬合性外傷という．咬合性外傷には，外傷性咬合のみが影響を与える一次性咬合性外傷と，炎症性歯周疾患を合併して起こる二次性咬合性外傷に分類される（詳細は⇒ p.80参照）．

　外傷性咬合は以下のように分類される．

（1）早期接触
　①中心咬合位，中心位へ移動する際の早期接触
　②前方運動における早期接触
　③側方運動における早期接触

（2）ブラキシズム
　咀嚼筋群の異常緊張により，歯および歯周組織に非生理的な（異常な）咬合力が持続的あるいは断続的に加わる下顎運動である．ブラキシズムには
　　①歯ぎしり（grinding）　：上下の歯を強く擦り合わせる習癖（図5-20）
　　②くいしばり（clenching）：上下の歯を噛んだまま食いしばる習癖
　　③タッピング（tapping）　：上下の歯をカチカチと合わせる習癖
がある．これらの原因は早期接触などの咬合の不調和，肉体的・精神的ストレスであるといわれている．

（3）悪習癖
　①弄舌癖：上下前歯部の歯間空隙に舌を挟んだり，歯を舌側から押し付ける習慣．そのために歯の傾斜や移動が起こる．
　②吸指癖：指やパイプを吸うことにより上下前歯部の前突，開咬の原因となり，口唇閉鎖不全から口呼吸を引き起こすことがある．
　③職業性習癖：楽器をくわえる吹奏楽奏者，道具をくわえる大工などの職人，運送業，スポーツ選手はクレンチングによる歯周組織による障害を受けやすい．

プランジャーカスプ
上顎臼歯部に多くみられる，対合歯のコンタクトポイントに入り込み，歯間離開を引き起こす咬頭のこと．これにより食片圧入や咬合性外傷が起こるので，咬合調整などを行う．

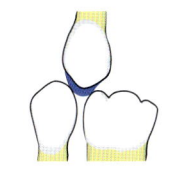

スポーツ歯学
スポーツに支障がある病気などへの歯科的対応の学問．スポーツに起因する歯科的な外傷の予防，実力を最大限発揮できるような咬合治療を行う．具体的には歯肉外傷，歯の破折などのけが，顎骨骨折などの治療と予防，適切な栄養摂取と健康管理などがある．

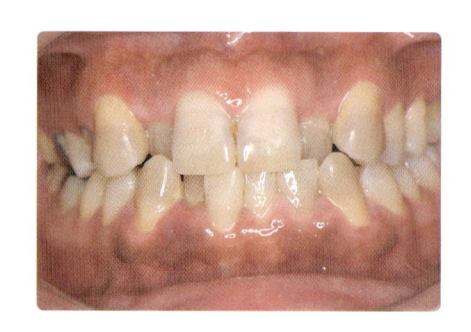

図5-21　歯列異常：歯の叢生

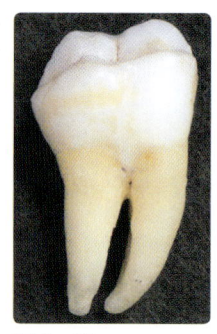

図5-22a
エナメル突起

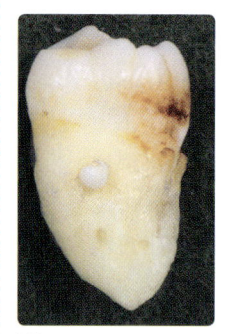

図5-22b
エナメル真珠

3）形態的因子

口腔内における硬組織あるいは軟組織形態の異常が，発炎性因子であるプラーク蓄積を促進したり，機械的因子である外傷性咬合を誘発する．

（1）歯列異常（図5-21）

転移歯，離開歯，捻転歯，叢生歯はそれぞれ自浄作用が低下し，プラーク除去が困難であり，プラークが蓄積しやすい．また，挺出，傾斜，捻転などによる辺縁隆線のふぞろい，歯間離開がある場合は，外傷性咬合や食片圧入が起こりやすくなる．上顎前突などの歯列不正は口唇閉鎖不全から口呼吸を引き起こす．

（2）歯の形態異常

下記に示す先天的な永久歯の形態異常はプラーク沈着を助長する．

①エナメル突起（エナメルプロジェクション：図5-22a）

エナメル質が臼歯部分岐部内に根尖方向に伸びたもので，下顎第一大臼歯頬側にもっとも多く認められる．エナメル質が歯肉縁下に伸びると，上皮付着の強さが弱くなり付着が破壊されやすくなるので，ポケット形成の進行が早い．

エナメル突起とともに同様にエナメル質が球状になったものをエナメル真珠（エナメル滴：図5-22b）といい，同様に根分岐部病変の進行を助長する．

②口蓋裂溝（根面溝）（図5-23）

上顎切歯・側切歯口蓋側にみられる縦の裂溝でCEJ（セメント-エナメル境）を越えて歯根尖付近まで達しているものがある．ここではプラークの沈着がしやすく，付着物除去が困難であるため，溝に沿ってポケット形成・深化が起こる．

③根面凹窩（図5-24）

上顎（第一）小臼歯近心面にみられる凹みで，この部位のプラーク蓄積が容易で，付着物除去が困難であるため炎症が起こりやすい．

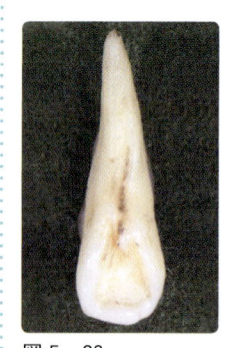

図5-23
口蓋裂溝（根面溝）

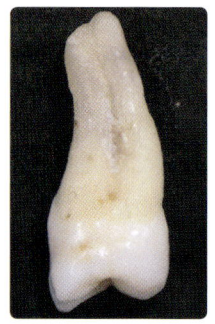

図5-24
根面凹窩

＊図5-22〜24は，金銅英二先生より提供

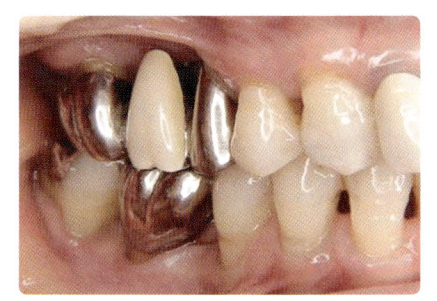

図5-25　付着歯肉の幅の不足
頰小帯高位付着と口腔前庭狭小により上顎付着歯肉の幅が狭い．

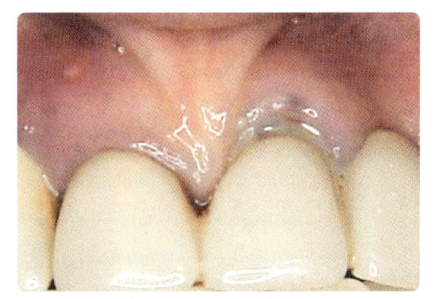

図5-26　上唇小帯高位付着
上唇小帯の牽引のため|1は歯肉退縮が起こっている．ブラッシングもしにくく，プラークの付着も認める．

（3）歯肉歯槽粘膜形態異常
　①付着歯肉幅の不足（図5-25）
　②小帯の高位付着（図5-26）
　③口腔前庭の狭小
それぞれ，ブラッシングが困難な状況が生まれ，当該部位のプラーク蓄積が起こりやすい．

（4）その他
　①う蝕は欠損形態によってはプラーク保持因子となる（図5-15参照）．
　②**咬耗**は象牙質に及んだり，辺縁隆線や裂溝が消失すると咬合面の平坦な部分が増加し，咬合面に過大な力がかかるとともに側方力が増加し，外傷性咬合が起こりやすい．
　③対合歯がなくなった状態を**不動歯**と呼ぶ．不動歯の場合は食物の流れが変化し，自浄作用が低下するためにプラークが蓄積しやすくなる（⇒p.65の図6-21参照）．

5-2　全身的病因（因子）

　全身的疾患などによる変化が歯周組織に影響を与えることが広く知られてきた．ただし，全身疾患だけで歯周組織の炎症が発症することは少ない．

1）内分泌腺機能異常

（1）糖尿病（⇒p.73の図6-36参照）
　糖尿病は生活習慣病である．後天的な糖尿病の場合に歯周病と密接な関係がある．糖尿病とはインスリンの分泌が不足し，血糖値が上昇して糖代謝異常が起こる．これにより血中の多形核白血球・好中球の遊走能・貪食能の低下，血管壁の脆弱化，コラーゲン代謝の異常などが起こるため，歯周組織を含めた組織の抵抗性が減少する．このため，歯周組織は易感染性となり，創傷の治癒も遅くなる．

インスリン

膵臓に存在するランゲルハンス島のβ細胞から分泌されるペプチドホルモン．主として炭水化物の代謝を調整し，骨格筋でブドウ糖などの吸収促進，肝臓で糖新生の抑制などを行う．インスリンは血糖値の恒常性維持に重要なホルモンである．血糖値を低下させるため，糖尿病の治療にも用いられている．逆にインスリンの分泌は血糖値の上昇に依存する．

（2）女性ホルモン（⇒ p.64の図6-16参照）

　思春期，月経期，妊娠時にはホルモン分泌が増加する．その場合には歯肉溝滲出液中のエストロゲンが増加し，一部の歯周病原細菌（*P. intermedia*）が増殖することが知られている．したがって，これらの期間においては歯肉炎が発症しやすい．

エストロゲン
⇒ p.73参照

2）喫煙（⇒ p.81の図6-50参照）

　喫煙によるニコチン・タールなどによる末梢血流の阻害が認められるため，局所の免疫機構の低下が認められ，歯肉の炎症が起こりやすく，治癒しにくい．また，末梢血流量が減少しているために歯肉の炎症に起因する出血も少なく，発症に気付きにくい．また受動喫煙（図5-27）による歯肉炎が発症することも報告されている．

3）栄養不足

　現在の日本では深刻な栄養障害を認めることは少ないが，歯周組織に関連する栄養欠乏を以下に挙げる．

①タンパク質：歯周組織の基質形成不全を起こす可能性がある．
②ビタミン：ビタミンA欠乏により上皮の過形成や角化が起こり，組織抵抗力が低下する．ビタミンB複合体欠乏により歯肉炎・口内炎・口角炎・舌炎が起こりやすい．ビタミンC欠乏により壊血病などが起こり，歯周組織の感染に対する抵抗性が低下する．
③カルシウム・ビタミンD：ビタミンDはカルシウムの代謝に影響があり，カルシウムの欠乏とともに歯槽骨の形成不全を引き起こす．体重50kg中には約830gのカルシウムが存在するが，そのうち99％は硬組織（骨と歯）に含まれ，残りの1％が筋肉，血液，脳脊髄液などに含まれる．ビタミンDは脂溶性ビタミンでステロイドホルモンの一種とされている．
④後天性免疫不全症候群：極度の栄養障害は免疫不全を引き起こし，組織抵抗力の低下した歯周組織は易感染性となる．

カルシウム，ビタミンDの摂取
皮膚で紫外線を受けて合成されるビタミンD_3は肝臓で代謝され，さらに腎臓で水酸化されている．カルシウム吸収の効率を高めるためには，紫外線によくあたり，ビタミンDを多量に含む食餌を摂取することが重要である．

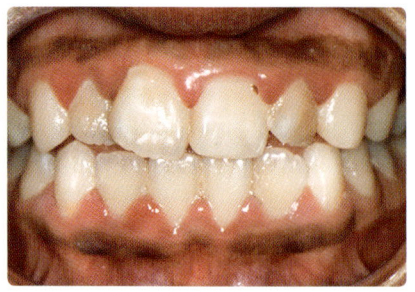

図5-27　受動喫煙による歯肉炎と歯肉着色（12歳男児）

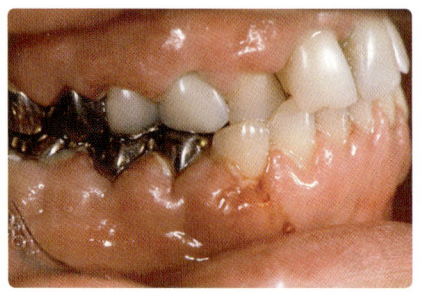

図5-28　白血病（27歳男性）
歯肉からの自然出血と歯肉増殖がみられる（古澤清文先生より提供）．

4）血液疾患
①白血病：歯肉の急速な増大と自然出血がみられる（図5-28）．
②血小板減少性紫斑病：組織の抵抗性が減少し歯周病が進行しやすい．
③周期性好中球減少症：組織の抵抗性が減少し歯周病が進行しやすい．

5）遺伝性疾患
高度の歯周組織破壊と関連している疾患名を以下に挙げる．
①パピヨン・ルフェーブル（Papillon-Lefévre）症候群
②低アルカリフォスファターゼ症
③ダウン症候群（⇒ p.79の図6-45参照）
また，母子遺伝による疾患を以下に挙げる．
④遺伝性歯肉線維腫症

6）皮膚疾患
口腔内症状を伴う皮膚疾患を以下に挙げる．
①白板症（⇒ p.75の図6-39参照）
②扁平苔癬（⇒ p.75の図6-38参照）
③尋常性天疱瘡・水疱性天疱瘡・良性粘膜類天疱瘡：天疱瘡は基底膜の構成成分に対する自己抗体が存在する結果，結合組織から上皮が剥離してしまう疾患である．粘膜のみが罹患する場合，良性粘膜性といい，皮膚にもよくみられるのが水疱性，また眼や他の粘膜に生じる上皮下の水疱性疾患を瘢痕性類天疱瘡という．
④多形性紅斑：急性で再発性の粘膜や皮膚に生じる水疱性疾患である．
⑤紅斑性狼瘡：さまざまな細胞構成成分に対する抗体が形成され，自己免疫的性に結合組織が冒される疾患．

7）免疫疾患
後天性免疫不全症候群（AIDS）の初期症状としてカンジダ症，白板症，カポジ肉腫，急性壊死性潰瘍性歯肉炎，歯周炎などの発症がみられる．

8）薬物による疾患
下記薬物の長期服用により歯肉増殖が起こることがある（⇒ p.77参照）．
①フェニトイン：ジフェニルヒダントイン，ダイランチン（抗てんかん薬）
②ニフェジピン（カルシウム拮抗薬：虚血性心疾患，高血圧の治療薬）
③シクロスポリンA（免疫抑制剤）

5-3 歯周病のリスクファクター（危険因子）

リスクファクターとは疾患の発症と統計学的な相関があり，縦断的な研究により立証されたものである．直接的にその疾患が発症する確率を増加

白血病
内科疾患であり，初期には口腔内に歯肉の貧血，感染による急性の歯肉炎症と増殖，自然出血，感染による潰瘍形成がみられるので口腔内症状から発見されることが多い．

低アルカリフォスファターゼ症
通常，常染色体劣性遺伝が多い．生成された骨基質にカルシウムやリンが沈着できず，石灰化していない骨（類骨）が増加した病気．低フォスファターゼ症では蓄積したピロリン酸が石灰化を障害する．

AIDS
ヒト免疫不全ウイルス（HIV）が免疫細胞に感染し，同細胞を破壊する後天的な免疫不全症のことである．初期全身症状は全身倦怠感，体重の急激な減少，慢性的な下痢，極度の過労，発熱，喉炎症，咳など，風邪によく似た症状を呈する．近年では多剤併用療法による治療が行われている．

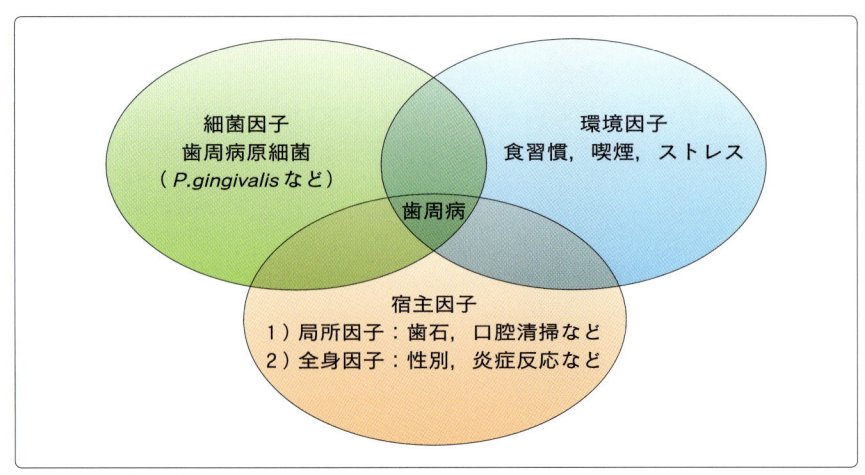

図5-29 歯周病のリスクファクター

させる因子のことである．リスクファクターを解明することは疾患の原因の正確な判定，予知性の向上，診断・予防・治療法の開発のために非常に重要である．

歯周病のリスクファクターは以下の3つの因子に分類される（図5-29）．
①細菌因子：歯周病原細菌，バイオフィルム
②環境因子：食習慣，喫煙，ストレス
③宿主因子：局所因子；歯石，口腔清掃状態，食習慣
　　　　　　全身因子；免疫反応，炎症反応，性別，全身疾患，遺伝子

とくに全身疾患については歯周医学という分野が発達している（⇒ p.80参照）．

※全身的原因とリスクファクターの違い

原因とは「原因因子」と示される．これを持っている人は病気が発症したり，直接あるいは間接的にその病気が進行するのに影響がある．歯周病の場合，原因因子の代表はプラークである．

一方，リスクファクターは「リスク因子」であり，これは病気の「かかりやすさ」を示す．「かかりやすさ」をオッズ比（かかりやすい比率）として数値で示している．

リスク因子は，「すでに病気になった人」のグループから確率的に危険な要素（歯周病原細菌）から行動（喫煙習慣）までを分析して決定している．よってリスク因子を持っている人が，その病気にかかることを示しているわけではない．

参考文献
1）Löe H and Silness J. Periodontal Diease in Pregnancy. I Prevalence and severity. Acta Odontol Scand. 1963；533-551.

リスクファクター
病気になる可能性が増加する因子．ただ病気になる原因とは違う場合がある．

リスクインジケーター
ある時点での比較（横断研究：年齢の異なる集団に対して実験や調査を行い，各年齢群を比較する）だけで病気になる可能性が大きいとされた因子

リスクマーカー
病気になることを予測できるものの，原因の一部ではない．

2）Kleinbaum D, Kupper L, and Morgenstern H. Epidemiologic research：principles and quantitative methods. Belmont（CA）：Lifetime Learning Publications. 1982.

3）Moore WE, Moore LH, Ranney RM, Burmeiseter JA, Schenkein HA. The nicroflora of periodontal site showing active destructive progression. J Clin Periodontol 1991；10：729‑739.

4）Beck JD. Methods of assessing risk for periodnotitis and developing multifactional models. J Periodontol 1994；65：316‑323.

5）Holt SC., Ebersole JL. Porphyromonas gingivalis, Treponema denticola., and Tannerella forsythia：the "red complex", a prototype polybacterial pathogenic consortium periodontitis. Periodontol 2005；2000 38：72‑122.

6）Socransky SS, Haffajee AD, Cugini MA，Smith C，Kent RL Jr. Microbial complexes in subgingival plaque. J Clin Periodontol 1998；25(2)：134‑44.

7）山本浩正．イラストで語るペリオのためのバイオロジー．東京：クインテッセンス出版，2002；170‑194.

8）伊藤公一，野口俊英，村上伸也（監訳），アメリカ歯周病学会．AAP歯周病と全身疾患の関わり．東京：クインテッセンス出版，2003．

9）太田紀雄，小方頼正，出口眞二（編集）．カラーアトラスハンドブック　歯周治療臨床ヒント集．東京：クインテッセンス出版，2004；1‑5．

10）奥田克爾．口腔内バイオフィルム　デンタルプラーク細菌との戦い．東京：医歯薬出版，2004；133‑146.

11）申　基喆，河津　寛，嶋田　淳，安井利一，上村恭弘（監訳），Michael G. Newman MG, Takei HH and Carranza．クリニカルペリオドントロジー　上巻．東京：クインテッセンス出版，2005．

12）岡本　浩（監訳），Lindhe J. 臨床歯周病学とインプラント　第4版　基礎編．東京：クインテッセンス出版，2005；60‑210．

13）和泉雄一，沼部幸博，山本松男，木下淳博（編集）．ザ・ペリオドントロジー，京都：永末書店，2009；40‑43, 53‑59, 66‑88．

14）奥田克爾，石原和幸，加藤哲男．最新口腔微生物学．東京：一世出版，2009．

15）小川知彦ほか（編）．口腔微生物学―感染と免疫―．東京：学建書院，2010．

復習しよう！

1 プラークの形成でもっとも早く歯面に定着するのはどれか（'10）．
a　トレポネーマ
b　アクチノマイセス
c　カンピロバクター
d　ストレプトコッカス

2 歯垢で正しいのを2つ選べ（'05）．
a　微生物が構成成分の20〜30％を占めている．
b　菌体外多糖が基質に含まれている．
c　ペリクルが表層を覆っている．
d　成熟に伴い嫌気性菌の割合が増加する．

3 歯石で正しいのを2つ選べ（'10）．
a　内毒素を産生する．
b　歯垢付着の母体となる．
c　歯肉へ機械的刺激を与える．
d　歯周病原菌の栄養源となる．

4 歯周疾患のリスクファクターはどれか（'05）．
a　心内膜炎
b　脳梗塞
c　肺　炎
d　糖尿病

＜解答＞
1：d
2：b, d
3：b, c
4：d

●付図：歯周病の免疫応答と組織破壊

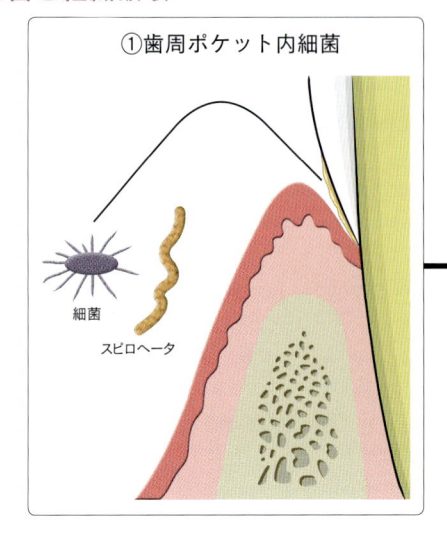

①歯周ポケット内細菌

①歯周ポケット内には，スピロヘータや偏性嫌気性グラム陰性桿菌が生息している．

⇩

自然免疫（先天免疫）
②グラム陰性細菌は内毒素を持っている．内毒素は上皮細胞の持つトールライクレセプターにより検出され，上皮細胞にディフェンシンなどの抗菌ペプチドを産生させるとともにサイトカインなどを放出し，免疫応答を引き起こそうとする．スピロヘータや歯周病原性グラム陰性細菌は，プロテアーゼを持っており，上皮細胞のプロテアーゼ活性化型レセプターを通じサイトカインなどの放出を促し，免疫応答を引き起こす．同時に上皮細胞などを傷害し，結合を分解し組織を破壊する．このようにしてスピロヘータや歯周病原細菌は生体内に侵入してくると考えられている．
③サイトカインによって遊走した好中球やマクロファージは，トールライクレセプターやスカベンジャーレセプターなどにより侵入してきた細菌を識別し貪食し，殺菌する．この際放出される酵素や酸化物質などで組織や細胞は傷害を受ける．また，歯周病原性グラム陰性細菌の持つ内毒素は補体を第二経路（副経路）で活性化し炎症反応を促進する．スピロヘータは免疫を回避する．

⇩

獲得免疫（後天免疫）
④貪食したマクロファージは細菌を分解して抗原にし，ヘルパーT細胞に抗原を提示する．
⑤抗原を認識したヘルパーT細胞は抗原情報をB細胞に伝える．抗原情報を伝達されたB細胞は形質細胞に分化し抗体を産生する．
⑥抗体は侵入してきた歯周病原細菌に結合し，細胞や組織に付着するのを妨げる．抗体が結合した細菌は抗原抗体複合物となり古典経路により補体を活性化する．抗体と補体が付着し，オプソニン化を受けた細菌は好中球やマクロファージに貪食されやすくなる．貪食の際に放出された物質が組織や細胞を傷害し，貪食するために活性化したマクロファージなどが産生するサイトカインはさらに破骨細胞を活性化し，歯槽骨が吸収される．また歯周病原細菌の内毒素も破骨細胞を活性化する．

⇩

⑦莢膜を持つ細菌は貪食に抵抗する．貪食した細胞が産生するサイトカインなどが組織を改変・破壊すると考えられる．

chapter 5 歯周病の原因

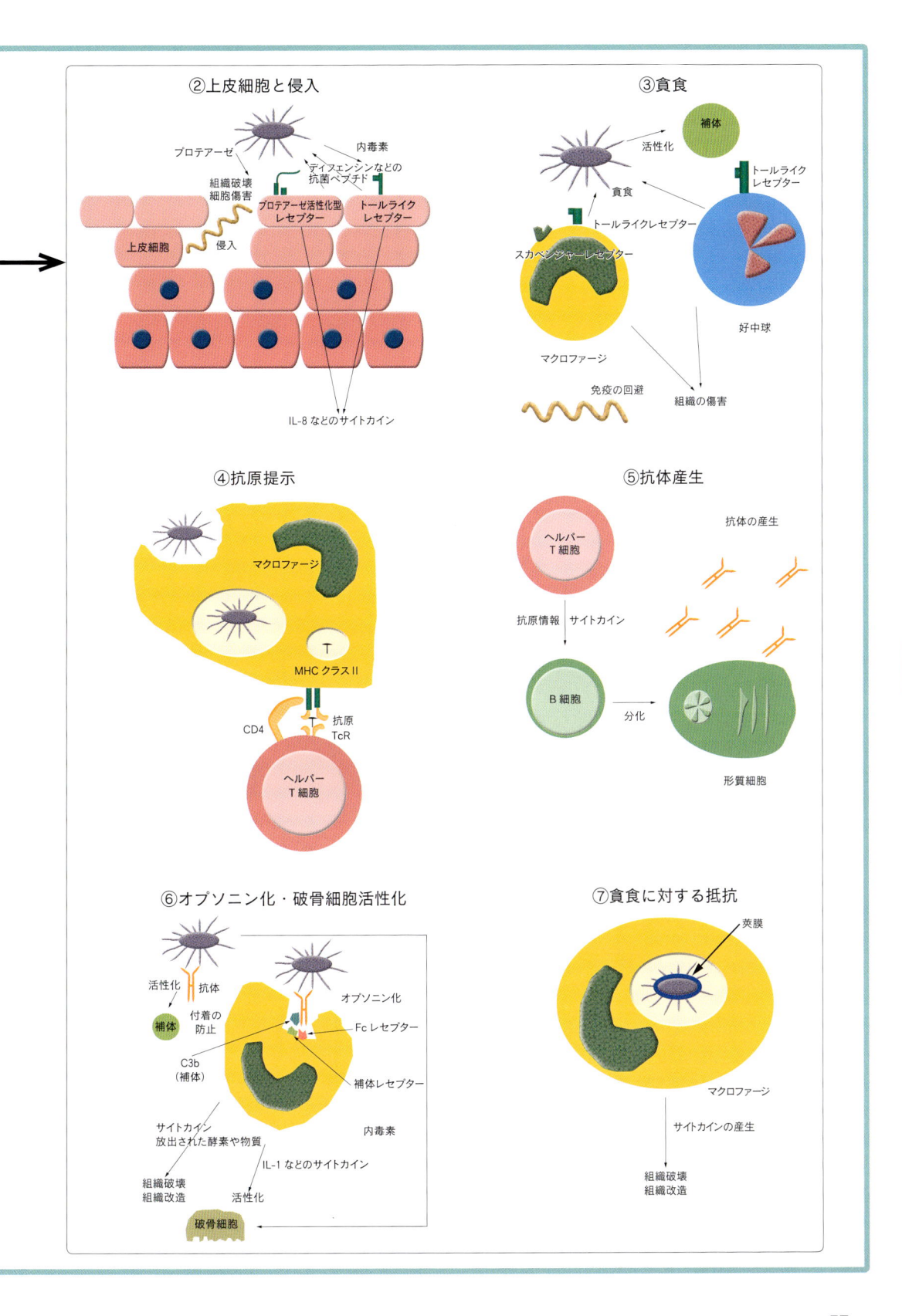

57

chapter 6 歯周病の病態と分類

学習目標
- □ 歯周病における歯肉の病的変化を説明できる．
- □ 歯周病におけるエックス線写真の病的変化を説明できる．
- □ 歯周病における咬合，歯の病的変化を説明できる．
- □ 歯周病の分類とその区分を説明できる．

　歯周病の病態は多様で，プラークを原因として発症する炎症を主体とする歯肉炎や歯周炎が代表的であるが，プラーク以外にも歯肉の炎症や咬合性因子が加わる局所ならびに全身状態(成長発育，薬物，遺伝，内分泌異常など)が関与しており，それぞれに違った病態がある．本章では歯肉や歯槽粘膜の変化だけでなく，口腔内の精査で理解できる歯(セメント質)，咬合やエックス線写真で理解できる歯槽骨，歯根膜の変化を示す．さらに臨床的所見から現在用いられている歯周病の分類とその区分を示す．

プラーク以外が引き起こす歯肉の炎症
- 歯肉外傷(歯ブラシ，食物：魚の骨など)
- 感染症(ウイルスなど)
- アレルギー(金属，食物)
- 萌出時(永久歯，埋伏智歯)
- 根尖病巣
- 歯の破折，脱臼

6-1　歯周組織の病的変化

1）歯肉溝(図6-1，2)

　歯肉溝は歯頸部の周囲を取り囲む浅い間隙を指し，その深さは約1.0mmである．

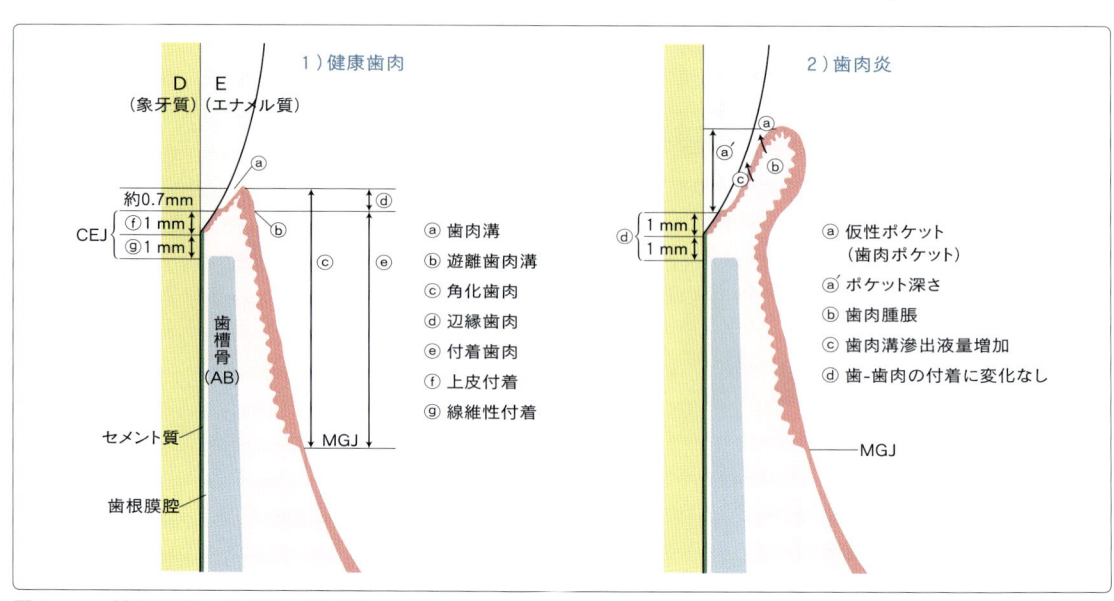

図6-1　健康歯肉と歯肉炎の模式図

chapter 6　歯周病の病態と分類

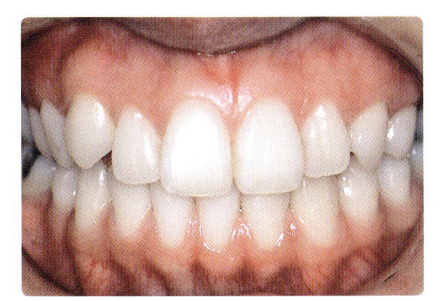

図 6-2　健康な状態

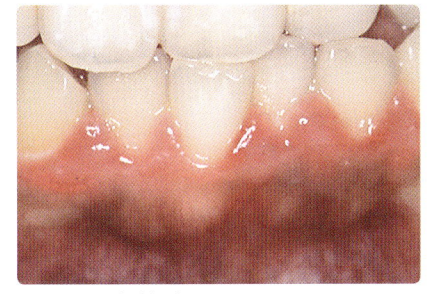

図 6-3　仮性ポケット
歯冠を覆うように歯肉腫脹が起こると形成される．

2）ポケットの形成

ポケットとは歯肉溝が炎症や増殖により病的に深くなった状態をいう．上皮付着部の位置により分類されている．

（1）分類

☐ **仮性ポケット（歯肉ポケット）（図 6-1, 3）**

歯肉炎時に上皮付着部は移動しないが，歯肉の炎症や増殖によって歯肉の容積が増加し，相対的に歯肉溝が深くなったものをいう．

☐ **真性ポケット（歯周ポケット）（図 6-4）**

歯周炎時に付着上皮が細菌学的・化学的・機械的刺激で根尖方向に移動したために，歯肉溝が深くなった状態をいう．さらに上皮付着部の歯槽骨頂に対する位置によって以下のように大別される．

① 骨縁上ポケット

上皮付着部が歯槽骨頂部よりも歯冠側に位置している．

歯科治療とポケット深さ
- 歯肉縁下に形成して補綴物がセットされるのは歯肉縁下約 1 mm
- ブラッシングによる毛先が届くのが歯肉縁下約 1 mm
- 歯肉の剥離なしで確実にルートプレーニングできるのは 4〜5 mm

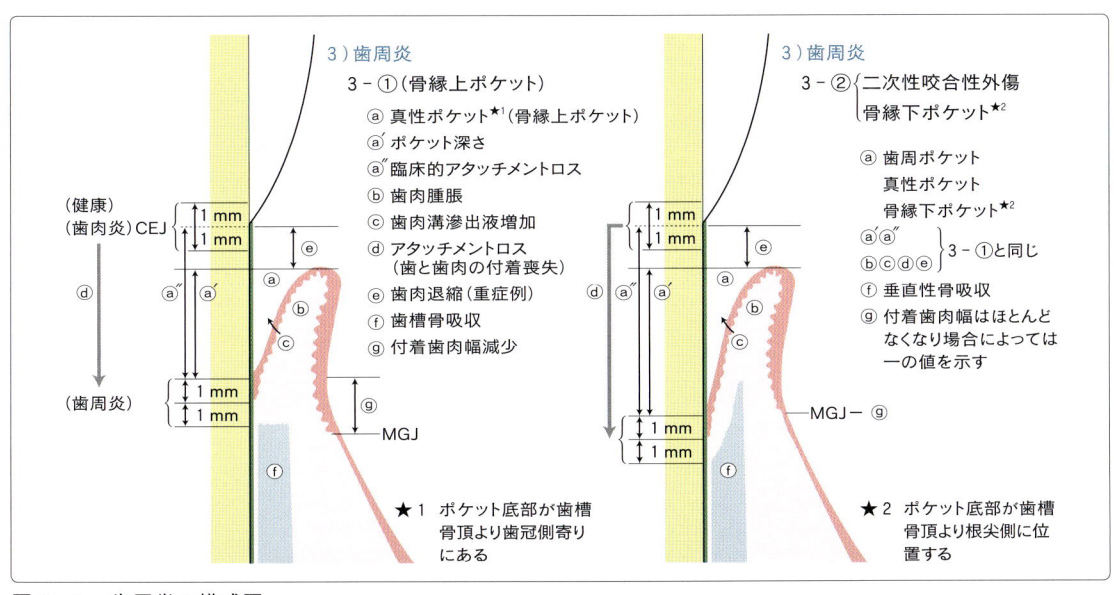

図 6-4　歯周炎の模式図

3）歯周炎
3-①（骨縁上ポケット）
ⓐ 真性ポケット★1（骨縁上ポケット）
ⓐ' ポケット深さ
ⓐ" 臨床的アタッチメントロス
ⓑ 歯肉腫脹
ⓒ 歯肉溝滲出液増加
ⓓ アタッチメントロス（歯と歯肉の付着喪失）
ⓔ 歯肉退縮（重症例）
ⓕ 歯槽骨吸収
ⓖ 付着歯肉幅減少

★1　ポケット底部が歯槽骨頂より歯冠側寄りにある

3）歯周炎
3-② 二次性咬合性外傷
骨縁下ポケット★2
ⓐ 歯周ポケット
真性ポケット
骨縁下ポケット★2
ⓐ ⓐ'
ⓑⓒⓓⓔ　3-①と同じ
ⓕ 垂直性骨吸収
ⓖ 付着歯肉幅はほとんどなくなり場合によっては−の値を示す

★2　ポケット底部が歯槽骨頂より根尖側に位置する

図6-5 滲出のメカニズム

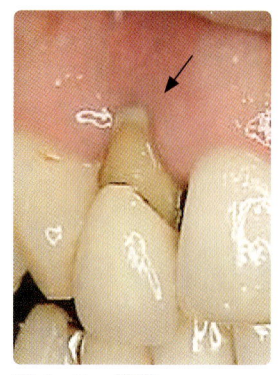

図6-6 排膿

②骨縁下ポケット
　上皮付着部が歯槽骨頂部よりも根尖側に位置している．とくに3壁性骨欠損を伴ったポケットを別に骨内ポケットという．

(2)滲出のメカニズム（図6-5）
　歯周病の主たる原因であるプラーク中の起炎物質や抗原物質が歯肉溝に存在あるいは歯周組織内に侵入する．
　つぎに炎症性反応として血管の拡張や充血（歯肉の発赤の出現）ならびに血管内皮細胞の変性や化学物質の作用により血管透過性が亢進する．その後血管内成分である血漿タンパクや，好中球をはじめとする血液細胞成分が血管外に遊出し，組織内に蓄積する（歯肉腫脹の出現）か歯肉溝内に滲出する．滲出する際には，歯肉溝上皮細胞間隙が離開しているので滲出しやすい状態になっている．

(3)滲出液の内容物
　滲出液の内容物は微生物（生菌と死菌），微生物の産生物（酵素，毒素，代謝産物），非付着性プラーク，細胞成分（剝離上皮細胞，白血球），食物残渣，血清などが混在している．
　滲出液内容物の中でも白血球が多くなった状態を膿といい，一般的に炎症が強くなった状態では膿の排出が多くなる．この状態は排膿（図6-6）といい，ポケット内や歯肉結合組織にびらんや潰瘍の存在を示している．

(4)歯肉溝滲出液からわかること
　炎症があれば体から滲出液排出が増加する．プラークが蓄積し，歯肉の炎症があれば血管が拡張して，血液成分が出て歯肉溝滲出液量が増加する．これを利用して歯周病の診断に利用できる．
　①歯肉溝滲出液量の測定方法
　・専用濾紙（ペリオペーパー）により歯肉溝から滲出液を採取し，ペリオトロン®にて測定
　・細菌や遺伝子診断用に用いるペーパーポイントによる歯肉溝滲出液採取：（1歯あたり3本，30秒間）

3 壁性骨欠損
⇒ p.67参照

②診断のパラメーター
- 歯肉溝滲出液量
- アルカリフォスファターゼ，プロスタグランジン E$_2$，β‐グルクロニターゼ，白血球のエラスターゼ，アスパルテートアミノトランスフェラーゼ（AST）などの炎症により産生する酵素など

(5) 歯肉溝滲出液増加と細菌増加の悪循環

歯肉溝滲出液には白血球が数多くみられ，その80％以上が食菌能や殺菌能を有し，底から溢れ出ている．抗体産生細胞はIgA産生細胞がもっとも多い．また，インターロイキン（IL-1,-6）などのサイトカインや腫瘍壊死因子（TNF）なども存在する．白血球の多くは好中球で，免疫グロブリンや補体とともにポケット内の細菌叢をある程度コントロールしている．

しかし，歯周病原細菌の *Treponema denticola* などはマクロファージの抗原認識能力を障害させ，免疫応答を抑制している．これにより他の菌に対する免疫応答も抑えてしまうため，他の菌の増加が起こり，炎症を悪化させる．すると歯肉溝滲出液が増加し，ますます細菌が増加する．とくに *Treponema denticola*，*Porphyromonas gingivalis* と *Bacteroides forsythus* は成人の慢性歯周炎の進行期（活動期）に特徴的に多くみられる．

3) 歯肉の病的変化

(1) 発赤と腫脹

☐発赤（図6-7）

炎症性変化として歯肉の発赤は肉眼的に最初に確認することができる．

発赤する部位は歯間乳頭部が最初であり，その後辺縁歯肉，付着歯肉部へ広がりをみせる．

この発赤は歯肉の炎症による局所の血液循環障害が起こり，微小血管系での血管の拡張や充血が起こることによって出現する．

☐腫脹

歯肉の腫脹はプラーク由来の炎症性変化で多くみられる．しかしながら，ブラッシングや食物残渣などの機械的刺激や薬物の服用などによっても腫脹がみられる．

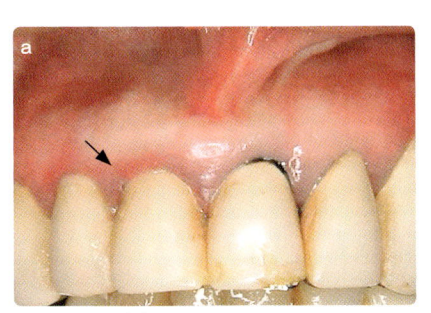

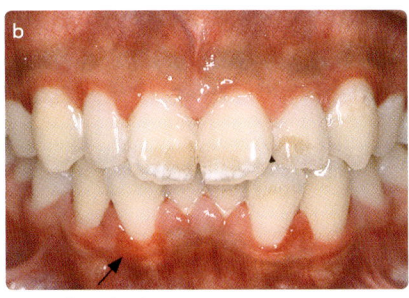

図6-7　発赤（a：辺縁歯肉のみ，b：付着歯肉まで発赤が波及）

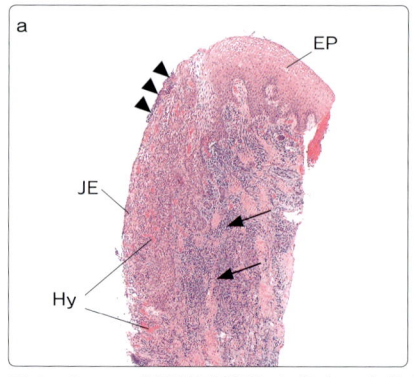

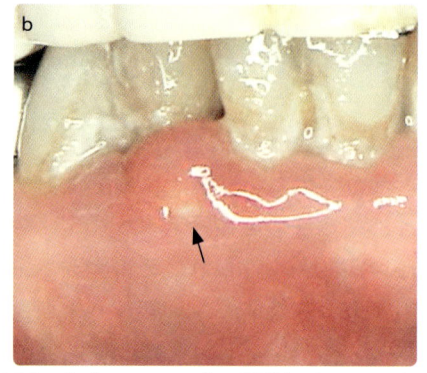

図6-8 a：浮腫性腫脹した歯肉の内縁上皮下に多くのリンパ球や形質細胞などの炎症性細胞浸潤があり，充血(Hy)も強い．EP：外縁上皮（原倍率×40）（長谷川博雅先生より提供）．b：浮腫性腫脹の口腔内写真

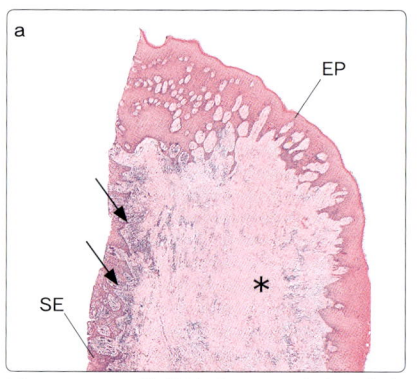

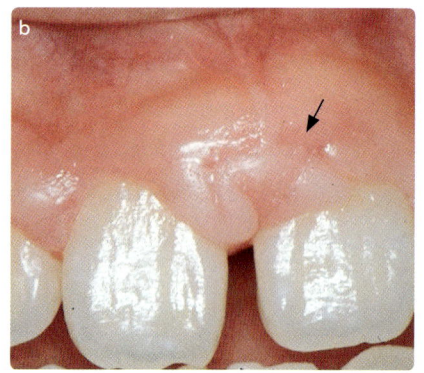

図6-9 a：線維性腫脹した歯肉の上皮下には多くの膠原線維（*）がみられる．歯肉の増殖に伴って歯肉溝が深くなり仮性ポケットを形成する．歯肉溝上皮(SE)下には軽度の炎症性細胞浸潤(矢印)がある（原倍率×10）（長谷川博雅先生より提供）．b：線維性腫脹が長期化すると歯が移動する．

血管の拡張が進行すると血管の透過性が亢進し，血管内成分が組織内に蓄積されることにより生じる．

①慢性炎症による腫脹
- 浮腫性腫脹：初期の炎症は血管成分が蓄積されるために軟らかく膨れた状態になる（図6-8）．
- 線維性腫脹：長期にわたる炎症の場合に歯肉が線維性に変化し，発赤が減少すると硬く変化していく（図6-9）．

②急性炎症による腫脹
- 歯肉膿瘍：食片（骨），ブラシの外傷など，歯肉の外部からの刺激により歯肉結合組織に限局して起こる化膿性炎症である．ポケットの存在に関わらず発症する（図6-10）．
- 歯周膿瘍：深く複雑な歯周ポケットにおいて深部に存在する細菌により，ポケットの入口が封鎖されたり，細菌に対する組織の感染抵抗力

腫脹・増殖・肥大の違い
腫脹：体の組織や器官が膨らむ．
増殖：細胞数が増加する．
肥大：細胞そのものが大きくなる．

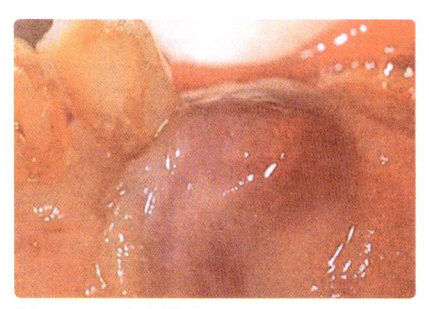

図 6-10 歯肉膿瘍
歯肉の外傷による感染から歯肉腫脹を認める．

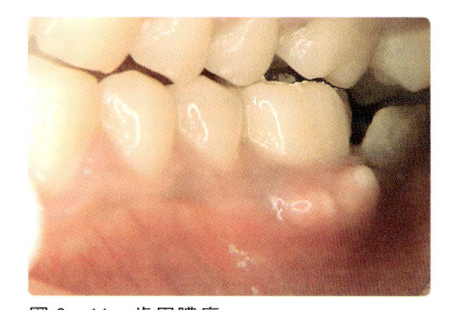

図 6-11 歯周膿瘍
瘻孔が形成されると排膿や出血が認められる．

が減退した場合に限局性の化膿性炎症として局所の組織破壊と膿の貯留を呈する（図 6-11）．

（2）出血と排膿
□出血

歯肉の炎症がある場合に，ブラッシング時や検査時に，歯肉腫脹した歯肉に接触したときに歯肉から出血する（図 6-12）．歯周病の原因となる血液疾患がある場合には，接触せずに自然出血する場合がある（図 6-13）．

□排膿

炎症が長期化した場合，ポケット内や歯肉結合組織の潰瘍・膿瘍形成があった場合に，ポケット内あるいは瘻孔部から灰白色の排膿がみられる．

（3）増殖

歯肉増殖には2つのタイプがある．歯肉増殖とは細胞数が増加することによって起こり，歯肉肥大とは細胞自体が増大することによって起こるが，臨床的には区別が困難である．

歯肉増殖にも腫脹と同様に，浮腫性増殖と線維性増殖がある．前者は歯肉の循環障害や浸潤に伴う増殖であり，後者は歯肉組織中のコラーゲン線維の増殖に伴うものである．

さらに歯肉増殖には以下のような炎症を基準とした分類方法がある．

ワーファリン服用患者の対応（図 6-13）
ワーファリン（ワルファリン）とは抗凝固剤の一つ．血栓形成が起こった既往のある患者が常用している血栓予防薬．これを服用している患者は止血しにくい場合がある．しかし主治医と相談し，治療効果をモニタリングしながら投与すれば，大量出血する可能性が低いので限局的な歯周治療で服用を止める必要はない．

図 6-12 歯肉溝あるいはポケットからの出血

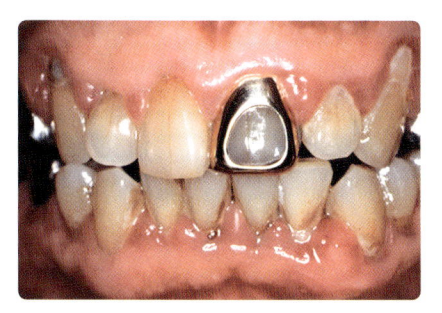

図 6-13 ワーファリン服用患者（古澤清文先生より提供）

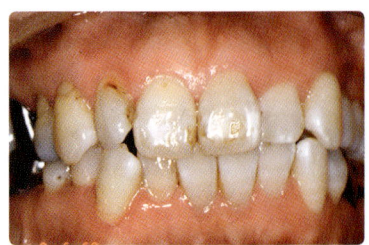

図6-14　単純性歯肉炎

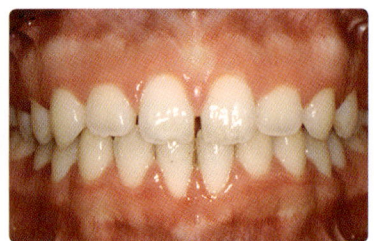

図6-15　思春期性歯肉炎

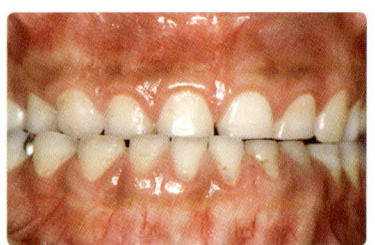

図6-16　妊娠性歯肉炎

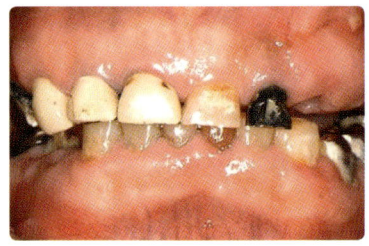

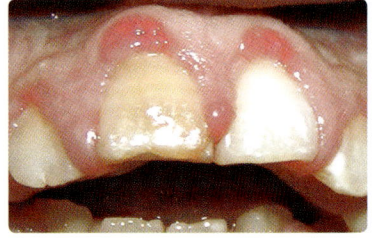

図6-17　非炎症性歯肉増殖：カルシウム拮抗剤服用（高血圧患者）

図6-18　複合性歯肉増殖：フェニトイン服用（てんかん患者）
ブラッシング不良による歯肉の発赤を伴い，歯の移動も著明になることが多い（小笠原正先生より提供）．

図6-19　白血病による歯肉増殖（大木秀郎先生より提供）

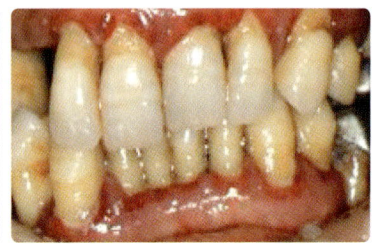

□炎症性歯肉増殖

　プラークなどの局所刺激によって歯肉に炎症が生じた結果，増殖をきたしたものを指す．単純性歯肉炎（図6-14）や思春期性歯肉炎（図6-15），妊娠性歯肉炎（図6-16）などがある．

□非炎症性歯肉増殖

　遺伝性（歯肉線維腫症），薬物の副作用（フェニトイン，ニフェジピンなど，⇒p.77参照），局所の機械的刺激などによる歯肉の過形成により起こるもの（図6-17）．

□複合性歯肉増殖

　上記2つが合併したもの（図6-18）．

□症候性歯肉増殖

　白血病や壊血病で部分的に歯肉の増殖が起こる場合がある（図6-19）．

（4）退縮

　歯肉退縮とは歯肉辺縁の位置が根尖方向へ移動し，歯根面が口腔内に露出することをいう．歯肉退縮には病的歯肉退縮と生理的歯肉退縮に分類される．

□生理的歯肉退縮

　加齢に伴う歯肉退縮を指すが，ほとんど病的歯肉退縮によるものであるといわれている（図6-20）．

妊娠した患者への対応

妊娠時には悪阻によるブラッシング不良や歯肉炎原因菌（*Prevotella intermedia*）が歯肉溝滲出液中のエストロゲン増加により歯肉炎を引き起こしやすくなっている．よって，安定期（妊娠5か月目以降）に入るまでの期間が歯肉炎を発症・増悪させやすいことを妊婦に周知すること．

白血病を疑う口腔内症状

自然出血と止血困難，歯肉の貧血，短期間における歯肉増殖があり，白血球減少に伴う感染症（40度近い発熱），貧血を伴う倦怠感，動悸，めまいがあれば，血液検査と内科への精査依頼が必須である．

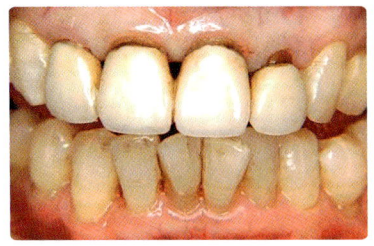

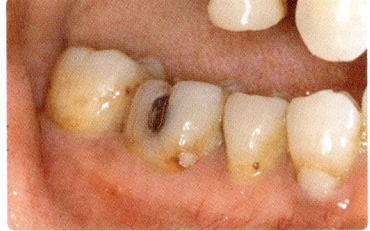

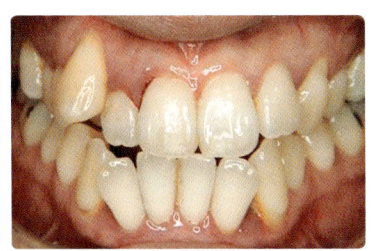

図6-20 生理的歯肉退縮(78歳女性)
歯肉の炎症はほとんどなく，歯肉退縮が進行する．

図6-21 歯の挺出と歯肉退縮
対合歯が喪失して起こる(不動歯：7⏌)．

図6-22 叢生による歯肉退縮

□ 病的歯肉退縮
①原因：炎症性因子と機械的因子，解剖学的因子に大別される．
②歯肉退縮の為害性：付着歯肉幅が減少し，自浄作用が低下する，審美性を損なう，根面う蝕を作りやすい，象牙質知覚過敏症の原因となる．
③歯肉退縮のタイプ：全顎的にみられるタイプと限局的にみられるタイプがある．後者に代表的にみられるのは下記のクレフト，フェストゥーンである．

・クレフト(cleft)(図6-23a)
　歯肉辺縁から根尖方向に向かって生じるV字型あるいはY字型歯肉の亀裂をいう．この退縮は外傷性咬合や誤ったブラッシング，不適切な矯正力，不良修復物などが原因となる．
　歯列異常や小帯の位置異常，口腔前庭の狭小化，歯肉増殖(図6-23b)などはクレフトの形成を助長する．また，歯槽骨の裂開があるとその部分にクレフトが形成される．形成されたクレフト部位にはプラークや歯石の沈着が起こりやすいので現症をより増悪させる．

・フェストゥーン(festoon)(図6-24)
　肥厚した辺縁歯肉がロール状に歯の周囲を取り巻いている形態．外傷性咬合，粗暴なブラッシング，不適合クラスプ，義歯床縁の刺激により生じる．歯肉退縮や歯根露出を伴うことが多い．

病的歯肉退縮の原因
＜炎症性因子＞
・歯周炎
・歯石
・歯周炎治療
・辺縁不適合修復物，補綴物

＜機械的因子＞
・外傷性咬合
・咬合不良の修復物，補綴物
・不適切なブラッシング
・対合歯の欠損による挺出(不動歯：図6-21)
・不適切な矯正力

＜解剖学的因子＞
・小帯の位置異常
・歯列不正(図6-22)

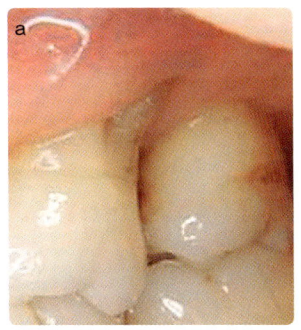

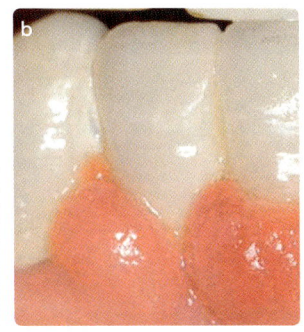

図6-23 クレフト(a：二次性咬合性外傷によるもの，b：歯肉増殖によるもの)

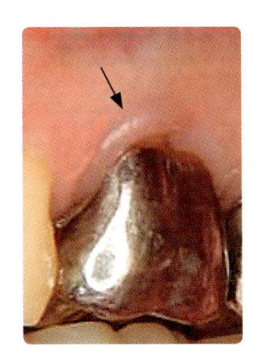

図6-24 フェストゥーン(矢印：腫脹部位)

①CEJを結んだライン
②骨吸収を結んだライン

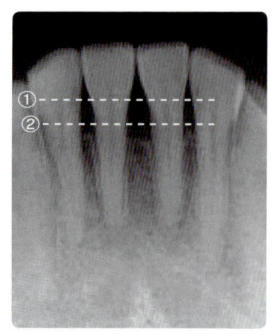

図6-25 水平性骨吸収
CEJを結んだラインと平行に吸収する．

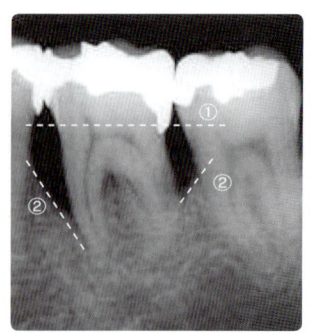

図6-26 垂直性骨吸収
CEJやマージンを結んだラインと平行ではない．

4）歯槽骨の吸収と形態変化

歯槽骨は破骨・増骨（新生）といった改造現象（remodelling）によって平衡が保たれている．歯周病の局所あるいは全身的因子によりこのバランスが崩れると病的歯槽骨吸収となって歯槽骨縁の高さの減少あるいは歯槽骨形態の変化につながる．

（1）歯槽骨吸収の原因因子

☐炎症性骨吸収

破骨細胞が内毒素，破骨細胞活性化因子，プロスタグランジンなどにより活性化されて起こる．

☐非炎症性骨吸収

外傷性咬合などによる圧迫性骨吸収，内分泌異常，代謝不全，栄養不良などからくる全身的障害による吸収が起こる．

（2）歯槽骨吸収の形態

☐水平性骨吸収

歯槽骨縁が隣接面のCEJ（セメント-エナメル境）を結んだラインとほぼ水平に吸収していくタイプで，多数歯に波及している場合が多い．慢性歯周炎に多くみられる（図6-25）．

☐垂直性骨吸収

楔（くさび）状骨欠損とも呼ばれる．歯槽骨吸収形態が垂直あるいはくさび状を呈し，限局した部位に起こる．外傷性咬合のような原因が限局的に加わった場合（咬合性外傷）などに多くみられる（図6-26）．

☐混合型骨吸収

上記2つが混合したタイプ．

☐槽間中隔部骨欠損（図6-27）

歯間部の骨吸収により惹起された残存骨壁数により分類される．
① 1壁性骨欠損：頰側および舌（口蓋）側の骨壁がともに消失し，隣接歯いずれか一方の歯の骨壁のみが残存している．

骨のリモデリング
⇒ p.160参照

chapter 6　歯周病の病態と分類

＜1壁性骨欠損＞

＜2壁性骨欠損＞

＜3壁性骨欠損＞

＜4壁性骨欠損＞

1壁性　　2壁性　　3壁性　　4壁性

クレーター状骨欠損

1壁性骨欠損　　2壁性骨欠損　　3壁性骨欠損　　4壁性骨欠損
（ヘミセプター状骨欠損）

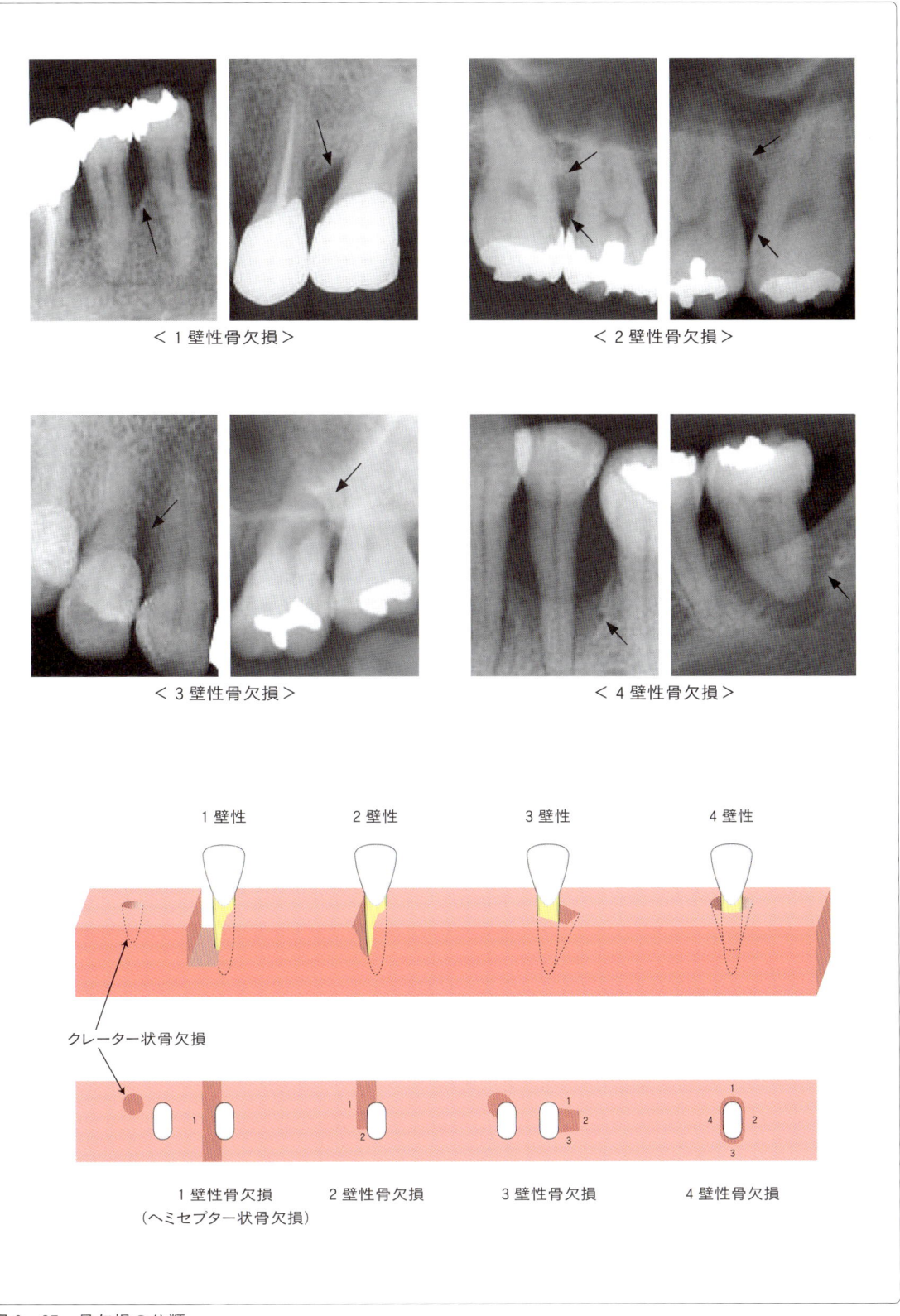

図6-27　骨欠損の分類

67

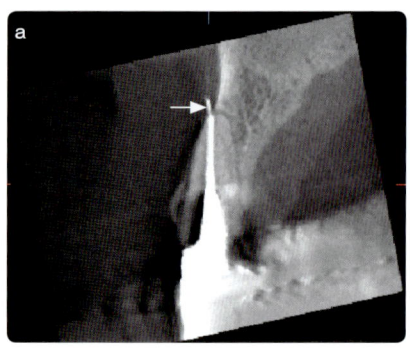

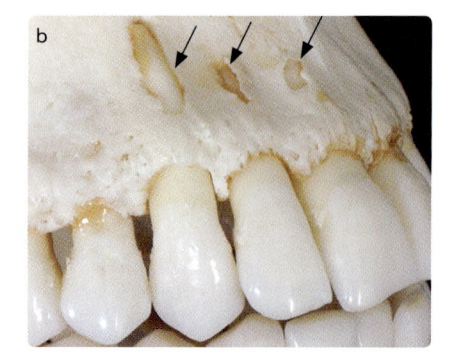

図6-28　骨欠損：開窓（フェネストレーション）．a：デンタルCT画像，b：顎骨像

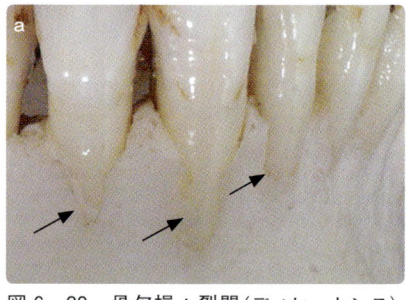

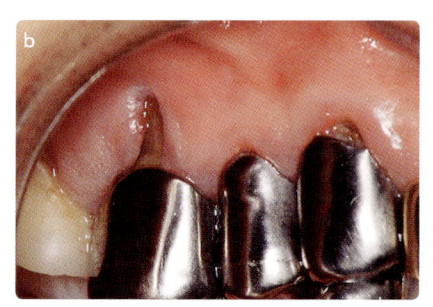

図6-29　骨欠損：裂開（ディヒーセンス）．a：顎骨像，b：臨床像

（図6-28のb，29のaは，田所　治先生より提供）

②2壁性骨欠損：隣接面いずれか一方の歯の側壁と頰舌いずれかの一方の骨壁が残存している．
③3壁性骨欠損：いずれか一方の歯の隣接側骨と頰舌側の3壁が残存している．
④4壁性骨欠損：歯根周囲の骨がすべて吸収しているが，外壁が残存している．

□**クレーター状骨欠損**（図6-27）
　歯間（槽間）中隔部にみられる骨欠損形態で，骨吸収による陥没が頰舌的にみた場合，噴火口（クレーター）状を呈している．

□**ヘミセプター状骨欠損**（図6-27）
　歯間（槽間）中隔部の1壁性骨欠損形態．

□**開窓**（フェネストレーション：図6-28）
　歯根を覆っている唇頰側の歯槽骨は比較的菲薄なために，骨縁から歯根側にかけてV字状の骨欠損や歯根中央部の骨面に菱形あるいは楕円形の欠損が起こりやすい．歯根長中央部付近の歯根面において楕円形の窓状骨吸収が起こり，根面の一部が露出している状態をいう．

□**裂開**（ディヒーセンス：図6-29）
　唇頰側の骨縁から根尖側にかけてみられるV字状の骨欠損状態をいう．開窓や裂開は外傷性咬合や広い頰舌径を有した前歯，あるいは大臼歯部にみられる．裂開の部位はポケットが深いことがある．

開窓が起こる主な原因
・歯根が頰側に傾斜
・慢性根尖性歯周炎の頰側への瘻孔

裂開が起こる主な原因
・歯の傾斜
・歯根縦破折
・外傷性咬合（早期接触など）
・強圧によるブラッシングの長期経過

（3）歯槽骨の形態異常
☐骨隆起
　骨表面の限局的発育であり，外傷性咬合，不正咬合，遺伝などによる反応性過形成によって起こる．
☐棚状形態
　歯槽骨縁の吸収により骨頂部が平坦になり，棚状となる．
☐リバース型形態
　歯槽骨吸収により，頬舌側の歯槽骨縁の高さと比較して，両隣接面の骨縁の高さが減じたために，正常な骨縁と逆の形態を呈する．
（4）歯槽骨吸収の特徴
　①歯槽骨の吸収は炎症性と非炎症性吸収がある．
　②歯周ポケットの深さと歯槽骨吸収は必ずしも相関しない．
　③歯槽骨吸収の広がりは歯肉の炎症と関係なく進行する．
　④歯槽骨吸収量と歯の動揺度は必ずしも相関しない．

5）歯の動揺・病的移動と咬合

（1）歯の生理的状態
　歯は周囲歯根膜があるため，生理的動揺があり，0.2mm程度揺れる．生理的動揺は①高齢者ほど大きくなる，②起床時がもっとも大きい，③男性のほうが大きい，④大臼歯でもっとも小さく，切歯でもっとも大きい，などの特徴がある．
（2）病的歯の動揺
☐歯周組織の質的変化
　咬合性外傷などによる歯根膜組織の循環障害あるいは炎症の歯根膜組織への普及が挙げられる．
☐歯周組織の量的変化（⇒動揺度の検査：p.91参照）
　深い真性ポケット形成による歯根膜組織の破壊ならびに歯槽骨の高度吸収などによる支持組織の喪失による．
☐上記2つの合併
（3）歯の病的移動
　咬合力が歯を介して歯周組織に伝わる．この咬合力は近心や歯の傾斜方向に応じて移動させる働きがあり，これに口唇，頬舌側の力が加わって歯間離開，捻転，傾斜などの病的移動が起こる．
☐歯周炎
　歯周炎に罹患すると歯槽骨の吸収や慢性炎症性肉芽組織の増殖による圧力によって生理的平衡関係が変化する．このような状態の歯に口唇，頬・舌筋の力や咬合力が加わって歯間離開，捻転，傾斜などの病的移動が起こる（⇒ p.78の図6-43参照）．

重度歯周炎における歯列変化の主たる特徴
・前歯部の離開
・前歯部の唇側傾斜
・臼歯部咬耗による咬合高径の減少
・大臼歯の後方移動に伴う歯間離開

□咬合性外傷
　歯周組織の耐える限度を超えた咬合力が加わると歯周組織は変性壊死を起こす．すなわち，歯根膜は拡大し，歯槽骨の吸収が起こり，歯の生理的位置を保持できなくなり，歯周組織の弱い方向へ病的移動を起こす．とくに二次性咬合性外傷では移動が起こりやすい．

□歯の欠損
　歯が欠損したまま長期間放置すると，遠心歯が近心傾斜する傾向が大きい．また，歯周炎の場合，対合歯の欠損による挺出が起こりやすい(⇒ p.65 の図6-21参照)．

□舌癖
　舌癖を有する患者は舌尖で前歯舌側を前方に強く押し付けることにより，歯の位置的バランスが崩れ，唇側に傾斜し前突や歯間離開が起こる．

（4）生理的咬合と病的咬合

□生理的咬合
　上下の歯が滑走を行う際に前方・左右両側で多くの歯が接触し，咀嚼圧を各歯に均等に分散し，歯周組織に機能的刺激を与える咬合状態．

□病的咬合
　機能的顎運動時に，早期接触などで歯周組織に傷害を及ぼすような咬合状態．

6）根分岐部病変

　多数根（上下顎大臼歯，上顎第一小臼歯）の根分岐部（根間中隔部）に起こる歯周組織病変である（図6-30, 31）．
　多数根は根の形態が複雑なために歯周ポケット内においても，口腔内に露出している場合でも，歯ブラシによるプラークコントロールが困難になるとともに，治療器具も病変部へ到達することが困難であるため，歯周ポケットの除去に特別な配慮が必要となる（Lindhe&Nyman の分類は⇒ p.94を参照）．

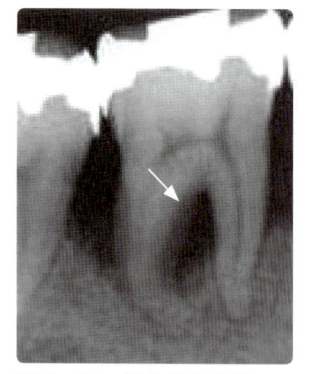

図6-30　根分岐部病変

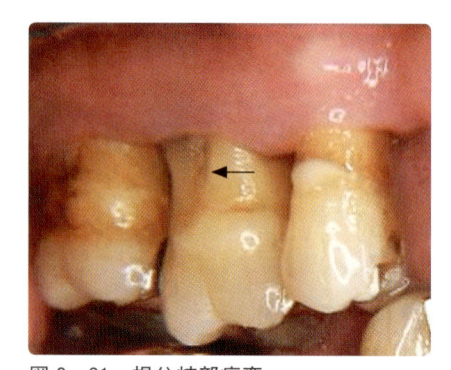

図6-31　根分岐部病変
分岐部が露出し，プラークが付着し，病変の進行を促進する．

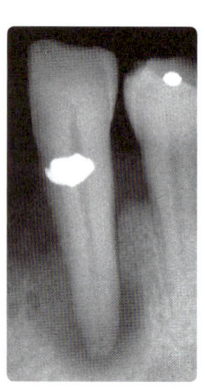

図6-32　歯周-歯内病変

外傷性咬合等の病的咬合による主な症状

咬合時，起床時に焦点を当て以下の症状の有無を確認する．
- 咬合時の歯の違和感
- 歯肉の違和感（腫れぼったい感覚）
- 軽度の咬合痛
- 顎関節の違和感と疼痛

7）歯周-歯内病変

慢性根尖性歯周炎が長期間進行している場合，歯周ポケットに波及した病変（図6-32）．その逆も起こり，辺縁歯周組織と根尖歯周組織は解剖学的に近接しているため，互いの領域に疾患の影響が及びやすい．すなわち，歯周組織の炎症が重篤になると根管側枝や根尖孔を介し歯髄に，歯髄の炎症が重篤になると根管側枝や髄管，根尖孔を介し辺縁歯周組織に影響を及ぼすことがある．

8）口臭

口臭はう蝕や進行した歯周炎，急性壊死性潰瘍性歯肉炎で起こる．また清掃しにくい不良補綴物・修復物，清掃不良の義歯や食片圧入，食事中のアルコールやニンニクなどの嗜好品も原因となる．それ以外に鼻・扁桃など隣接器官の炎症，胃・腸などの疾病，慢性気管支炎などの呼吸器疾患，糖尿病などのアセトン臭，尿毒症などのアンモニア臭などがある．

（1）病的な口臭：他臭症
　①口の中の原因：歯周病，う蝕，乾燥
　②全身の原因：糖尿病，内臓疾患，耳鼻科疾患，呼吸器系疾患，自律神経失調症
（2）他覚・自覚する口臭：生理的口臭
　起床時，緊張時，食前後，喫煙時，生理時，妊娠時，思春期，更年期
（3）病的でない口臭：自臭症・仮面他臭症
　仮性口臭症，口臭恐怖症

6-2　歯周病の分類

1）歯周病の分類（2006年日本歯周病学会の分類）
（1）歯肉病変
　①プラーク性歯肉炎
　②非プラーク性歯肉病変
　③歯肉増殖
（2）歯周炎
　①慢性歯周炎
　②侵襲性歯周炎
　③遺伝疾患に伴う歯周炎
（3）壊死性歯周疾患
　①壊死性潰瘍性歯肉炎
　②壊死性潰瘍性歯周炎
（4）歯周組織の膿瘍
　①歯肉膿瘍
　②歯周膿瘍

歯周病の進行と歯髄疾患

歯周病の進行よりもう蝕の進行が速く，エナメル質う蝕，象牙質う蝕を経て歯髄疾患となる場合が多い．ブラッシング不良などで歯肉縁付近にくさび状欠損ができたり，根尖に至る歯周ポケットが形成されると，象牙質・セメント質う蝕を形成しつつ歯髄疾患を発症する．その際には，歯髄疾患発症まで知覚過敏症を引き起こしている場合が多く，その時点で食い止めることが可能である．

保険用語による分類

単G：単純性歯肉炎．歯肉に限局した炎症であり歯槽骨吸収なし
複G：複雑性歯肉炎．プラーク由来だけでなく他の原因で発症した歯肉炎
P_1：軽度歯周炎．歯槽骨吸収が歯根の長さの1/3以内，歯周ポケットの深さが2〜4mm程度
P_2：中等度歯周炎．歯槽骨吸収が歯根の長さの1/3以上〜2/3以下，歯周ポケットの深さが4〜6mm程度
P_3：重度歯周炎．歯槽骨吸収が歯根の長さの2/3以上，歯周ポケットの深さが約7mm以上のもの

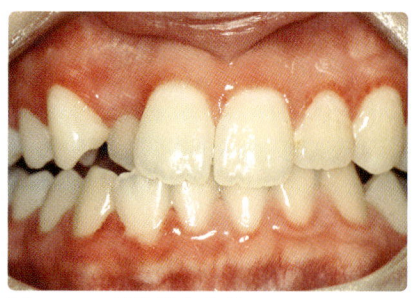

図6-33　単純性歯肉炎　　　　図6-34　慢性歯肉炎

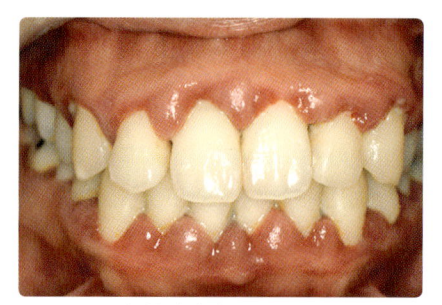

（5）歯周-歯内病変
（6）歯肉退縮
（7）咬合性外傷
　①一次性咬合性外傷
　②二次性咬合性外傷

2）歯肉炎

　歯肉にのみ炎症性病変が生じたもので，セメント質，歯根膜，歯槽骨は破壊されていない（⇒ p.58の図6-1参照）．
　①原因はプラークである．
　②炎症は歯肉に限局している．
　③歯肉ポケットは形成されるがアタッチメントロスはない．
　④プラーク蓄積因子によって増悪する．
　⑤外傷性因子によって増悪しない．
　⑥プラークコントロールによって改善する．
　⑦歯周炎の前段階である．

（1）プラーク性歯肉炎

□**プラーク性単純性歯肉炎**

　歯肉に限局した慢性炎症で機械的，細菌的ならびに化学的刺激により起こる（図6-33）．臨床症状としては歯間乳頭や辺縁歯肉部の発赤と腫脹が顕著で機械的刺激による出血傾向が高くなる．仮性ポケットの形成がみられ，歯肉溝滲出液が増加する．しかし通常は自発痛がなく，長期化すると線維化する（図6-34）．

□**全身因子関連性歯肉炎**

　①萌出期関連歯肉炎（図6-35）
　　萌出途上にある歯の周囲に起こる炎症をいう．原因は萌出不完全な歯の辺縁歯肉部に蓄積しやすいプラークが主たる原因となる．歯冠周囲部の発赤，腫脹がみられ，ときには疼痛や排膿がみられることがある．

インプラント周囲炎

人工歯根（インプラント）を埋入した場合にも歯肉の炎症は天然歯と同様に起こる．歯周炎になった場合には歯と歯肉の線維性付着が人工歯根と平行であるため，炎症が進行する速度は天然歯と比較して速い．

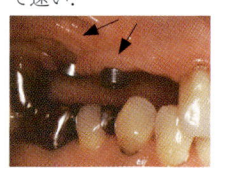

図6-35 萌出性歯肉炎

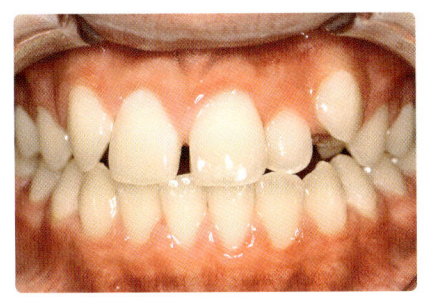

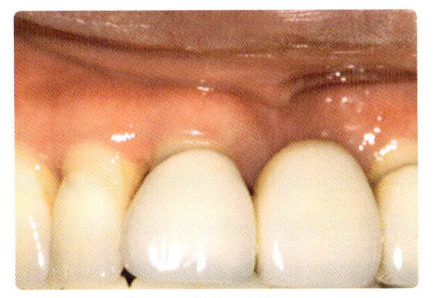

図6-36 糖尿病性歯周炎

②月経周期関連歯肉炎
　第二次性徴がみられる生理不順な時期に多発し，背景因子として性ホルモンの中でも女性ホルモン（卵巣ホルモン）であるエストロゲン（卵胞ホルモン）とプロゲステロン（黄体ホルモン）のバランスが乱れることにより生じる肥大性の歯肉炎である．しかし，これら性ホルモンの病因としての関わりは小さく，プラークを主体とする炎症性因子の影響が大きい．臨床症状としては単純性歯肉炎の症状に加えて歯間乳頭の肥大傾向がある．また治癒後の再発傾向が強い．

③妊娠関連歯肉炎（⇒ p.64の図6-16参照）
　妊娠時に全顎的に発現する炎症性，肥大性の歯肉炎でときに腫瘍状のエプーリスを形成し，再発傾向が高い．分娩後の症状軽減はみられるが，治癒はみられない．妊娠後，2か月目頃から歯肉の腫脹や肥大が出現し，8か月目頃がピークになる．臨床症状は，単純性歯肉炎の症状に加え，歯肉は肥大傾向にあり，肥大歯肉の色調は鮮紅色あるいは暗赤色であり，スティップリングは消失している．肥大している歯肉の表面は滑沢で，局所刺激による出血傾向は強い．また多くは無痛性に進行する．

④糖尿病関連歯肉炎
　Ｉ型糖尿病の若年者で，プラークコントロールができていない場合に多い．またⅡ型糖尿病は生活習慣病であるため，中高年層に多く，適切な処置を行わず放置しておけば進行の早い，難治性の歯周炎に至る（図6-36）．ただし，プラークや歯石などの局所因子の関連は大きい．臨床症状としては多量のプラーク・歯石の沈着と口臭があり，重症な歯周炎に移行した場合は多発性膿瘍の形成がみられる．

⑤白血病関連歯肉炎（⇒ p.64の図6-19参照）
　悪性血液疾患である白血病は骨髄やリンパ節の異常により未熟な白血球や幼若な異型白血球が血中において大量に増殖している．全身症状が出現する前の初期に口腔内に止血困難な出血の徴候をみることがある．臨床症状としてはきわめて短期間の間に歯間歯肉の増殖がみられ，蒼白色あるいは青紫色を呈する．歯肉の自然出血，粘膜下出血がある．

エストロゲン
ステロイドホルモンの一種．卵巣で作られ，思春期以降分泌が増加し，プロゲステロンとともに月経周期に応じて濃度が変化する．更年期以降は分泌が減少する．男性の場合はテストステロンを元にエストロゲンが作られて分泌される．歯肉溝滲出液内にも分泌され，月経周期性に増加するだけでなく，思春期や妊娠時に歯肉溝内に増加する．

糖尿病
1型糖尿病はすい臓のインスリン（血糖値を調節するホルモン）分泌ができなくなって発症する．2型は肥満などでインスリンの働きが悪くなる．糖尿病の四大原因は加齢，遺伝，肥満，運動不足である．血糖値が高い状態が長期にわたると体中の微小血管が徐々に破壊され，目，腎臓を含む臓器に重大な障害を及ぼす可能性がある．

⑥その他の全身疾患が関連する歯肉炎
　経口性避妊薬を用いる場合に歯肉腫大が起こるという報告がある．
□栄養障害関連歯肉炎
　①アスコルビン酸欠乏性歯肉炎
　　ビタミンC欠乏症により壊血病に至る場合，光輝ある蒼紅色の歯肉腫脹があり，機械的刺激で出血傾向が強く，表面に潰瘍形成がみられる．
　②その他栄養不良が関連する歯肉炎
　　ビタミンA，ビタミンB₂欠乏や飢餓が歯肉に影響を与える可能性が報告されている．

（2）非プラーク性歯肉病変
□プラーク細菌以外の感染による歯肉病変
　①特殊な細菌感染
　　Neisseria gonorrhea，*Treponema pallidum*，レンサ球菌などによって生じる．これら細菌が患者の抵抗が弱まるときに発症する．発赤，腫脹，潰瘍形成など炎症性変化が起こる．
　②ウイルス感染
　　単純疱疹性ウイルスと水痘-帯状疱疹ウイルスが代表的で，幼児の体内に侵入・潜伏ののち，口腔粘膜疾患として現れる．前者は小さな疼痛を伴った潰瘍を認める歯肉炎と浮腫を伴う口内炎を特徴とする（図6-37a）．また付着に生じる集合性の小さい潰瘍を特徴とする．後者は成人で認められ，歯肉，舌，口蓋，扁桃（図6-37b）に小さい潰瘍がみられる．全身的には発熱，倦怠感と皮膚の発疹を伴う．
　③真菌感染
　　口腔粘膜の真菌症とは違い，歯肉に症状が出るものは少ない．口腔粘膜にもっとも発症するのは*Candida albicans*による感染症である．これは日和見感染で，免疫防御機能が低下して発症する．この感染のあるHIV陽性患者には付着歯肉の紅斑がみられることがある．*H. capsulatum*が原因で生じるヒトプラズマ症は免疫不全患者でみられる．結節性または乳頭状の腫脹が潰瘍性となり疼痛を伴うようになる．悪性腫瘍と類似しており，病理学的検査が必要となる．
□粘膜皮膚病変
　慢性剥離性歯肉炎：下記の皮膚病変などの場合に起こる上皮の剥離を主たる症状とする歯肉の炎症．歯肉の疼痛と出血を主たる症状とする．
　①扁平苔癬（図6-38）
　　口腔内とくに歯肉に症状がある前癌病変である．症状は多様性であり，網状，板状，萎縮性，潰瘍性，水泡性の病型がある．白斑と白い線状の病変が特徴的であるが網状にびらんを形成する場合もある．何年も病状が続き，病型が変化するので白板症（図6-39）と類似している．

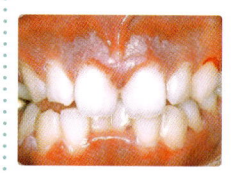

a：口腔内

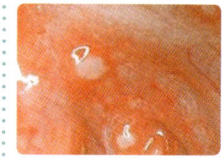

b：扁桃部

図6-37　ヘルペス性歯肉口内炎（古澤清文先生より提供）

白板症
口腔粘膜に生じた摩擦によって除去できない白色の板状あるいは斑状の角化性病変．前癌病変でその癌化率は10%前後．好発部位は舌や歯肉．40歳代の男性に多い．原因は明確ではないが，誘因として不良補綴物，刺激性食品，喫煙などがある．

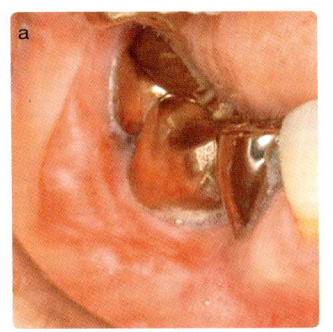

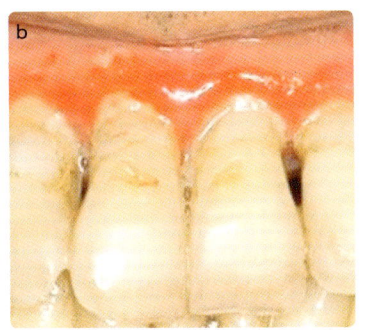

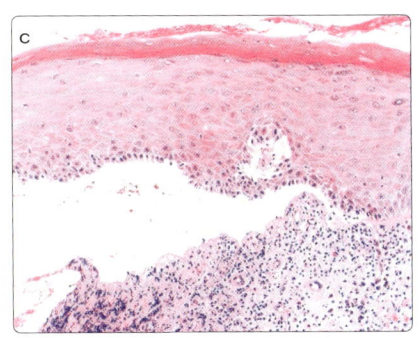

図6-38　扁平苔癬(a：臼歯部，b：前歯部，c：病理組織像)(古澤清文先生より提供)

②天疱瘡

　主たる臨床症状は付着歯肉の限局性の紅斑を伴う剥離性病変である．基底膜の自己抗体により上皮が剥離する．歯肉の擦過により水疱性病変が形成され，これが破れると潰瘍が形成される．

③尋常性天疱瘡

　皮膚や粘膜に上皮内水疱を形成する一連の自己免疫疾患である．口腔内では水疱形成がまずみられ，歯肉病変としては水疱が破れた後のびらんあるいは潰瘍が形成され疼痛を伴う．水疱は再発性で経過は慢性化する．

④多形性紅斑

　急性の水疱性疾患である．歯肉では水疱が形成され，水疱が破れると潰瘍が形成され，ここに偽膜と呼ばれる黄色いフィブリン様滲出液で覆われる．これは頬粘膜にも現れる．

⑤円板状紅斑性狼瘡

　ときどき歯肉に症状がみられる．拡張した末梢毛細血管が放射状に広がり，白線に囲まれている病変で，中心に小さい白い点状を伴った萎縮性病変である．病変は潰瘍を生じたり，臨床的に白板症や萎縮性扁平苔癬と区別がつきにくい．

⑥剥離状皮膜

　経管による栄養補給の場合，自浄作用の低下，チューブの刺激による唾液増加やpH上昇に伴い，頬舌面と咬合面に歯石が付着しやすい．また口腔粘膜の保湿度が低下し，剥離状皮膜が形成される傾向がある(図6-40)．口唇も乾燥し，出血しやすい．．

□アレルギー反応

①歯科用修復物

　水銀，ニッケル，金，パラジウムなどの接触によりⅣ型アレルギーが起こる場合が報告されている．このとき扁平苔癬や白板症と同様の症状を引き起こすことがある．

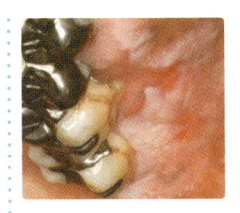

図6-39
白板症(43歳男性)

びらん
上皮だけの損傷．痕は残らない．

潰瘍
(上皮と)結合組織まで及ぶ損傷．瘢痕が残ることがある．

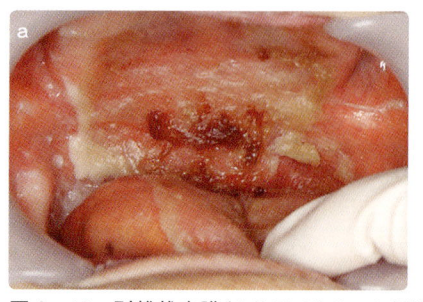

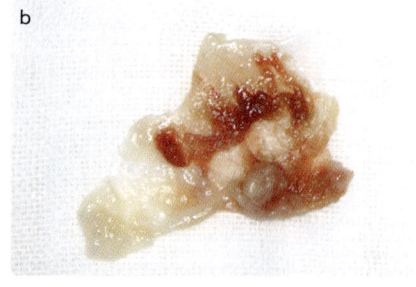

図6-40 剝離状皮膜（小笠原正先生より提供）

剝離状皮膜の対応
①出血防止のため口唇へワセリンを塗布し，②口腔内へ保湿剤を噴霧する．③通常のブラッシングを行い，④皮膜をピンセット，ガーゼやスポンジブラシで除去後，⑤粘膜を清拭し，⑥仕上げに粘膜へ保湿剤を噴霧・塗布する．

歯科治療で使用される金属アレルギーは，直接あたる部分だけでなく，手足や全身にまで影響が及ぶ．ガルバニック電流が流れている間に原因不明の皮膚病として発症し，金属を使用してから数十年を経て突然発症することも多い．金属そのものはアレルギー性を示さないが，溶出して＋イオンとなり血中かfタンパク質と結合することにより，異物とみなした体が過剰反応を起こす．接触皮膚（粘膜）炎（舌，歯肉が発赤し，痛みやかゆみを伴う），扁平苔癬，全身性接触皮膚炎（血液を介して直接金属が触れていない部位にも現れる皮膚炎），じん麻疹（短時間で赤い斑点が現れたり消えたりする）が起こる．

アレルギーの原因になりやすいのは，アマルガム，パラジウムが多い．なりにくいのは，金・銀・銅のみか，セラミック・エステニアなどの歯科材料である．

②歯磨剤と洗口剤
　まれではあるが香味剤や保存剤を含むこれらの使用により灼熱感と発熱を伴った浮腫性の歯肉炎が起こり，ときに潰瘍や白色病変を伴う．同様な症状が唇や舌粘膜にも起こる．

③食物
　ピーナッツやカボチャの種などによりⅠ型アレルギー反応として歯肉の腫脹を伴う．歯肉炎などを引き起こすアレルゲンとして唐辛子があると報告されている．

□外傷性病変
①機械的外傷
　口腔清掃用具によるものが多いが，その程度は歯肉裂傷から歯肉退縮までさまざまである．

②温熱的外傷
　軽度の火傷はよくみられる．その部位は発赤しており疼痛があり，ときには潰瘍形成がみられる．まれに水泡が形成される．

（3）歯肉増殖症
歯肉組織のコラーゲン線維の過剰増生による歯肉肥大である．

口腔アレルギー症候群
花粉症の患者で，リンゴなどによって口腔内にアレルギー症状が起こることをいう．原因はバラ科の果物（リンゴ，イチゴなど），ウリ科の植物（スイカなど），バナナなどであり，シラカバ，ブナ科など花粉症の患者は果物・野菜などを食べた後，直接触した口唇や舌，咽頭の掻痒感と腫脹があり，じんま疹，花粉症の症状，消化器症状が出ることがある．アナフィラキシーショックを起こす場合もあるので注意が必要である．

温熱的外傷
歯科治療時の回転器具などによる熱傷やワックス，ハイドロコロイド印象材には十分使用に注意する必要がある．

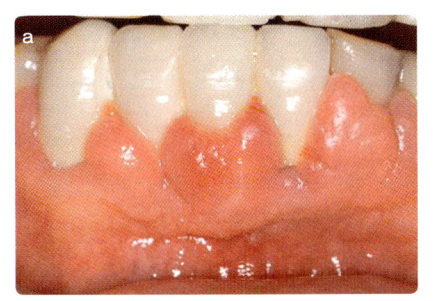

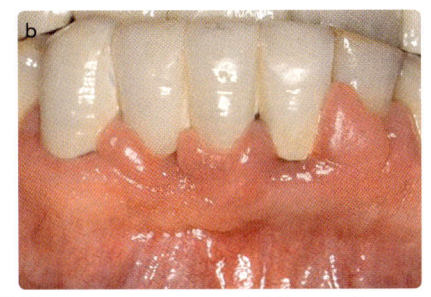

図6-41　降圧剤（ニフェジピン）による歯肉増殖（a：服用中，b：服用中止後1か月）

☐**薬物性歯肉増殖症**

　原因薬物としてフェニトイン，ニフェジピン（図6-41），シクロスポリンAなどがあるが，必ずしも増殖するとは限らない（⇒ p.64，86参照）．

☐**遺伝性歯肉増殖症**

　遺伝的に乳幼児期から発症し，上下顎の頬舌側に歯肉辺縁から付着歯肉に及ぶ腫脹がみられる．

3）歯周炎

（1）歯周炎の特徴（⇒ p.59の図6-4参照）

　歯肉に初発した炎症が，セメント質，歯根膜および歯槽骨などの深部歯周組織に波及したものである．歯肉炎が歯周炎に進行するには，プラークが長期間にわたって持続的に刺激があることが必要である．よって，歯周病の進行にはプラーク蓄積因子や患者の生活習慣が大きく関与する．一般的に炎症が微弱であるため歯周炎が進行する速度が緩慢で，数年単位で進行する．いずれも限局性と広汎性に分けられる．

　外傷性咬合が関与する場合は歯周組織破壊が加速する．さらに生体防御反応に影響され，重度糖尿病による抵抗力の低下および喫煙などの生活習慣も歯周炎進行に関与する．

①歯肉炎が進行し，セメント質，歯根膜，歯槽骨が破壊される．
②アタッチメントロスが生じ，歯周ポケットが形成される．
③歯周ポケットが深くなると歯周病原細菌が増殖し，炎症を持続させる．
④プラーク蓄積因子によって増悪する．
⑤外傷性咬合が併発すると急速に進行する．
⑦全身的因子がリスクファクターとして働く．
⑧部位特異性がある．
⑨静止期と活動期がある．
⑩歯周炎が重度になると悪循環が生じ，さらに進行しやすい．
⑪原因の除去により歯周炎は改善あるいは進行が停止する．
⑫再発の防止には生涯にわたるサポーティブペリオドンタルセラピーおよびメインテナンスが不可欠である．

シクロスポリン
Tリンパ球によるサイトカイン転写を抑制し，サイトカイン産生と遊離を抑制することで臓器移植による拒絶反応の抑制や自己免疫疾患の治療に使用される．

アタッチメントロス
歯と歯肉の付着位置が根尖方向に移動する，歯周炎特有の症状．臨床では①歯周ポケットの深さ（プロービング値＋歯肉退縮量），②歯周治療の効果があらわれずに逆に①が増加した状態

活動期（⇔静止期）
歯周病が進行している時期を指す．歯周病は活動期であってもほとんどが慢性に進行するので，進行速度は緩やかである．

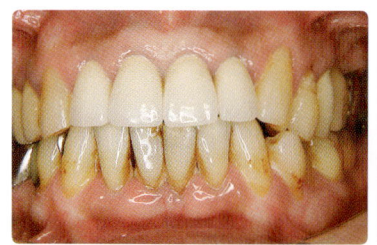

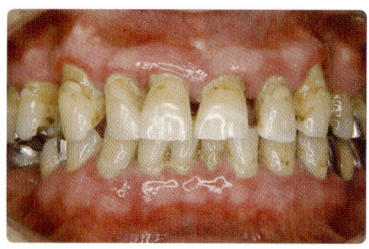

図6-42　軽度歯周炎　　図6-43　重度歯周炎　　図6-44a　侵襲性歯周炎

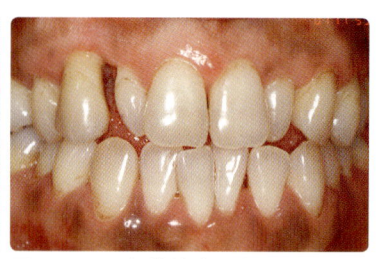

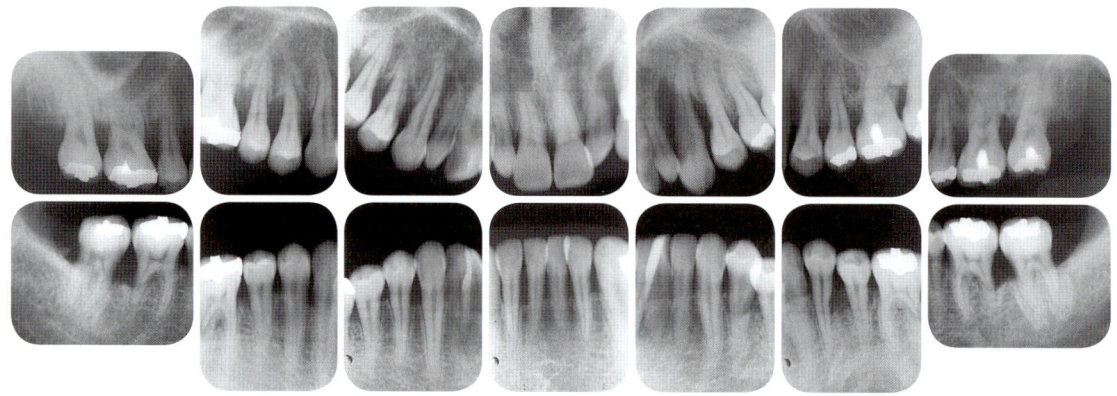

図6-44b　侵襲性歯周炎（aの14枚法口腔内エックス線写真）

（2）慢性歯周炎（図6-42, 43）

　歯肉炎から続発して歯槽骨や歯根膜などの歯周組織に炎症が波及したもので，40歳代以降で発現する．上皮付着部が破壊されて歯周ポケットが形成される．歯周ポケット形成と歯槽骨吸収が著明になると歯肉炎との鑑別が容易になる．

　歯肉炎と同様に歯肉の発赤・浮腫性腫脹・出血などが継続し，真性ポケット形成，歯の病的動揺，歯槽骨の吸収，ポケットからの排膿などがみられる．これら症状は慢性進行のため無痛性に起こるが，宿主側の抵抗性が低下すると急性化や症状を自覚することが多い．

（3）侵襲性歯周炎（図6-44a, b）

　全身的に健康であるが，急速な歯周組織破壊（付着喪失，歯槽骨吸収），家族内発現を認めることを特徴とする歯周炎である．症状としてはプラーク付着が少なく10～30歳代で発症することが多い．患者によっては*Aggregatibacter actinomycetemcomitans*の存在比率が高く，生体防御機能，免疫応答の異常が認められるなどの二次的な特徴がある．

　広汎型は全顎にわたるびまん性水平性骨吸収が，限局性は上下顎切歯部，第一大臼歯部に高度な垂直性骨吸収がみられる．

　以前は**早期発症型歯周炎，急速進行性歯周炎，若年性歯周炎**という名称であった．

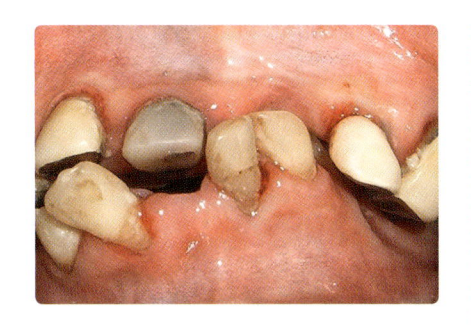

図6-45 ダウン症候群
口腔清掃不良もあり，炎症が消退しにくい（小笠原正先生より提供）．

ダウン症候群
体細胞の21番染色体が1本余分に存在し，計3本（トリソミー症）持つことによって発症する，先天性の疾患群．知的障害，先天性心疾患，低身長，肥満，筋力の弱さ，頚椎の不安定性，眼科的問題，難聴，内臓の奇形，舌がやや長い，新生児期に特異的顔貌がある．

（4）遺伝疾患に伴う歯周炎

　全身的な異常を伴う遺伝疾患の口腔内症状として発現し，急速に歯周炎が進行する．一部には思春期前歯周炎ともいう．思春期前の小児（乳歯萌出時あるいは乳歯列完成期）に発症する重度の歯周炎で，乳歯萌出後間もなく歯肉炎に罹患し，急速に重度歯周炎に移行する．乳歯は萌出2〜3年後には自然脱落することが多く，5〜6歳頃にはすべての乳歯が喪失するケースもある．永久歯列期の場合も同様であり，思春期前にはほとんどの歯が喪失する傾向が多い（とくに下記③などの場合）．

①家族性周期性好中球減少症
②ダウン（Down）症候群（図6-45）
③パピヨン・ルフェーブル（Papillon-Léfever）症候群
④チェディアック・ヒガシ（Chediak-Higashi）症候群

4）潰瘍性歯周疾患

　診断上，急性と慢性に区別される．歯肉の壊死と潰瘍および歯肉の激痛を特徴とする．紡錘菌やスピロヘータの組織侵入がみられる．限局性，広汎性に分けられる．歯肉の偽膜形成や出血および白斑，疼痛や全身の発熱，倦怠感，リンパ節の腫脹，悪臭（口臭）などを伴う（発症原因として口腔清掃不良，ストレス，喫煙および免疫不全が考えられる）．

（1）壊死性潰瘍性歯肉炎（図6-46）
（2）壊死性潰瘍性歯周炎（図6-47）

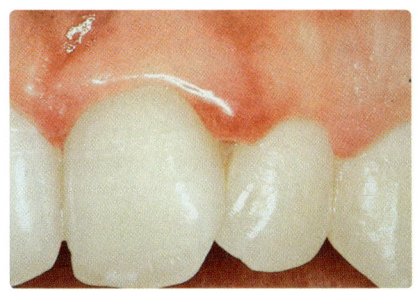

図6-46 急性壊死性潰瘍性歯肉炎
歯間乳頭の陥凹がみられる．

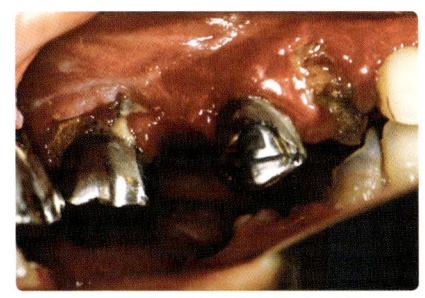

図6-47 急性壊死性潰瘍性歯周炎

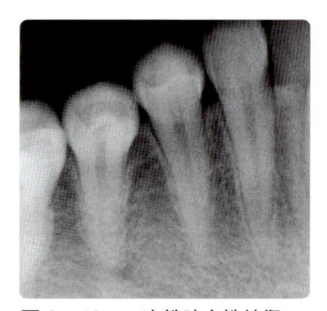

図6-48 一次性咬合性外傷
初期は歯根膜のみ拡大

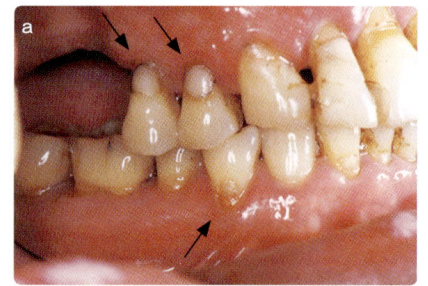

図6-49 二次性咬合性外傷
a：歯肉所見のみでは慢性歯周炎と見分けが難しい．b：エックス線所見により垂直性骨吸収が確認される．

5）咬合性外傷
（1）特徴

外傷性咬合によって引き起こされる深部歯周組織（セメント質，歯根膜，歯槽骨）の傷害である．歯根膜の圧迫部の変性壊死や歯槽骨の吸収などであり，主要な臨床所見としては歯の動揺とエックス線写真による歯根膜腔の拡大および垂直性骨吸収である．

☐一次性咬合性外傷（図6-48）

健全な歯周組織を有する歯に外傷性咬合が加わることによって深部歯周組織に傷害が生じている状態である．

☐二次性咬合性外傷（図6-49）

歯周炎が進行している（支持骨が減少して咬合負担領域が減少している）状態において，咬合負担能力が軽減している歯ならびに深部歯周組織に傷害が生じる外傷である．外傷性咬合だけでなく，生理的咬合力でも引き起こされる．

6）全身疾患と歯周病とのかかわり（歯周医学）
（1）特徴

歯周病と全身疾患，全身状態との関連についての学問領域をPeriodontal Medicine（歯周医学）と呼び，歯周病原性菌による影響についての研究が進んでいる．

（2）喫煙（図6-50）

喫煙については多くの疫学研究により因果関係が明らかにされ，歯周病の最大のリスクファクターといわれている．喫煙の歯周病リスクは2以上のオッズ比を示しているものが多い．受動喫煙についても歯周病リスクが示されている（⇒ p.52の図5-27参照）．

（3）糖尿病・肥満（図6-51）

歯周病は糖尿病単独のみならず，肥満が密接に関連したメタボリックシンドロームの影響を受ける．また，逆に歯周病が慢性炎症として，糖尿病やメタボリックシンドロームの病態に影響を及ぼすことが明らかにされつ

喫煙の広がりと健康へのリスク

タバコの煙には，口腔内に達する「主流煙」，それを吐き出した「呼出煙」および火のついた所から立ち上る「副流煙」の3種類がある．煙の中には200種類以上は有害物質があり，主流煙よりも副流煙のほうが有害物質を多く含んでいる．また有害物質のうち，ニコチンは習慣性が強く，禁煙しにくい原因となっている．

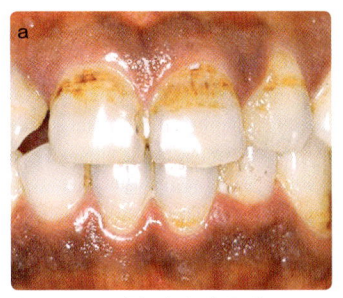

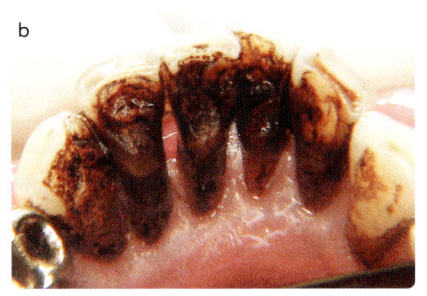

図6-50 喫煙者と歯周病
歯肉は線維化しやすい．腫脹は起こりにくく，歯肉や歯石や歯面は着色しやすい．

- 歯周病の進行
  ↓
- 歯周病原細菌が内毒素産生
  ↓
- 歯肉から血管中に細菌が侵入
  ↓
- 刺激により炎症性細胞がサイトカイン産生（腫瘍壊死因子 TNFα）
  ↓
- インスリン受容体の障害：インスリン抵抗性上昇
  ↓
- 血糖値の上昇
  ↓
- インスリンの産生亢進
  ↓
- すい臓β細胞障害
  ↓
- 糖尿病の重症化

図6-51 歯周病と糖尿病

つある．

(4) 心血管系疾患（図6-52, 53）

　動脈硬化症の主要な危険因子は脂質代謝異常と考えられてきたが，近年，歯周炎を中心とした慢性炎症が病変の発症進行にきわめて重要な影響を及ぼすことが明らかになった．歯周病は，さまざまな研究で冠状動脈疾患のリスクを高めると報告されている．

(5) 呼吸器疾患（図6-54）

　歯周病に罹患している口腔清掃状態の悪い患者に，誤嚥性肺炎は多く発症する．近年では口腔衛生状態を改善し，歯周病の改善をはかることによって誤嚥性肺炎予防の可能性が示されている．

メタボリックシンドローム
内臓脂肪型肥満（内臓肥満・腹部肥満）に高血糖・高血圧・高脂血症のうち2つ以上を合併した状態をいう．2008年4月からは，特定健診制度において，40〜74歳までの中高年保険加入者を対象に特定健診を義務化し，メタボリックシンドロームまたは予備軍と判定されたものに対して特定保健指導が義務づけられている．

```
・歯周病原細菌が産生する内毒素が血中へ
        ↓
・血管内で炎症性細胞が増加
        ↓
・肥満細胞がPGE₂，マクロファージはTNFαなどを産生
        ↓
・血管の内皮細胞や平滑筋に作用
        ↓
・血管壁平滑筋の増殖，血管の脂肪変性
 （アテローム性プラーク形成）
        ↓
・血管内の血栓形成
        ↓
・脳梗塞，心筋梗塞
```

図 6-52　歯周病と冠状動脈疾患（虚血性心疾患）

```
・抜歯を含め口腔内細菌が血液中に侵入
        ↓
・心内膜や弁膜に細菌感染
        ↓
・炎症が進行
```

図 6-53　歯周病と心内膜炎

（6）早産・低体重児出産（図6-55）

妊娠可能年齢の女性の10～20％は重度歯周炎に罹患していると報告されている．歯周病は細菌感染状態が継続している慢性炎症であり，早産・低体重児出産に影響する可能性，関連性を支持する報告が多い．

（7）骨粗鬆症

閉経後骨粗鬆症はエストロゲン分泌の低下により，歯周炎の進行に影響を与えていることが明らかになりつつある．逆に，骨粗鬆症治療により歯周炎の進行を抑制できる可能性が示されている．

骨粗鬆症
骨形成速度よりも骨吸収速度が高いことにより，骨に小さな穴が多発する症状をいう．骨粗鬆症は，日常生活程度の負荷で骨折を引き起こす．患者は8割が女性で高齢者を中心に増加している．

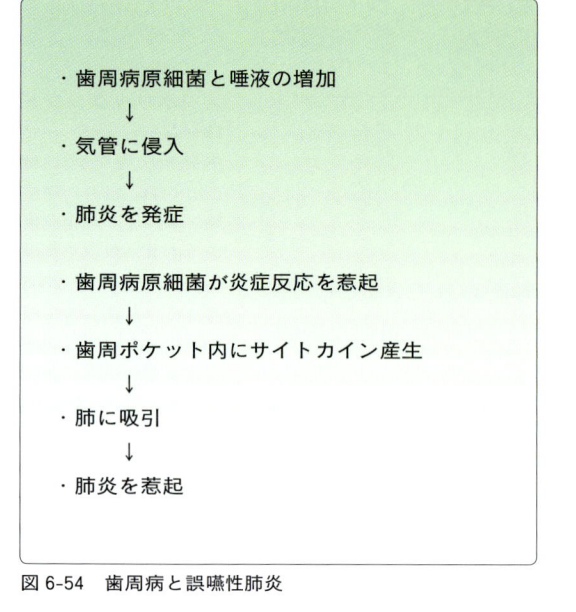

```
・歯周病原細菌と唾液の増加
        ↓
・気管に侵入
        ↓
・肺炎を発症
        ↓
・歯周病原細菌が炎症反応を惹起
        ↓
・歯周ポケット内にサイトカイン産生
        ↓
・肺に吸引
        ↓
・肺炎を惹起
```

図 6-54　歯周病と誤嚥性肺炎

```
・歯周病の進行
        ↓
・歯周病原細菌が内毒素産生
        ↓
・歯肉から血管中に侵入
        ↓
・刺激により炎症性細胞がサイトカイン産生
 （腫瘍壊死因子TNFα）
        ↓
・胎盤を通過し子宮を収縮させる
        ↓
・胎児へ刺激
        ↓
・早産（低体重児）
```

図 6-55　歯周病と早産（低体重児）

（8）その他

栄養，食生活や**ストレス**なども歯周病のリスクになるといわれている．**腎機能異常**においては骨代謝異常があるので低下するにつれて歯周病が増悪し，とくに人工透析を行う患者では重度の歯周病がみられる．糖尿病腎症患者では腎機能障害に糖尿病が加わり，歯周病が悪化する傾向が強い．また，**過度の飲酒**も歯周病のリスクになることが示されている．

参考文献

1) 石川　烈(監訳)アメリカ歯周病学会．AAP 歯周病の最新分類．東京：クインテッセンス出版，2001．
2) 山本浩正．イラストで語るペリオのためのバイオロジー．東京：クインテッセンス出版，2002；36-46，63-72，264-277．
3) 申　基喆，河津　寛，嶋田　淳，安井利一，上村恭弘(監訳), Michael G, Newman MG, Takei HH and Carranza. クリニカルペリオドントロジー　上巻．東京：クインテッセンス出版，2005．
4) 岡本　浩(監訳), Lindhe J. 臨床歯周病学とインプラント 第4版 基礎編．東京：クインテッセンス出版，2005；211-316，373-422．
5) 特定非営利活動法人　日本歯周病学会編．歯周病の診断と治療の指針 2007．東京：特定非営利活動法人 日本歯周病学会，2007；1-9．
6) 和泉雄一，沼部幸博，山本松男，木下淳博(編集). ザ・ペリオドントロジー．京都：永末書店，2009；90-95．
7) Offenbacher S. Periodontal disease : pathogenesis. Ann Periodontol 1996；1：821-878．
8) 髙井経之，小笠原正ほか．経管栄養児・者における歯科疾患のリスクに関する研究(第1報)　歯科疾患罹患状況について．小児歯誌 1999；37：671-676．
9) 髙井経之，小笠原正ほか．経管栄養児・者における歯科疾患のリスクに関する研究(第2報)　唾液 pH について．障歯誌 2000；21：23-27．

復習しよう！

1 歯周ポケットで正しいのを2つ選べ('08)．
a 歯肉溝より深い．
b 内部にプラークがある．
c 歯肉の増殖による．
d 底部はエナメル質に付着している．

2 正常な歯肉を2つ選べ('10)．
a 薄いピンク色の歯肉
b クレフト状の遊離歯肉
c クレーター状の辺縁歯肉
d ピラミッド型の歯間乳頭

3 歯の動揺が生じる原因を2つ選べ('10)．
a 歯肉の炎症
b 歯髄の炎症
c 歯根膜の炎症
d 支持歯槽骨の減少

4 辺縁性歯周炎の危険因子はどれか('10)．
a BMI(体格指数)：22
b 喫煙本数：9本／日
c 空腹時血糖値：80mg／dL
d ブラッシング回数：2回／日

5 歯肉増殖がみられる組合せを2つ選べ('03)．
a 高血圧症――ニフェジピン
b 糖尿病――インシュリン
c リウマチ――ステロイド
d てんかん――フェニトイン

＜解答＞
1：a, b
2：a, d
3：c, d
4：b
5：a, d

chapter 7 歯周病の検査

学習目標
- □医療面接の流れを説明できる．
- □検査の目的を説明できる．
- □検査の種類と方法を説明できる．
- □検査結果の評価方法を説明できる．

7-1 初診と医療面接

　外来に受診する患者は，初診において歯科医師あるいは歯科衛生士から医療面接を受ける．

　医療面接とは，外来では初診に行われる問診，入院患者での回診など，あらゆる機会における患者と医療従事者とのコミュニケーションのことである．すなわちインフォームドコンセントをとることを前提に行われることが多い．

＜医療面接の目的＞
①歯科医師と患者の人間関係・信頼関係を良好なものにする．
②患者から口腔疾患に関わる必要な情報を聞き出す．
③患者に対して口腔内の現状を説明するとともに，その治療や健康維持のためのモチベーションや教育を行う．

＜医療面接の流れ＞
①本人確認：医療過誤を防ぐため
②自己紹介
③面接（問診）

1）主訴

　患者の口腔内の悩みや来院の動機・理由を聞き出す．具体的な来院の動機は，ほとんどが自覚症状であるが，ときには他覚症状（例：歯科検診で歯周病といわれた，口臭があるといわれたなど）の場合もある．

2）現病歴

　主訴に関連する自覚した症状の現在までの経過に関する情報
- ・症状発症の原因と誘因
- ・発症を自覚した時期と持続期間および症状
- ・現在までの症状の変化と現状
- ・症状に対する対処とその効果

インフォームドコンセント
正しい情報を伝えられて治療方針に合意すること．

3）既往歴
- 全身の既往歴
- 過去および現在の患者の全身疾患罹患状況
- 口腔内の既往歴
- 特筆すべき口腔内の疾患の罹患状況

4）家族歴
- 家族や近親者の歯周病と関連のある糖尿病，心疾患などの罹患に関する情報

5）服用薬物の情報
- 現在服用中の薬物の種類と期間

6）アレルギー
- 薬物アレルギーや食品アレルギーの有無とそのときの症状

7）生活習慣
- 喫煙習慣の有無と喫煙本数／日と期間
- アルコール摂取状況
- その他特筆すべき習慣

医療面接の注意事項
①信頼関係を築く．
②人格を尊重し，患者にわかりやすい表現を用いて接する心づかいが必要．
③カルテには医学的専門用語は使用せず，訴えのまま記載する．
④ある疾患を想定した誘導尋問をしない．
⑤過度の緊張状態にある場合，話しにくい訴えを持っている場合，痛みや苦痛状態にある場合など，患者の気持ちを十分に察しながら面接を進める．

7-2 歯周組織の検査

歯周病は口腔細菌による慢性的な感染症であり，その結果炎症による歯周組織の破壊が生じる疾患である．そのため歯周病の検査は，原因となる細菌検査，細菌の感染を受けた宿主（生体）の検査である．

直視できる歯肉に関しては，視診，触診により臨床所見を得るが，直視できない他の歯周組織（歯槽骨，歯根膜，セメント質）に関しては器具やエックス線写真で検査する．

1）歯肉の炎症
口腔内に唯一直視できる歯周組織が歯肉である．歯肉は細菌の感染に伴いさまざまな炎症症状（発赤，腫脹，潰瘍形成など）を呈する．

（1）歯肉の色調
炎症に伴う歯肉の発赤を検査する．

正常：サーモンピンク（淡いピンク）色

歯槽粘膜は少し赤味を帯び，毛細血管が見えるが歯肉では毛細血管は見ることができない．

炎症時：急性期の鮮やかな赤色から慢性化に伴い暗味を帯びる（赤紫色，暗紫色）へと変化する（図7-1）．

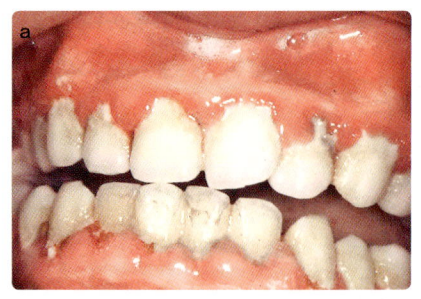

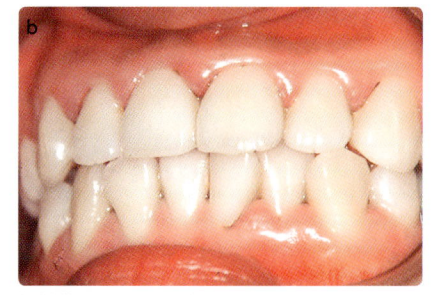

図7-1　炎症の慢性化に伴う色調変化．a：急性期，b：慢性期

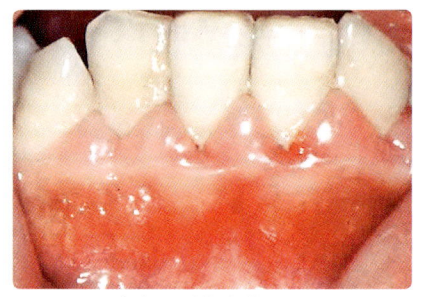

図7-2　歯肉の形態変化

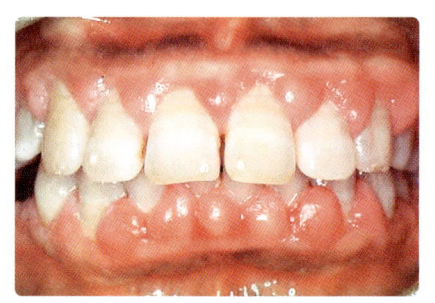

図7-3　カルシウム拮抗剤による歯肉増殖

　色調の変化は，乳頭部⇒辺縁歯肉⇒付着歯肉へと広がる．

　喫煙による変化：喫煙により血中の酸素飽和度が低下し，やや白味を帯びるがむしろ黒味(暗赤色)を帯びるともいわれている．メラニンの沈着がみられる場合もある．

（2）歯肉の形態

　炎症に伴う歯肉の形態変化を検査する．

　正常：乳頭歯肉は歯冠部に向けて鋭く尖っている(ピラミッド形)．付着歯肉にはスティップリング(オレンジの皮状陥凹)があるが，ときにはみられないものもある．歯肉-歯槽粘膜との境界は判別できる．

　炎症時：炎症初期は乳頭歯肉に，炎症の拡大とともに丸味を帯びた浮腫状変化(腫脹)がみられる(図7-2)．

　服用薬物による変化：抗けいれん剤(フェニトイン)，カルシウム拮抗剤(降圧剤：ニフェジピンなど)(図7-3)，免疫抑制剤(シクロスポリン)などを服用すると，薬物の副作用で乳頭部および付着歯肉が線維性に腫脹することがあり，腫脹の程度はさまざまで歯冠を覆うこともある．薬物の変更あるいは減量で腫脹の変化がみられる．腫脹後細菌感染により炎症性の腫脹を伴うことが多い．医療面接で服用薬物名を情報として聴取しておく必要がある．

　その他：歯肉にはさまざまな形態的変化がある．

　テンションリッジ：口蓋側歯肉の堤状隆起

カルシウム拮抗剤
血管の平滑筋にあるカルシウムチャネルの機能を拮抗(阻害)し，血管拡張作用を示す薬剤

免疫抑制剤
免疫抑制療法において免疫系の活動を抑制ないし阻害するために用いる薬剤

図7-4　垂直的測定用プローブ(a, b)

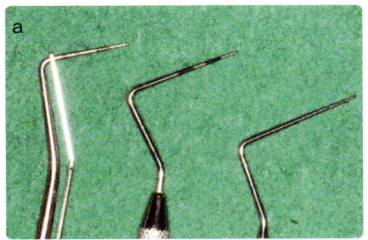

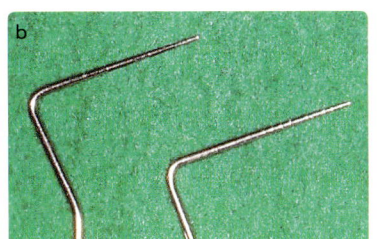

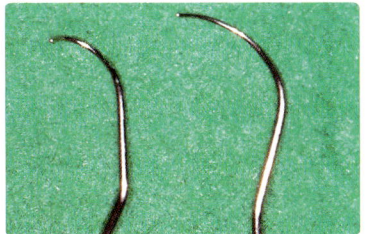

図7-5　水平的測定用プローブ

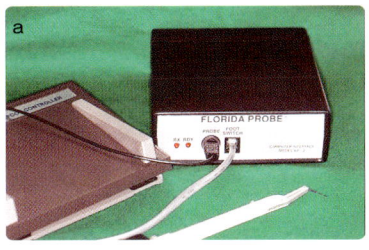

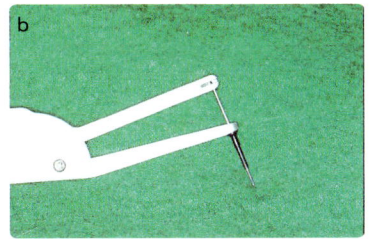

図7-6　フロリダプローブシステム(a, b)

クレフト：乳頭歯肉が増大し，辺縁歯肉が退縮しV字状の裂隙形態
フェストゥーン：辺縁歯肉のリング状の増大

2）プロービング

プロービングとは探針（プローブ）を用いて，歯周ポケット内を探索することであり，歯周病の進行状態を知るための有用な情報を提供してくれる検査法である．この探索で得られる情報は，①歯周ポケットの深さ，②アタッチメントレベル，③歯石の有無，④歯周ポケットからの出血，⑤歯周ポケットの形状，⑥歯根の形態などである．

（1）プロービングに用いる器具

☐ 手用プローブ

①垂直的測定用（図7-4）
　UNC15プローブ：1mmごとにカラーコード
　PCP11プローブ：3-6-8-11mm
　PCP18プローブ：3-5-8-10mm
　Wlliamsプローブ：1-2-3-5-7-8-9mm

②水平的測定用（図7-5）
　ネイバース P1N（上顎用）：湾曲部が短い
　ネイバース P2N（下顎用）：湾曲部が長い
　ファーケーションプローブともいう．

☐ 自動プローブ
　フロリダプローブシステム（Florida Probe System）（図7-6）
　プロビーⅢ（Probie：モリタ：図7-7）

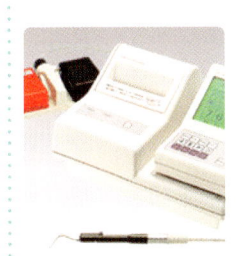

図7-7　プロビーⅢ

図7-8　レントゲンプローブ

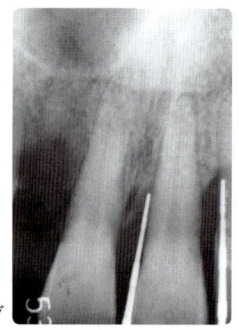

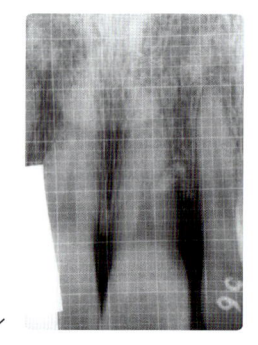

図7-9　グリッドスケール

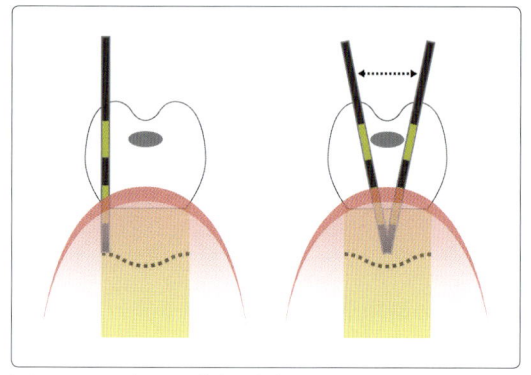

図7-10　プローブ挿入方向

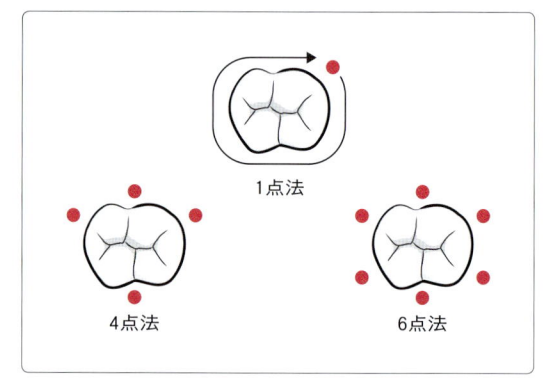

図7-11　測定部位

　いずれの測定器も，プローブを歯周ポケット内に挿入し，先端がポケット底部に達したとき，歯周ポケットの深さを自動的に測定し記録する．

□その他

　ガッタパーチャポイントやレントゲンプローブを歯周ポケット内に挿入，あるいはグリッドスケールをレントゲンフィルムに重ねてエックス線写真を撮る（図7-8,9）．

　このような補助的用具を用いることにより，歯周ポケットの深さや歯槽骨の吸収程度や形態を知ることができる．

（2）操作法と操作上の注意点

□プロービング圧

- 20〜25gの軽い圧でプローブを挿入する．
- 臨床的には，プローブ挿入時に，歯肉が白くなる圧を目安とするのがよい．

□プローブの挿入方向

- 単根歯では，歯の傾斜や歯冠部の豊隆，根形態を考慮して，歯根面と平行になるように挿入する（図7-10）．
- 複根歯では，根の形態，離開度，根面溝，分岐部の位置に注意して挿入する．
- なお，隣接面での測定は接触点を越えて測定してはいけない（図7-10）．

レントゲンプローブ
レントゲン検査の際に歯周ポケットに挿入して撮影するメモリが付いた小プローブ

グリッドスケール
レントゲン検査の際にフィルムに重ね撮影する鉛の格子（1mm間隔）の軟らかいフィルム状補助用具

図7-12 ウォーキング法

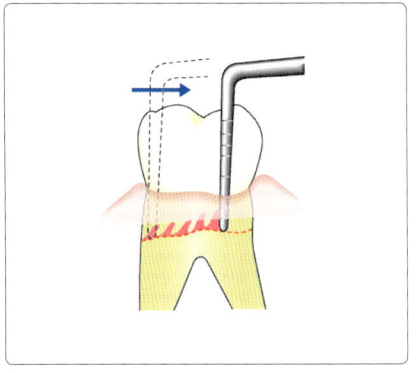

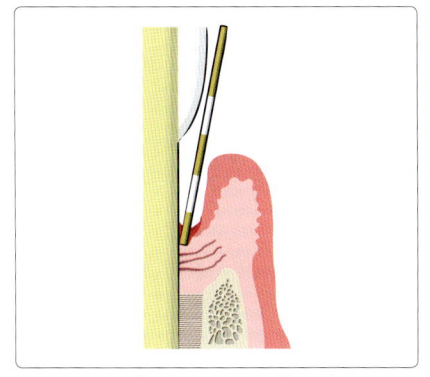

図7-14 プロービングに伴う出血

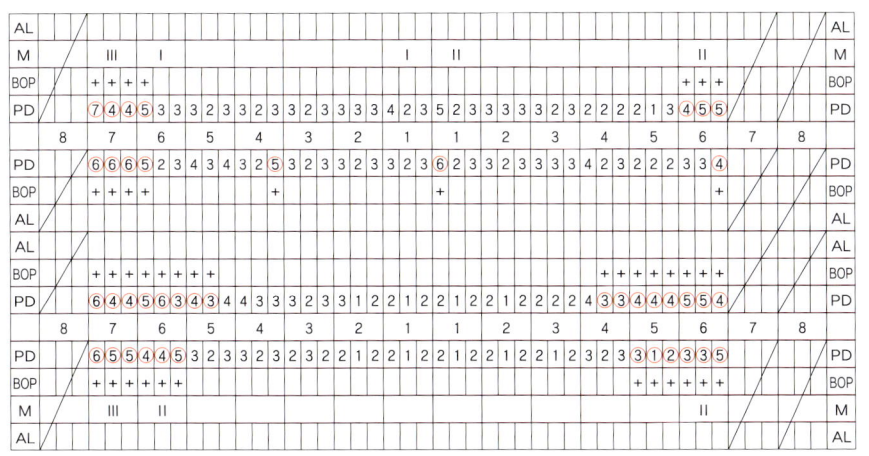

図7-13 記録用紙(チャート)

□プロービングの計測部位(図7-11)
　①1点法：歯の全周で測定し最深部の数値で代表させる．
　②4点法：頰側近心，中央，遠心，舌側中央の4点で計測
　③6点法：頰側近心，中央，遠心，舌側近心，中央，遠心の6点で計測
　1点法での計測に際しては，ウォーキング(Walking)法(図7-12)でプローブを移動させ最深の歯周ポケットの深さを記録する．
　各種方法で測定した歯周ポケットの深さは，記録用紙(チャート：図7-13)に記入し，次回測定時の数値と比較できるようにしておく．

□プロービング時の歯肉出血
　プローブを歯周ポケットに挿入したときあるいは直後の出血をBOP (Bleeding on probing)という．BOP陽性は，歯周ポケット内壁の潰瘍部分を刺激することによる出血，または歯周ポケット底部にプローブが挿入されたことによる出血である．ポケット底部に挿入されたときには疼痛を伴うことが多い(図7-14)．
　歯肉出血は炎症の初期症状であることから，メインテナンス期(SPT：

ウォーキング法
歯周ポケットの形状を把握する際に歯周プローブを小刻みに上下運動し歯周ポケットを探索する方法

Supportive Periodontal Treatment)の再発の指標としても用いられる．

　BOPを口腔内全体で把握する場合には，BOP(＋)部位数を全歯面数で除してパーセンテージで表す．BOP(＋)の部位は，測定点ごとに歯周ポケット計測時の記録用紙(図7‐13)に記入する．

　BOPで歯肉からの出血を評価する以外に，プローブを用いて歯肉出血指数で評価することがある．また，フロスを歯間部に挿入し，ポケット内に挿入されたときの出血の有無を評価する方法もある．

3）アタッチメントレベル(AL：Attachment Level)と付着歯肉の幅
（1）アタッチメントレベル(図7‐15)

　健常なとき歯肉上皮はセメント‐エナメル境で付着している．しかし，感染に伴う炎症の結果この上皮付着部は根尖方向に移動する(down growth)．歯周ポケットの深さは，炎症の消長・急性化に伴って種々変動するものである．しかし，上皮付着部の位置は瞬時に変動することがないため，歯周病の臨床的進行度の客観的な指標となる．そのため臨床研究においては，必ずALで歯周組織の変動を表すことになっている．

　アタッチメントレベルの測定は，セメント‐エナメル境から，歯周ポケット底部までの距離で表される．歯肉が退縮しているときは，セメント‐エナメル境が直視できるが，歯肉の腫脹があるときには直視できない．そのため臨床試験などではレジンで作製したステントを装着し，ステントの基準点を基にALを計測する場合が多い．

☐**アタッチメントゲイン**
　治療に伴い喪失した上皮付着部が回復すること．

☐**アタッチメントロス**
　上皮付着部が歯周病の進行に伴い根尖方向に移動すること．

（2）付着歯肉の幅

　付着歯肉は歯周組織が健康なときには，辺縁歯肉溝から歯肉歯槽粘膜移行部までの距離で表すことができる．歯肉に炎症が生じた結果歯周ポケッ

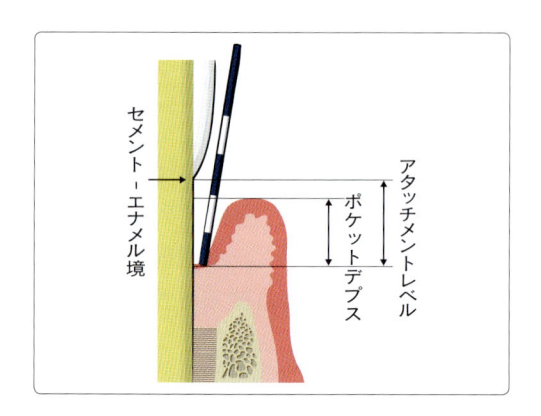

図7‐15　アタッチメントレベル

SPT
歯周病発症予防，治療後の再発予防，疾患のコントロールを目的とするもので，①ホームケアの確認と対策，②局所増悪因子のチェックと対応，③専門的なプラークコントロールを行う．狭義のメインテナンスにあたる．

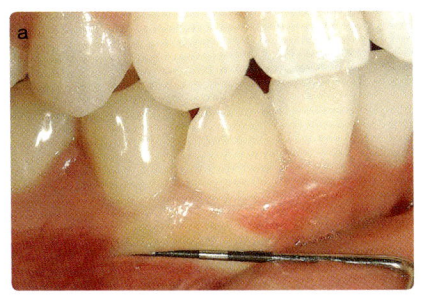

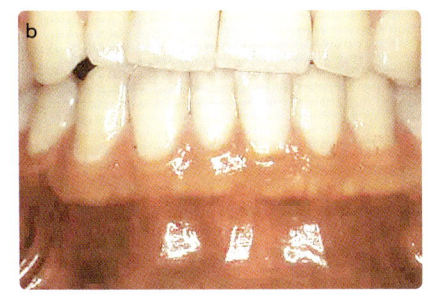

図7-16 付着歯肉の確認. a：ロールテスト，b：ヨウ素テスト

トが深くなると，遊離歯肉溝は不鮮明となり，健康なときのようには付着歯肉の幅を測定できない．したがって，歯周病のときの付着歯肉の幅は，歯肉辺縁から歯肉歯槽粘膜移行部までの距離より歯周ポケットの深さを差し引いたものとなる．

健康なときには歯の部位によって異なるが，理想とされる生理的付着歯肉幅がある．付着歯肉の幅が広いことは，歯周外科治療を行うとき，予後や審美性の点で重要である．

＜付着歯肉の測定法＞
①口唇や頬を牽引し可動性粘膜と歯肉の境界部を見つける．
②ロールテスト
プローブで歯槽粘膜を歯肉のほうに押し上げ，非可動部との間に溝を作って調べる（図7-16a）．
③ヨウ素テスト
ヨードあるいはヨードカリ溶液（Schiller溶液）で軟組織を染色すると，非角化粘膜は黒く染まるので歯肉との境界部が鮮明にわかる（図7-16b）．

4）歯の動揺度

歯は健康であっても生理的範囲（0.2mm）で動揺する．しかし，歯周病の炎症が歯根膜に波及したり，歯槽骨の量が減少すると支点が根尖に移動することで動揺しやすくなる．

生理的動揺
歯周組織が健康な状態であっても，歯根膜腔の範囲（0.2mm）で歯が動くこと．

図7-17 動揺度の測定方法

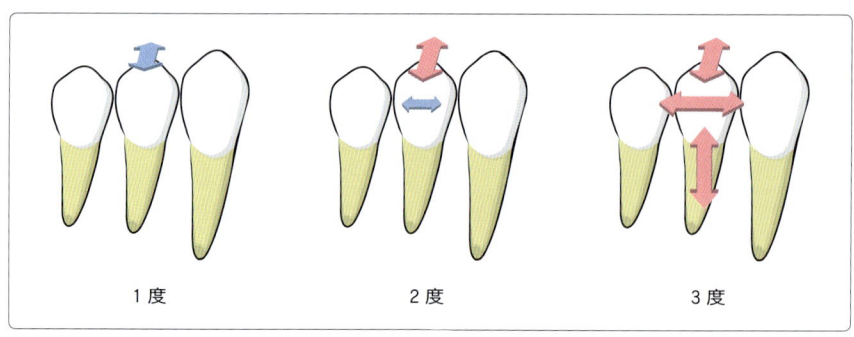

図7-18　Millerの分類

□ 動揺度の測定
　ピンセットで歯を保持あるいは器具の柄を用いて調べる方法と器具・器械を用いて測定する方法がある．器械を用いる方法は，調べようとする歯の部位により正確に測定できない欠点があることから，日常臨床ではピンセットを用いて調べるMillerの分類が用いられる（図7-17）．

□ Millerの分類（図7-18）
　　0度：生理的動揺（0.2mm以内）
　　1度：頰・唇—舌・口蓋方向にわずかに動揺（0.2～1.0mm）
　　2度：頰・唇—舌・口蓋方向，近遠心方向に中程度動揺（1～2mm）
　　3度：水平方向の高度な動揺，または垂直方向の動揺

5）口腔清掃状態の評価（プラークの付着状態）

　プラークは歯周病の原因細菌を含む口腔細菌の塊である．それゆえ歯の表面に付着するプラークの量の評価すなわち口腔清掃状態の評価は初診時，歯周病治療中あるいはメインテナンス期においてもっとも重要な検査対象であり，患者への歯周治療への動機づけあるいは治療効果の判定に用いられる．

（1）プラークの検査
　大量なプラークが付着している場合を除いて，プラークの検査は，エキスプローラー（探針）やプローブを用いて歯面を擦過して検知するか，プラークを染色して調べる方法である．

□ 染色剤
　プラークの染色には，細菌の染色として食品用色素のエリスロシン（赤色3号）を用いることが多い．染色剤には，溶液のものと錠剤になったもの，あるいは歯磨剤に配合されたものなどさまざまな形状のものがある．

□ 染色剤の使用方法
　溶液のものでは，溶液を小綿球あるいは綿棒に浸漬させ，歯面に塗布し，その後含嗽させる．錠剤のものは，患者に錠剤を嚙ませ，口腔内全体に染色剤が行き届くようにさせ，その後含嗽させる．

染色剤の種類
形態的に液剤，錠剤，ジェルタイプ，歯磨剤に添加されているタイプ，古いプラークと新しいプラークを染め分けるタイプなどがある．

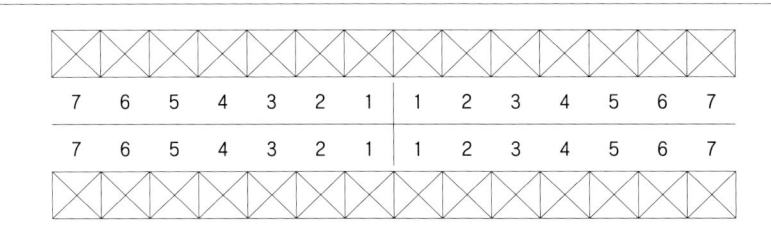

図7-19 PCR記入チャート

□評価と記録
　日常臨床では，歯面に付着し染色されたプラーク評価に，O'Learyのプラークコントロールレコード（PCR⇒chapter 3：p.27参照）が広く用いられている．評価は，歯面を頰側，舌側，近心，遠心の4面に分割し，歯肉に接する歯頸部へのプラークの付着の有無で評価し記録する（図7-19）．記録は，各歯のプラーク付着部位と全歯面に対するプラーク付着割合を％で記入する．

(2) プラーク蓄積因子
　プラークは本質的に歯の表面に付着するが，歯を取り巻く環境でプラークが蓄積することが多い．それらの環境として挙げられるものに，以下のものなどがある．

□歯石の沈着状態
　歯石は長期間付着していたプラークが石灰化したものである．歯石の表面は粗糙であることでその上にプラークが付着しやすくなっている．歯石が付着しているところ，とくに歯肉縁下では歯周病の原因菌が多数存在していることになる．歯肉縁上の歯石は直視できるが，歯肉縁下の歯石はプローブで確認するか，もしくはレントゲンフィルム上で確認することができる．

□う蝕歯
　歯肉に接するう蝕あるいは隣接面のう蝕では，本来ブラッシングによってプラークが除去困難な部位であることから，う窩にプラークが蓄積しやすくなる．基本治療においてう蝕に対する治療を行うことで，プラークの蓄積を改善することができる．

□不適合な修復物
　う蝕や歯の欠損に伴う修復物がある場合，修復物の辺縁が歯に適合していない場合にプラークの蓄積が容易となる．基本治療において不適合な修復物を再製することで，プラークの蓄積を改善することができる．

□歯列不正（叢生）
　歯列不正があるとブラッシングが均一に行えず，プラークの蓄積を助長することになる．歯列不正に対しては矯正治療が望ましいが，長期間かか

叢生
歯が重なり合って生えている状態の歯並び

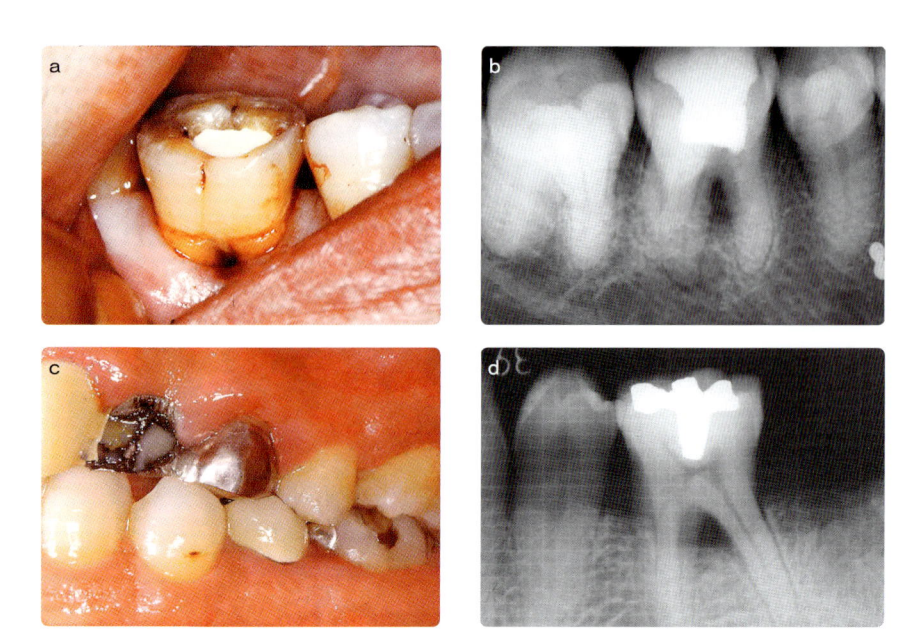

図7-20　根分岐部病変（下顎第一大臼歯分岐部に根分岐部病変の透過像がみられる）

ることを考えると，歯列不正部に特別に清掃補助用具を使用するように指導することが先決である．

6）根分岐部病変の検査

　複根歯の分岐部にまで病変が波及すると同部位は患者自らではコントロールできないために進行することが多い．そこで歯周病検査で分岐部病変を正確に把握することは重要である（図7-20）．
　分岐部病変の検査には以下のものがある．
□視診
　歯肉が退縮している場合には容易に確認できる．また，分岐部病変の原因となる歯の形態変化（エナメル突起；エナメルプロジェクション，エナメル真珠；エナメル滴）も確認できる．
□エックス線写真の読影
　必ずしも読影できるものではない．
□プロービング
　分岐部用プローブを用いて，分岐部での進行状態を検査し，Lindhe & Nymanの分類，あるいはGlickmanの分類に従って進行度を検査する（図7-21）．

7）エックス線写真検査

　歯肉などの軟組織で覆われた硬組織（歯槽骨，歯根など）の状態をエックス線写真撮影して検査する．エックス線検査で得られた写真は，二次元的

根分岐部病変
複数歯根がある歯の歯根の分かれ目（分岐部）の歯槽骨を含め，歯周組織が炎症性に破壊されて生じた病変

エナメル突起
多根歯にみられるエナメル質の突起．根分岐部にまでエナメル質が伸びている結果，エナメル質に結合組織付着がないことから根分岐部病変を発症しやすい．エナメルプロジェクションとも呼ばれる．

エナメル真珠
歯根の表面に出現する球状または楕円形の隆起．エナメルパール，エナメル滴とも呼ばれる．

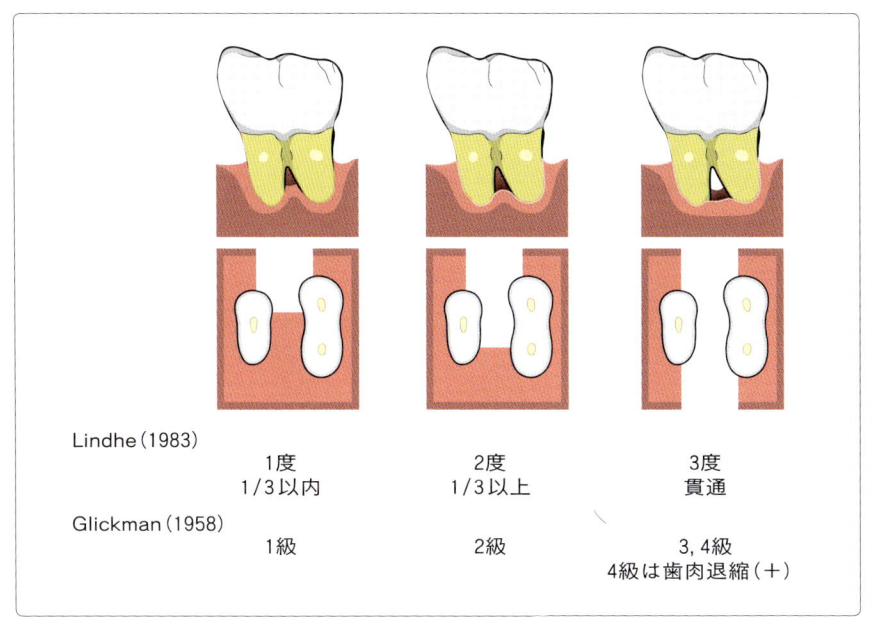

図7-21 根分岐部病変の分類

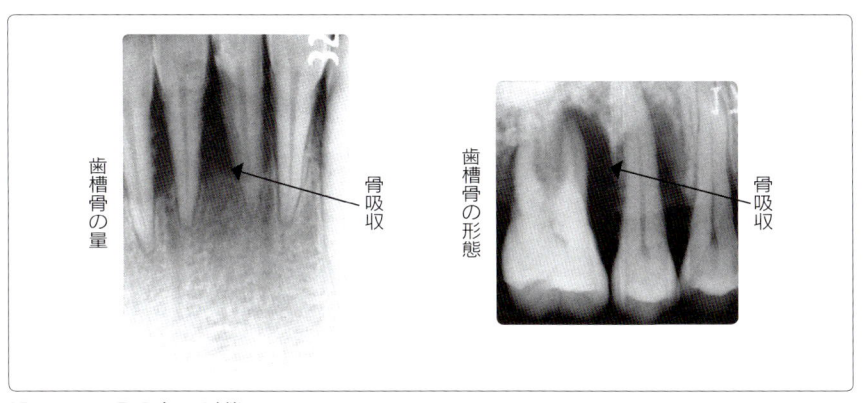

Lindhe(1983)	1度 1/3以内	2度 1/3以上	3度 貫通
Glickman(1958)	1級	2級	3, 4級 4級は歯肉退縮(＋)

図7-22 骨吸収の形態

な情報であることを念頭において読影する必要がある．最近は，フィルムを現像し読影する従来の方法に加え，デジタル化した映像を読影するものが普及し始めている．また，二次元的な撮影ではなく，三次元的に撮影するCTスキャンも歯科領域で使われ始めている．

(1) エックス線写真から得られる情報

☐歯槽骨

　①歯槽骨の量
　　歯根長に対する残存歯槽骨の量(高さ)を知る．
　②歯槽骨の形態
　　水平的あるいは垂直的骨吸収かを見極める．エックス線像から立体的な歯槽骨の形態を読み取る(図7-22)．

CT
(Computed Tomography)
放射線などを利用して物体を走査しコンピュータを用いて処理することで，物体の内部画像を構成する技術

③歯槽骨の質
　骨の緻密度を透過性の亢進，低下から判断する．とくに歯槽骨頂の白線の有無を読み取る．
　④歯槽硬線
　歯根膜腔に隣接する歯槽硬線の連続性を読み取る．
□歯および歯根
　①歯根の形態
　複根歯の分岐状態と歯槽骨の関係を読み取る．
　②歯根表面の性状
　外部吸収あるいは歯肉縁下歯石の存在と表面の粗糙状態を読み取る．
　③歯根膜腔の状態
　炎症あるいは歯の動揺などに伴う歯根膜腔の拡大を読み取る．
　④歯の形態異常
　上顎側切歯の口蓋裂溝の存在を，歯槽骨吸収と関連させて読み取る．

8）咬合検査

　咬合（外傷性咬合）に伴う歯周組織の破壊を検査する．歯周病は細菌の感染症であるが，炎症により歯周組織の破壊が起こると咬合がときとして外傷力として，さらに歯周組織の破壊を促進することがある．
　直接歯列を観察し，①咬耗，②動揺度，③ブラキシズム，④顎関節症状の有無を検査する．さらに，スタディモデルやエックス線写真を参考に，①中心位での早期接触，②中心咬合位での早期接触，③側方運動時の咬頭干渉の有無を，咬合紙などを用いて検査する．

9）接触点（食片圧入）の検査

　う蝕や歯の破折，歯列不正などにより，隣在歯の接触が不良となり，その結果咀嚼時に食片が歯間部に圧入され，歯周ポケット内に食片や細菌が押し込まれてしまう．また，口腔粘膜，口唇，舌などにより，側方から歯間部に食片が圧入されることがある．これらの食片圧入の検査は，歯周病の増悪因子を評価するうえで重要である．

（1）食片圧入の検査
□歯間部での食片滞留の有無の観察
□接触状態の検査
　①デンタルフロスの圧入による接触度の検査
　②コンタクトゲージによる接触度の検査（図7-23）
　正常な接触の場合は，50μm のコンタクトゲージが挿入可である．
　接触不良の場合，100μm あるいは150μm のコンタクトゲージが挿入可能となる．
□エックス線写真での歯間部の骨吸収形態の観察

中心位
最後方位ともいい，下顎頭が関節窩内で最上前方にあるときの下顎位．歯の接触による誘導がまったくない状態

中心咬合位
咬頭嵌合位ともいい，上顎と下顎の歯列がもっとも多くの部位で接触し，安定して噛み合う状態での下顎位

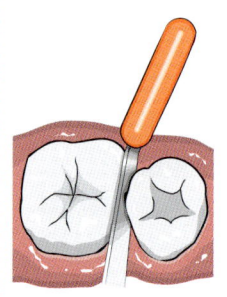

図7-23 コンタクトゲージによる検査

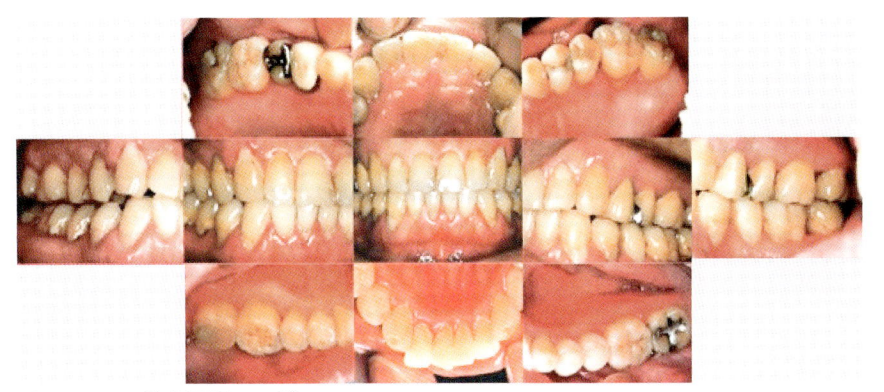

図 7‑24　口腔内写真の一例

10) スタディモデル（研究用模型）
　口腔内では直接観察できないような歯や歯列，歯肉の形態などが観察できる．咬合様式や咬耗状態などを，口腔内所見と合わせて評価する．

11) 口腔内写真
　歯周組織の炎症症状（発赤，腫脹など）は，治療に伴い刻々と変化するものである．そのために各段階で口腔内を写真で記録することは，患者への病態説明，動機づけ，治療効果の判定などに有効である．
　口腔内写真は，正面観，左右側面観，舌側・口蓋面観などを直接あるいはミラーを用いて撮影する（図 7‑24）．

12) 先進的検査
　歯周病は口腔内の常在菌である細菌の感染症である．患者の歯周病の原因菌がどの細菌による感染症であるかを検査し認識することは，感染症である歯周病治療方針を決定するうえで本質的には必須のものである．また，メインテナンス（SPT）での再発を早期に検出する手段としても重要である．
（1）細菌検査
　以下のような種々の検査法が臨床で検査可能となった．
　①歯肉縁下プラークの細菌検査
　歯周ポケット内にペーパーポイントを挿入し，プラークサンプルを採取し，リアルタイム PCR（Polymerase Chain Reaction）法で細菌を同定する（図 7‑25）．
　②唾液の検査
　血液を検体とする代わりに，非侵襲的に検体が採取できる刺激時唾液を用いリアルタイム PCR 法で細菌同定を行う．
　③血清の細菌抗体価検査
　歯周病が細菌の感染症であることから，歯周病原細菌の感染に伴う血清あるいは血漿中の抗体価を測定することで，感染細菌の種類や細菌の感染

PCR 法
組織，細胞などの DNA の特定の部分を短時間で効率的に大量に増やす技術

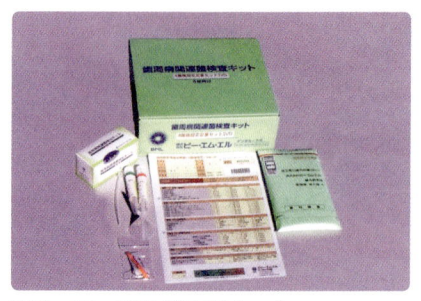

図 7-25　PCR測定用キット 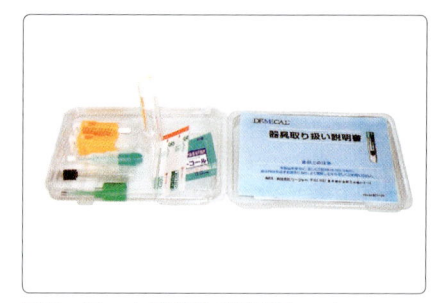　　　図 7-26　血漿抗体測定用キット

度を知ることができる．前腕静脈からの採血あるいは指尖からの採血で検体を取得し，血清あるいは血漿中の抗体価を測定する(図 7-26)．

(2) 生体防御反応検査

歯周病の原因を検査することに加え，感染に伴う生体側の防御反応を検査することで病態を知ることができる．その検査法として歯周組織の代謝を反映する歯肉溝滲出液を検体として検査する．

①歯周ポケット滲出液の検査

炎症に伴い歯肉溝滲出液の量は増加する．歯肉溝滲出液に炎症局所から放出されるさまざまなサイトカイン，酵素や生理活性物質が検出される．これらの物質の定性・定量することで歯周病の活動性を知ることができる．

②唾液の検査

歯周病の炎症に伴う生体因子は歯肉溝滲出液中に漏出し，唾液の中に混入されるほか，唾液にも炎症性因子が含まれる．これらの唾液を検体として，各種酵素，ヘモグロビン，潜血などの検査をすることで歯周病の活性度を知ることができる．

7-3　医療面接，歯周組織検査時の歯科衛生士の役割

医療面接は，初診時に問診などを通して患者のさまざまな疾患や生活習慣などの情報を単に歯科医師が得るだけではなく，歯科衛生士が初診から歯周病治療中およびメインテナンス(SPT)において患者と円滑な人間関係を確立するために重要なステップである．

医療面接でのポイントは，
①患者の情報を収集し評価する
②良好な人間関係(ラポール形成)
③動機づけ教育を通して治療に積極的に向かわせる
などである．中でも長期間患者と付き合うためには，患者からの信頼感を得ること，そのためには日ごろの円滑なコミュニケーション力が要求される．そのことで歯科医師以上に患者との双方向的なコミュニケーションが可能となる．

ラポール形成
施術者(たとえば歯科医師)と患者の信頼関係を確立すること．

初診時は，歯科医師と同席し患者のあらゆる情報を共有化すること．診療台における医療面接においては，歯科衛生士の視線が見下ろすようになることなく，患者とできるだけ目の高さを合うように心がける．患者とのコミュニケーションにおいては，患者の話に耳を傾け，患者の思いを共有することが大切である．歯科衛生士が意識して，患者に対応することは歯周病治療を円滑に進め，患者の口腔の健康を維持・増進するうえで重要である．

復習しよう！

1 成人の正常歯肉で認められないのを2つ選べ（'96）．
a フェストゥーン
b クレフト
c 遊離歯肉
d スティップリング

2 歯周プローブを用いる診査を2つ選べ（'06）．
a アタッチメントレベル
b 動揺度
c 歯周ポケット
d 咬頭干渉

3 ポケットプローブの使用目的を2つ選べ（'03）．
a 付着歯肉幅の測定
b 接触点状態の確認
c 歯肉溝滲出液の採取
d 出血部位の探査

4 アタッチメントレベルについて正しいのを2つ選べ（'00）．
a ポケットの深さと同じである．
b セメント‐エナメル境が基準となる．
c ポケット底まで測定する．
d 歯周治療で改善しない．

5 付着歯肉の幅を知るために測定するのを2つ選べ（'02）．
a セメント‐エナメル境から歯周ポケット底まで
b 歯肉辺縁から歯周ポケット底まで
c 歯肉辺縁から歯肉歯槽粘膜移行部まで
d 歯間乳頭頂からセメント‐エナメル境まで

＜解答＞
1：a, b
2：a, c
3：a, d
4：b, c
5：b, c

chapter 8 歯周病の診断と治療の進め方

学習目標
- □ 診断と予後について説明できる．
- □ 歯周治療の流れを説明できる．
- □ 4つの治療段階の目的を説明できる．
- □ 各治療段階終了後の再評価について説明できる．

8-1 診断と予後

1）歯周病の診断

診断は医療面接による情報や各種検査結果を分析し歯科医師が行う．歯周病は炎症や咬合性外傷，全身的因子や生活習慣が関与しているため，個々の症例に対して詳細に判断する必要がある．さらに，1歯ごとに歯肉炎，歯周炎の程度および咬合性外傷の有無の診断も重要となる（表8-1，図8-1～5）．

診断とは，病名を付けるだけではなく，検査結果を基に原因を突き止める過程でもある．したがって，診断が不完全であれば，治療後もその改善度は不完全となる．

2）予後の判定

予後とは，疾患が治療に対してどのように反応し，どのような結果を示すか，検査と診断の時点で**予測することである**．

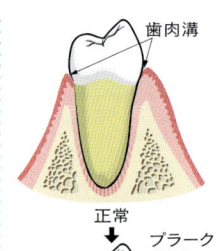

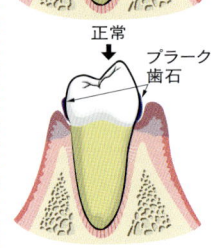

図8-1（歯肉溝／正常／歯周炎（骨吸収なし）歯肉ポケットの形成（仮性ポケット）／歯周炎（骨吸収あり）歯肉ポケットの形成（真性ポケット）／プラーク・歯石）

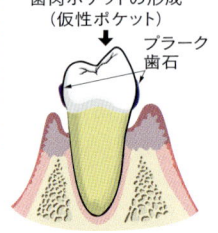

図8-2
①早期接触（外傷性咬合）
②咬合性外傷（歯根膜腔の拡大）

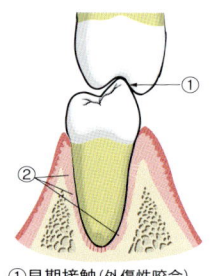

表8-1 歯肉炎・歯周炎・咬合性外傷の臨床所見

	歯肉炎	歯周炎	一次性咬合性外傷	二次性咬合性外傷
歯肉の発赤・腫脹	○	△（認めない場合もある）	×	△（認めない場合もある）
ポケットの形成	○（仮性ポケット）	○（真性ポケット）	×	○
アタッチメントロス	×	○	×	○
歯槽骨の吸収	×	○（認める場合が多い）	×	○
歯の動揺	×	○（初期ではない）	○	○

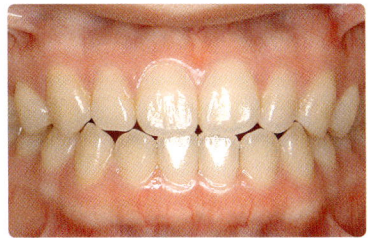

図8-3　健康な歯肉(20歳女性) 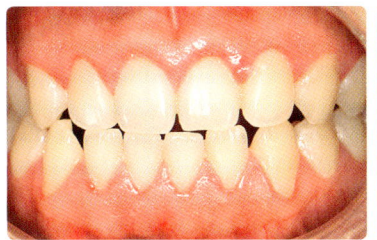　　図8-4　歯肉炎(25歳男性) 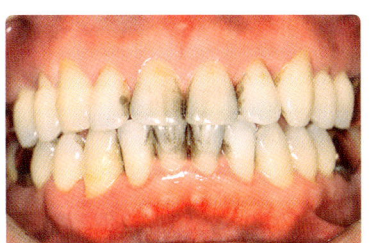　　図8-5　歯周炎(喫煙者：35歳女性)

　歯周治療の基本は原因の除去である．原因がプラークや歯石のみの場合は予後良好となるが，全身的因子が大きく関与し，改善が見込まれないときは予後不良と判定する場合がある．病態の悪い歯については，予後を明確に判定し治療計画に入れる必要がある．

8-2　治療計画の立案

　検査，診断結果を基に，病状の改善に必要な処置を推定し，順序なども考慮に入れ治療計画を立案する．治療計画が決定したならば，歯周病の状態を検査用紙，口腔内写真，エックス線写真，研究用模型などを利用し，現在の病状についてわかりやすく患者に説明する．そのうえで，治療内容の概要と1歯1歯についての治療法や予後について説明し，同意を得る必要がある．

　歯周治療には，**歯周基本治療**，**歯周外科治療**，**口腔機能回復治療**，**メインナンス・サポーティブペリオドンタルセラピー(SPT)** の4つの治療段階がある(図8-6～8)．

1) 歯周基本治療

　歯周基本治療の**第一の目的**は原因の除去であり，すべての症例が対象となる段階である．プラークコントロール，プラークリテンションファクター(プラーク蓄積因子)の除去，咬合に起因する外傷性因子の除去が処置内容の主体となる．また，保存処置が困難と診断された歯の抜歯，それに

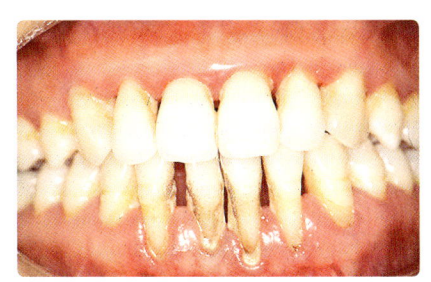

図8-6　47歳女性(初診時の口腔内所見)

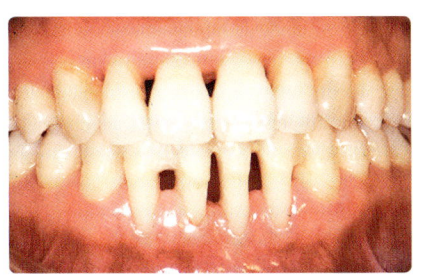

図8-7　歯周基本治療終了，再評価の結果(病的歯周ポケットが存在し，歯周外科治療に移行した症例)

歯周基本治療
[同義語]基本治療，歯周初期治療，イニシャルプレパレーション

プラークリテンションファクター
歯石，歯列不正，歯肉歯槽粘膜の異常，不適合修復および補綴物，歯の形態異常，食片圧入，口呼吸，歯頸部う蝕，歯周ポケットなどをいう．

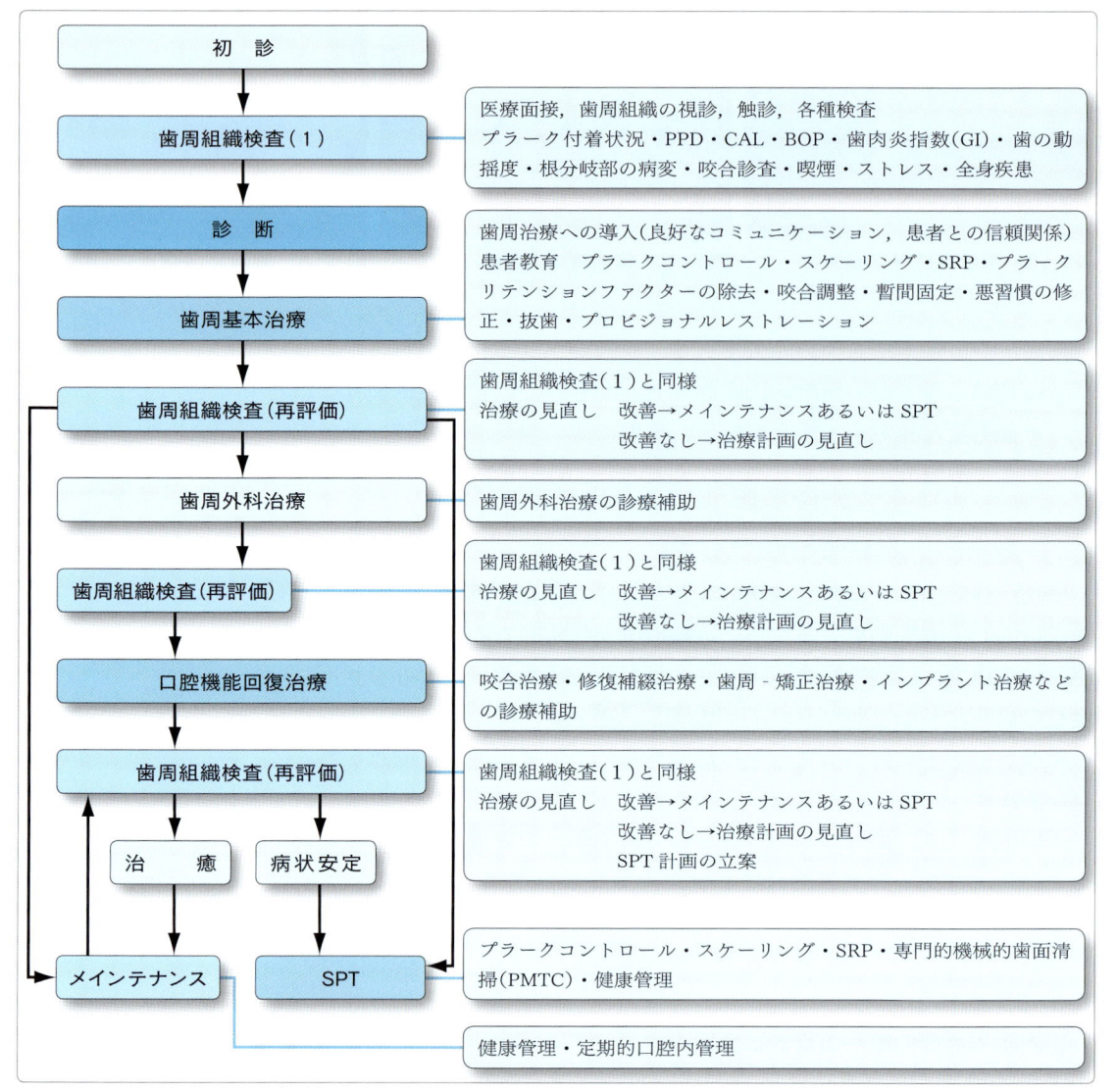

図8-8 歯周治療の流れと歯科衛生士の役割（特定非営利活動法人 日本歯周病学会編：歯科衛生士のための歯周治療ガイドブック　キャリアアップ・認定資格取得をめざして，医歯薬出版，東京，2009より引用改変）

伴う暫間的な機能的咬合回復（暫間義歯，暫間被覆冠）も含まれる．また，悪習癖，リスクファクターとなる全身疾患（糖尿病など）および生活習慣（喫煙など）の改善も重要である．

暫間的な咬合回復処置
⇒ p.123参照

2）歯周基本治療後の再評価

　歯周基本治療に含まれる検査であり，初診時に行った検査と同じ項目で行う．さらに**治療に対する歯周組織の改善の程度，患者の協力度など**を判定する．これにより，以後の治療計画の修正および予後の再判定を行う．

　基本治療による原因除去により治癒あるいは病状の安定が図られ，メインテナンスに移行する症例も少なくない．

3）歯周外科治療

歯周基本治療で改善できなかった4mm以上の病的ポケット，根分岐部病変の存在，プラークコントロールに支障のある歯肉粘膜形態の改善および歯周組織の再生を図るために行う．外科手術を行うにあたっては，歯肉の炎症が消退していることが条件となる．

4）歯周外科治療後の再評価

施行した歯周外科治療の目的が達成できているか，創傷の治癒後に評価を行う．改善が確認できなければ，再度外科処置を行う場合もある．

5）口腔機能回復治療

咬合治療や歯の永久固定による歯周組織の安静，歯冠補綴および床義歯による咀嚼機能改善，さらに歯列矯正による審美的改善，インプラント治療などにより口腔機能全体を回復する治療段階である．

6）口腔機能回復治療後の再評価

外傷性咬合の有無と修復物，補綴物がプラークリテンションファクター（プラーク蓄積因子）となっていないかを評価する．積極的な歯周治療の最終段階であるため，詳細な歯周組織の検査を行い，メインテナンスに移行するか否かを判断する．

7）サポーティブペリオドンタルセラピー（SPT）とメインテナンス

歯周病は再発しやすい疾患であり，積極的な歯周治療が終了した後も病状の安定を維持するために口腔清掃指導，専門家による機械歯面清掃が重要である．すなわち術者による支援的歯周治療の必要性から，1989年にアメリカ歯周病学会がメインテナンスの呼称を「Supportive Periodontal Therapy（SPT）」に変更した．メインテナンスは歯周治療により治癒した歯周組織を長期間維持するため健康管理のことである．歯周病の再発を防ぐために定期的検査と予防管理が必要であり，患者自身のホームケア，歯科医師と歯科衛生士によるプロフェッショナルケアからなる．

歯周外科治療
①歯周ポケット掻爬術
②新付着術
③フラップ手術
④歯肉切除術
⑤GTR法，EMD応用法，骨移植術
⑥歯周形成手術（歯肉歯槽粘膜形成術）
⑦根分岐部病変の処置
⇒ chapter10参照

復習しよう！

1 咬合性外傷で正しいのはどれか（'03）．
a 歯周炎の発生
b 接合上皮の増殖
c 歯槽骨の垂直性吸収
d 歯根膜腔の狭窄

2 歯肉炎でみられないのを2つ選べ（'08）．
a 歯肉腫脹
b 歯槽骨吸収
c 仮性ポケット
d アタッチメントロス

3 歯周基本治療に含まれるのを2つ選べ．
a 再評価
b 歯周外科
c 咬合調整
d 永久固定

＜解答＞
1：c
2：b, d
3：a, c

chapter 9 歯周治療の実際

学習目標
☐ 各治療段階での歯周治療の意義，目的および治療内容を説明できる．
☐ 各治療段階後の再評価について説明できる．
☐ 歯周治療の中で，果たすべき歯科衛生士の役割を説明できる．

9-1 応急処置

疼痛を主訴とする患者に対して早期に疼痛を除去し，咀嚼機能の回復を図ることにより患者との信頼関係が構築され，のちに行う「動機づけ」や「指導」に生きてくる．歯周治療の領域では歯肉膿瘍，歯周膿瘍および歯周‐歯内病変などがその対象となることが多い（図9-1, 2）．

1）疼痛に対する処置

発症頻度のもっとも多いのは急性歯周膿瘍であり，処置としては切開排膿，咬合調整および抗生剤・鎮痛剤の全身投与を行う．状況により歯周ポケット洗浄後，高濃度の抗生剤の局所投与を行うこともある．歯周‐歯内病変の場合には根管治療を同時に行う必要がある．

歯周膿瘍は何らかの原因により深い歯周ポケットからの炎症性滲出液の排出が妨げられ，内圧が高まることにより，激しい疼痛が生じる．

膿瘍切開により内圧が開放され症状が緩和する．歯周ポケット深部の歯石の取り残したときなどにも発症しやすいので注意が必要である（図9-3）．

図9-1 歯周膿瘍

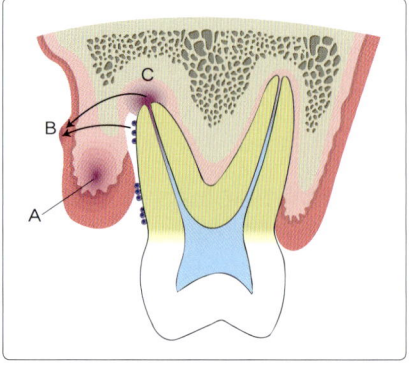

図9-2 A：歯肉膿瘍，B：歯周膿瘍，C：歯周‐歯内病変

歯肉膿瘍
歯周ポケットからの感染や外部からの外傷などによる感染によって歯肉内に限局して形成された膿瘍である．

歯周膿瘍
歯周組織内に発症した化膿性炎症で膿の貯留を伴う状態をいう．深い歯周ポケットからの排膿路の閉鎖や深部での急性炎症により生じる．歯周組織の破壊を伴う．

歯周‐歯内病変
歯周と歯内病変が互いの領域に波及した病変をいう．深い歯周ポケットからの感染が根尖に波及し歯髄疾患を生じる場合がある．また，根管の感染が側枝や根尖から波及し歯周組織の破壊を生じることがある．

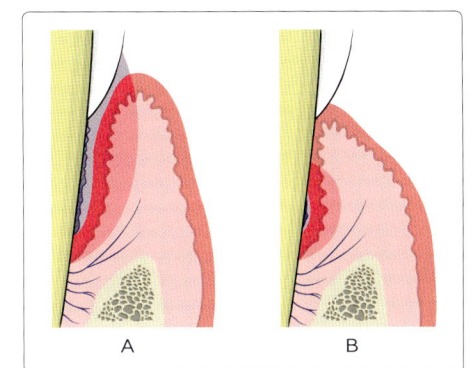

図9-3　A：歯周ポケット内の歯石，バイオフィルムと炎症の関係，B：歯石の取り残しと炎症の関係

2）症状の緩和を目的とした処置

　急性炎症に伴う患歯の動揺や咬合による負担過重がある場合，咬合調整に加え暫間的に歯を固定する場合がある．固定することにより，歯周組織の安静が得られ，結果，咀嚼機能の早期回復が得られる．

9-2　歯周基本治療

1）歯周基本治療の目的と意義

　歯周基本治療は，発炎因子すなわちプラークの除去，プラークリテンションファクター（プラーク蓄積因子）の改善および咬合に起因する外傷性因子の除去を目的とする．

　歯周基本治療により原因が徹底的に除去されたならば，健全な歯周組織へと改善する症例もまれではない．基本治療は多くの内容を含んでいるが，主体はプラークコントロールであり歯科衛生士の占める役割は大きい．

歯周基本治療の目的
- 原因の除去
- 急性症状の緩和
- 慢性炎症の軽減
- 咬合の安定化と機能的咬合の確保
- 歯周組織の反応と患者の協力度の判定

2）歯周基本治療の内容（表9-1）．

1．動機づけ（モチベーション）

　歯周治療は歯肉縁上および縁下のプラークを原因とする慢性炎症であり，生活習慣に発症と進行が関与している．日常の生活の中で生活習慣の改善が不可欠である．すなわち，セルフケアの重要性を理解させ，目標達成ために積極的に行動を起こさせるための患者教育のことをモチベーションといい，歯科医療全般にとっても重要である．

　具体的には，原因（プラーク）について，口腔内の状態（病状の認知）解決法（プラークコントロールの方法）とその効果（病態の改善）について説明する．さらに，歯周病と全身疾患との関連性についての情報提供も，モチベーションには有効である．

2．プラークコントロール

　Glickmanはその著書の中でプラークコントロールを「付着したプラーク

表9-1 歯周基本治療の内容

原因除去	方法
①プラークの除去	モチベーション(動機づけ) ブラッシング指導
②プラークの再付着を助長する因子の除去	スケーリング ルートプレーニング 不良修復物，補綴物除去
③咬合に起因する外傷因子の除去	咬合調整 歯冠形態修正
④機能的咬合の暫間的改善	暫間固定 プロビジョナルレストレーション 暫間被覆冠，暫間義歯
⑤悪習癖の改善	口呼吸：オーラルスクリーン，筋機能訓練，歯列矯正，耳鼻科依頼 ブラキシズム：ナイトガード，バイトガード 弄舌癖(舌習癖)：歯列矯正，発音訓練，嚥下訓練
⑥その他	う蝕処置，根管治療，抜歯

表9-2 プラークコントロールの方法

方法	器具，機材および抗菌・殺菌剤成分
機械的プラークコントロール	歯ブラシ，電動歯ブラシ，歯間ブラシ，デンタルフロス，タフトブラシなど
化学的プラークコントロール	歯磨剤：イソプロピルメチルフェノール，トリクロサン，チモール，塩化セチルピリジニウム，塩化ベンゼトニウム，塩化ベンザルコニウム，塩化デリカニウム，グルコン酸クロルヘキシジン，デキストラナーゼ，ヒアルロニダーゼ
	洗口剤：イソプロピルメチルフェノール，エリスリトール 液体歯磨剤：グルコン酸クロルヘキシジン，塩化セチルピリジニウム，メントール，チモール，ポビドンヨード

暫間(ざんかん)
暫間とは「一時的に」という意味であり，歯科診療用語ではよく使用される．

プロビジョナルレストレーション
主にレジン系材料を使用して治療の過程で暫間的に装着する修復物，補綴物のこと．

弄舌癖(ろうぜつへき)
嚥下時に強く上下前歯に舌を当てる悪習癖．歯間離開を招き歯周病をさらに悪化させる．

を除去するだけでなく，プラークと他の付着物が歯面と隣接する歯肉の表面に付着するのを防止すること」と述べている．すなわち，「プラークがふたたび付着するのをコントロール(抑制)すること」を意味している．

　方法としては，機械的プラークコントロールと化学的プラークコントロールに分けられるが(表9-2)，歯肉縁上のプラークは患者自身のセルフケア(ブラッシング)で，歯肉縁下のプラークはプロフェッショナルケア(スケーリングとルートプレーニング)によって行う機械的プラークコントロールが主体となる．

表9-3　論文の要旨

1）PCRが10％以下に維持されていれば，非常に良好な結果が得られた．
2）10〜20％台では歯肉の炎症は認められず，歯周ポケットの再発もなかった．
3）30％では歯肉に浮腫が認められ，40％台では歯肉に明らかな炎症が認められた．

(木下ら，1981より)

（1）口腔清掃状態の把握と指標

口腔清掃状態の把握では以下のような項目が挙げられ，個別に口腔清掃状態を把握し，評価する必要がある．

- ブラッシングの回数，時間が不足している．
- ブラッシングに時間を掛けているが磨けていない．
- 唇頬側は磨けているが舌側が磨けていない．
- 歯列不正などから，磨きにくい部位がある．
- 補綴物，修復物の形状により，磨きにくい部位がある．

迅速かつ客観的に把握清掃状態を表す指標には，O'Learyのプラークコントロールレコード（PCR）が有用であり，広く臨床に応用されている．

PCRの目標値は，歯周病患者10％以下，一般の患者20％以下である．この目標値は木下らのメインテナンス期の患者を対象にした研究による（表9-3）．

なお，右写真のようにブラッシング指導に際し，指導する患者自身の研究用（石膏）模型を利用し，歯面への毛先の当て方を指導することにより，早期のPCR値の減少に役立つ．

（2）口腔清掃用具の種類と選択

□歯ブラシ

歯ブラシによるブラッシングはプラークコントロールの方法の中でもっとも効果的な方法である．種類としては一般に市販されている歯ブラシと歯科医院で専売されている歯ブラシに分けられる．歯科医院専売品は柄がストレートの歯ブラシがほとんどである（図9-4）．これは，柄を握ったときに毛先の方向がわかりやすく，そのため力のロスが少なく，また，指導もしやすいためである．

植毛部の違いによるプラーク除去効果についてはさまざまな研究が行われており，以下の結果を得ている．

①毛の硬さ

毛の直径の違いは「軟らかめ」，「普通」，「硬め」に関係する．これまでの研究結果では，「硬め」の毛束のほうが摩擦力の点からプラーク除去効果が高くなる傾向がある．しかし，硬めの毛の直径が0.40mmぐらいになると使用感が硬過ぎ，歯肉損傷などの点から直径0.33mmが適当とされている．

PCR
⇒ p.27参照

研究用（石膏）模型を利用してのブラッシング指導

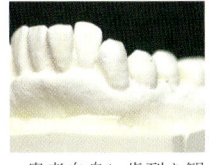

・患者自身に歯列を観察してもらう．

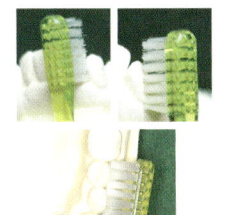

・歯面への毛先の当て方を具体的に説明する．

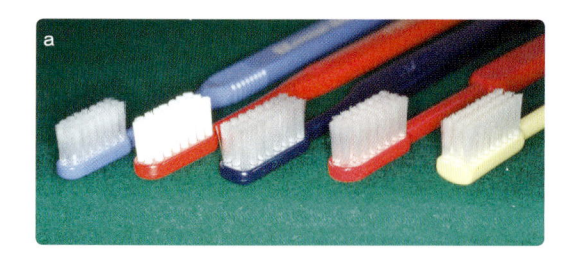

図9-4　メーカーの異なる歯科医院専売歯ブラシ
a：毛束の高さは10mm前後で3列毛，b：柄はストレート

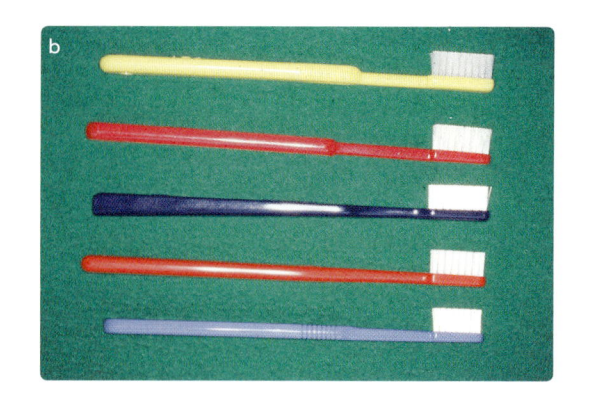

②植毛部の高さ（長さ）

　毛の高さは，毛の直径とともに歯ブラシの硬さに関係する要因である．研究の結果では10mmの高さの歯ブラシが，プラーク除去効果が高かった．したがって，歯科医院で専売されている歯ブラシの多くは10mm前後である．

③毛束配列

　植毛部は2～4列で間隔があったほうが水はけが良く，衛生的であるとされている．プラーク除去効果に関して2列，3列，4列の毛束の歯ブラシを比較した結果，3列毛がプラーク除去効果が高い傾向を示した．これらの研究報告から，プラーク除去効果が高い歯ブラシの形状や仕様が解明され，製品化された歯ブラシが歯科医院などで専売されている．しかし，これらの歯ブラシがどのような患者にも適応するわけではない．たとえば，歯根が高度に露出した症例には図9-5のような比較的植毛部が大きめの歯ブラシが良い場合もある．歯根が露出した患者は高齢者が多いこともあり，柄も太く作られている．患者の口腔内の状態を判断して歯ブラシを選択することが重要である．

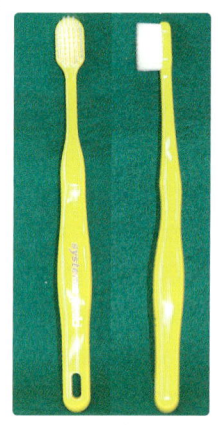

図9-5　高齢者を考慮した歯ブラシ

□歯間清掃用具

①歯間ブラシ

　歯周炎に罹患し，歯間部歯肉の退縮が認められる場合，歯ブラシだけでは隣接面に付着するプラークの60％しか除去できない．歯間ブラシを併用することにより95％が除去できるという報告がある．

　高いレベルのプラークコントロールを維持するためには歯間ブラシの使用は不可欠である．サイズ，形状など多様であり（図9-6，7），歯間部の形状に合わせて選ぶ必要がある．挿入時にやや抵抗感がある程度のサイズがよい．

②デンタルフロス（図9-8）

　とくに歯列不正があり歯ブラシの毛先が届かない歯間隣接面のプラークの除去，歯石やう蝕の有無の検査に用いる．**ワックス付き**とワックスの

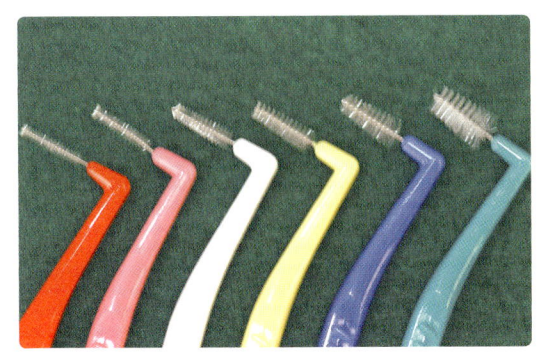

図9-6　異なるサイズの歯間ブラシ

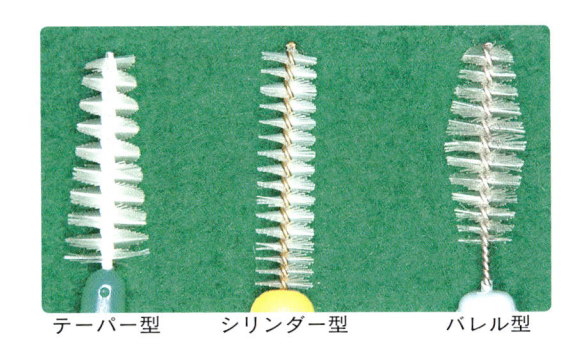

図9-7　ブラシ部の形状
テーパー型　シリンダー型　バレル型

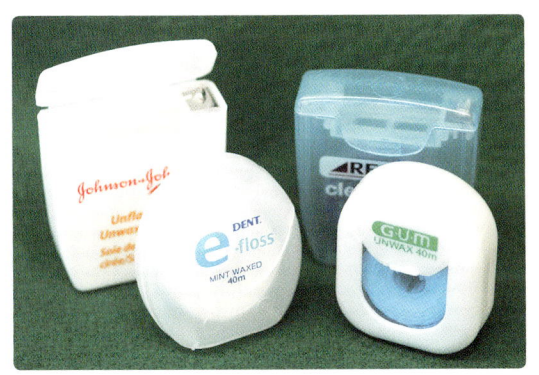

図9-8　各種デンタルフロス

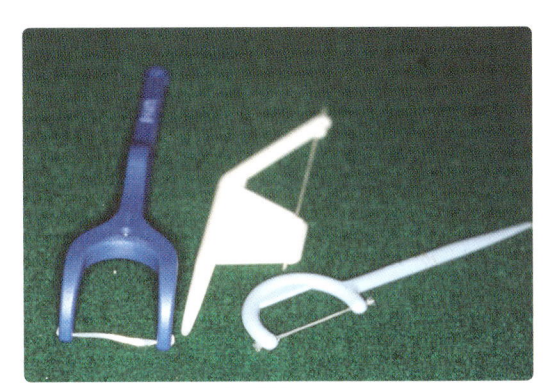

図9-9　各種ホルダー付きデンタルフロス

付いていない**アンワックスタイプ**および**ホルダー付きデンタルフロス**（図9-9）などが市販されている．

　歯石やう蝕の有無の検査にはアンワックスタイプを使用したほうがよい．ワックス付きのフロスは切れにくく，強い接触点をスムーズに通過させることができる．擦掃効果は両者とも変わらない．

（3）化学的清掃剤の種類と選択

□歯磨剤

　薬事法により**化粧品**と**医薬部外品**に分類される．化粧品としての歯磨剤は，基本成分すなわち研磨剤，湿潤剤，発泡剤，結合剤，香味剤のみが配合されている歯磨剤をいう．医薬部外品は薬用歯磨きといわれている歯磨剤で，薬用成分により効能が強化されている．すなわち，プラークの分解，歯石の沈着予防，歯を白くする，口臭防止などの効能が挙げられている．市販の歯磨剤の90％以上は医薬部外品である（図9-10）．

□洗口剤

　薬事法により**化粧品**，**医薬部外品**および**医薬品**に分類される．

　化粧品は薬効成分を含まず，効能は口腔内の浄化と口臭予防である．医薬部外品には主に殺菌剤や香味剤などの薬用成分が含まれており，歯周病予防の効果が認められた製品がある．医薬品は含嗽剤として，口腔内

図 9-10　各種歯磨剤　　　　図 9-11　各種洗口剤

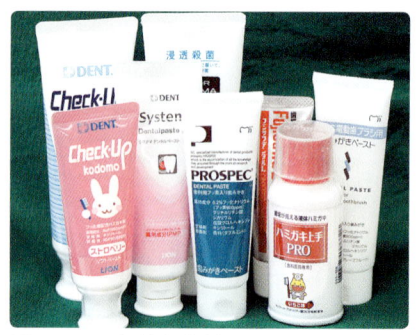

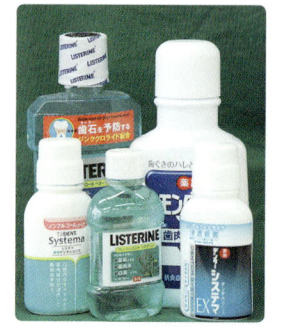

の外科処置後に処方される薬剤である(図 9-11). なお, 成分については表 9-2 を参照.

(4) 口腔清掃の術式
□ブラッシング方法

　ブラッシングの方法には**歯ブラシの毛先を使う方法**と, **歯ブラシの脇腹を使う方法**に大別される(表 9-4). 毛先を使う方法は, 積極的にプラークを除去する方法であり, 脇腹を使う方法は, 歯肉のマッサージ効果を期待して行う方法である. まず, 毛先を使用するブラッシング方法を指導すべきである. つぎに挙げる 3 つの条件がそろったブラッシング方法が優れた方法である.

・プラーク除去効果が高い
・方法が簡単
・為害作用がない

表 9-4　ブラッシング方法

分　類	方　法	プラーク除去効果	マッサージ効果	歯ブラシの選択と対象
歯ブラシの毛先を使う方法	バス法	中程度	中程度	極軟毛：歯周病患者
	スクラッビング法	良	中程度	普通～やや硬め：一般患者・歯周病患者
	フォーンズ法	良	中程度	軟毛：小児患者
	1歯ずつ縦磨き法	良	中程度	普通～やや硬め：叢生部位
歯ブラシの脇腹を使う方法	チャーターズ法	劣る	良	普通～やや硬め：歯周病患者
	ローリング法	劣る	良	普通～硬め：一般患者・歯周病患者
	スティルマン法	劣る	良	普通～硬め：歯周病患者
	スティルマン改良法	やや劣る	良	普通～硬め：歯周病患者

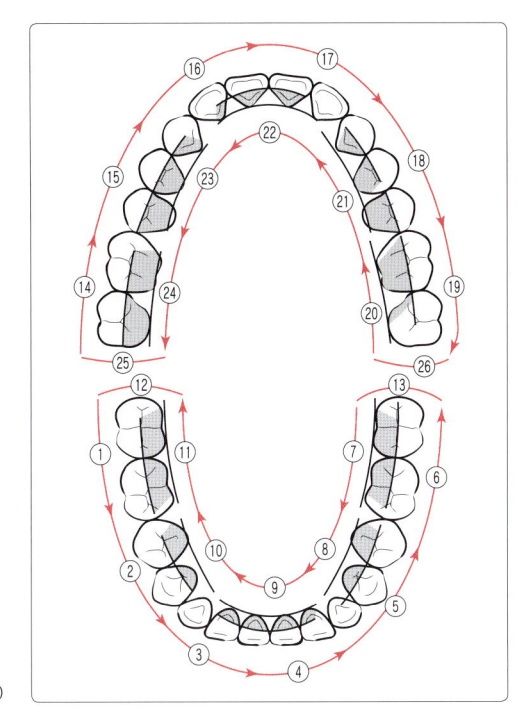

図9-12　刷掃順（木下より改変）

<歯ブラシの毛先を用いる代表的方法>
◎スクラッビング法
　唇頬側は歯ブラシを歯面に垂直，歯間部に毛先が入っていることを確認し近遠心方向に振動する．毛先が歯間部からずれないように振幅は数ミリメートルとする．舌口蓋側は斜め45度に歯面に当てる．咬合面の半分と歯頸部を同時に磨く．2歯ずつ1か所20～30振動し，図9-12のように一連の動きで順番に磨く．5分から6分の時間を要する．プラーク除去効果は高い．

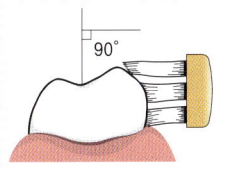

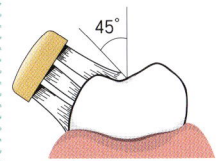

◎フォーンズ法
　Fonesが1934年に発表した方法である．描円法とも呼ばれている．切端咬合の状態で，唇頬側の臼歯後方から歯面の範囲内で大きな円を描くように前歯まで移動し前歯を磨く．同側に同じ動きを5回以上繰り返し，反対側に移る．舌側は横磨きとなっているが，スクラッビング法を応用するとよい．唇頬側のプラーク除去効果は高い．

◎バス法
　Bassが1954年に発表した方法である．歯肉溝や歯周ポケットの内容物の除去を目的として考案された．毛の直径が0.007インチ（約0.18mm）の極軟毛歯ブラシを使用し，毛束部を歯軸に対して45度に当て，毛先を歯肉溝や歯周ポケットに入れ，前後に数ミリ振動する．毛先を用いる方法の中では，プラーク除去効果は低い．

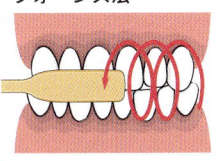

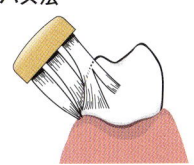

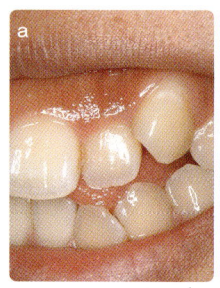

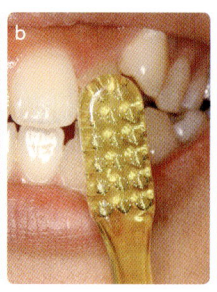

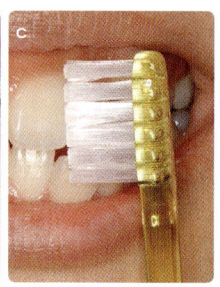

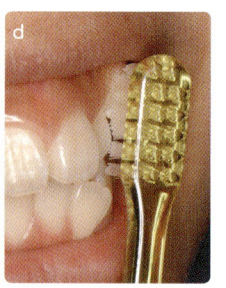

図9-13　1歯ずつ縦磨き法

◎1歯ずつ縦磨き法
　石川が発表した方法である．歯ブラシを歯軸と平行に縦にして，毛先を歯面，辺縁歯肉および歯間部に当て1歯ずつ縦方向に磨く．プラーク除去とマッサージ効果を期待する方法である．歯ブラシの運動は単純な往復運動ではなく，1歯ずつ曲面に合わせて行う．歯列不正のある場合に有効である（図9-13）．

＜歯ブラシの脇腹を用いる代表的方法＞
◎チャーターズ法
　毛先を歯冠側に向け，歯面に当てる．歯面を圧迫しながら根尖方向に毛先をずらし辺縁歯肉に当たったところで回転しながら加圧振動しマッサージを行う．

◎ローリング法
　歯ブラシの毛先を歯頸部辺縁歯肉2 mmに当たる位置で圧迫し，歯冠側方向に毛束を回転する．歯肉のマッサージ効果を期待した方法であるが，歯頸部のプラーク除去効果は低い．

◎スティルマン改良法
　ローリング法と歯ブラシの当て方は同じであり，辺縁歯肉に毛先が当たったところで加圧振動し，その後，回転運動を加える．マッサージ効果は高いが，プラーク除去効果は低い．

□フロッシング
　接触点部から斜めにフロスを引きながら通し（図9-14），歯肉を傷つけない程度までポケット内に挿入し根面や歯面に押し当てながら歯冠側に移動し清掃する．両隣接面を最低3回以上行う．唯一接触点部の清掃ができ，清掃効果も高い．

□歯間ブラシによる清掃法
　歯間部歯槽骨の吸収により，歯間空隙が拡大した部位では歯ブラシのみでは完全な清掃が困難となる．とくに，凹面の歯根露出部位ではデンタルフロスによる清掃も困難であり，歯間ブラシによる清掃が有効である．

1歯ずつ縦磨き法

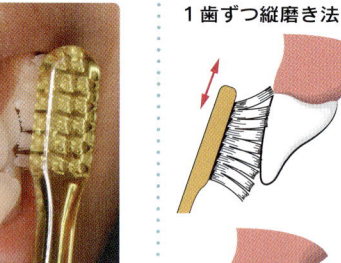

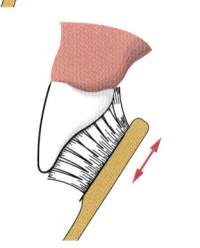

チャーターズ法

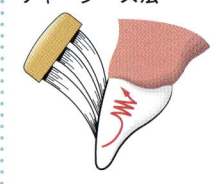

ローリング法

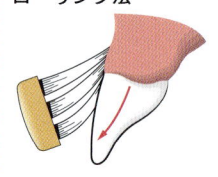

スティルマン改良法

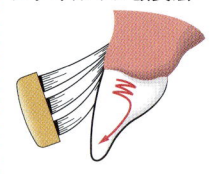

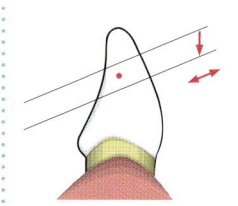

図9-14　フロッシングの方法

歯間部の大きさと形態に合った形状の歯間ブラシを選択する．空隙は立体的には鼓の形態となるため，図9-15のように4方向から清掃を行う必要がある．

☐**電動歯ブラシ**

電動歯ブラシは現在，①高速運動型，②音波型，③超音波型の3つのタイプに分類される（図9-16）．歯面への当て方はスクラッビング法に準じた方法で数歯ずつ移動しながら磨く．ただし，超音波型の電動歯ブラシは手用歯ブラシと同様に刷掃する動作が必要である．

電動歯ブラシは正しく使用すれば手用歯ブラシと比べ，同等かそれ以上の効果があることが実験的に確かめられている．そのためには，専門的な指導を受けるべきであり，歯科衛生士は各種の電動歯ブラシによる刷掃技術に習熟し，かつ指導法も熟知していなければならない．

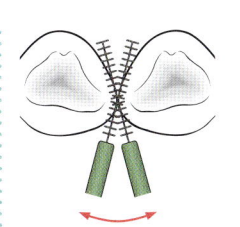

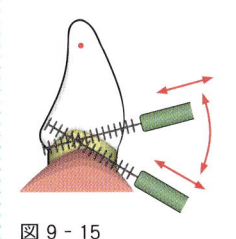

図9-15
歯間ブラシによる清掃

3．セルフケア

日頃，家庭や学校および職場で行うプラークコントロールをセルフケアといい，主に歯肉縁上の歯面に付着したプラークがその対象となる．プラークコントロールの方法としては，機械的方法であるブラッシングが中心となる．補助的に化学的方法として薬剤入りの洗口剤や歯磨剤を用い，その薬効を期待する．しかし，生活習慣の中で指導された内容を継続的に行うことはむずかしく，精神的に負担となることも多い．はじめはあまり負担とならないような目標設定し，改善の程度を口腔内写真やプラークチャートを利用し示すことが重要である．

まずは歯ブラシ1本で磨く練習，どうしても取り残しがある場合にのみ，歯ブラシ以外の清掃用具の使用を薦める．清掃用具はあまり多くないほうが望ましい．

歯肉縁上の継続的で適確なプラークコントロールは非常に効果的である．これにより歯周ポケット内の細菌数も減少し，歯科医や歯科衛生士の専門家による歯肉縁下のプラークコントロールによりほとんどの症例で顕著な改善が認められる．

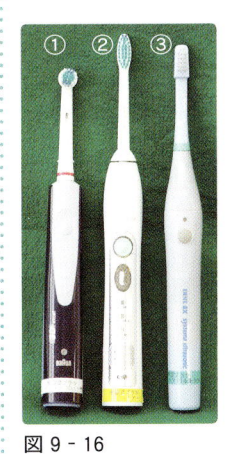

図9-16
①高速運動型（反転）
②音波型
③超音波型

4．プロフェッショナルケア（歯肉縁下・縁上のプラークコントロール）

☐**PMTCの定義**

PMTCとは，Professional Mechanical Tooth Cleaning，専門家による機械的歯面清掃の略で，歯科医師，歯科衛生士のように特別な訓練を受けた専門家により，器具とフッ化物入りペーストを用いて，すべての歯面の歯肉縁上・縁下1～3mmのプラークを機械的に選択除去する方法のこと．

☐**PMTCの操作法・器具・薬剤・操作上の注意**

以下に操作法（手順）（図9-17），使用器具（図9-18～24），使用薬剤（図9-25～27）を示す．

< PMTCの操作法（手順）＞

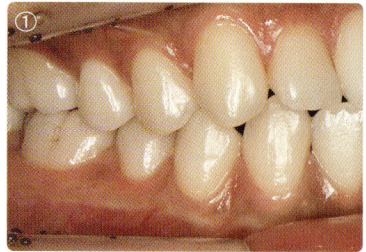

①術前
②プラークの染め出し 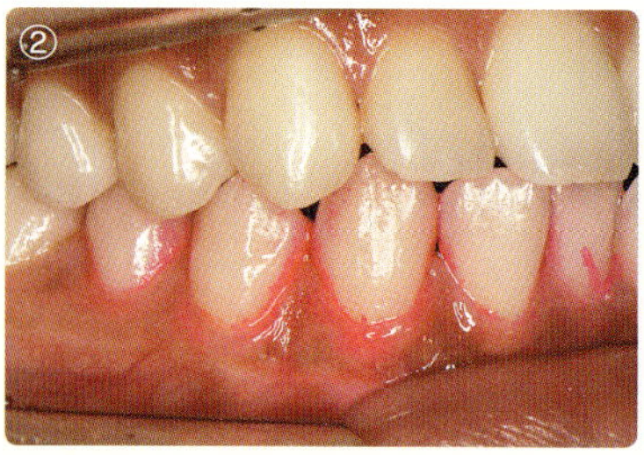
③研磨ペーストの注入または塗布 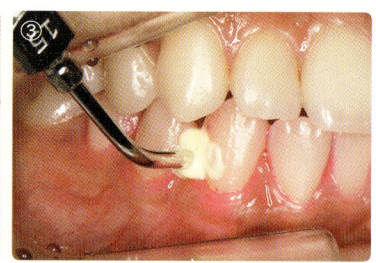
④〜⑥隣接面の清掃・研磨 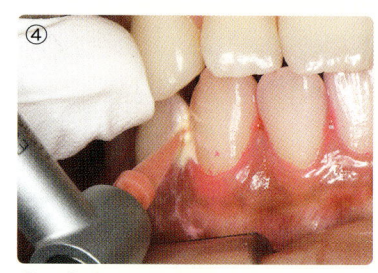 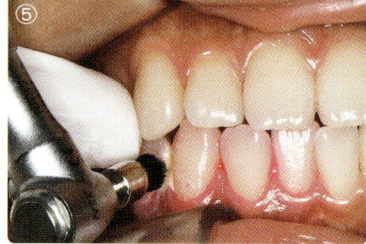 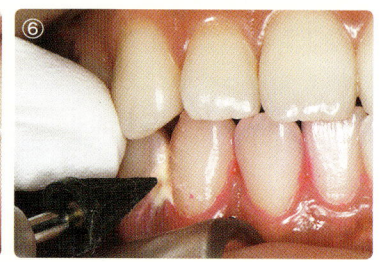
⑦〜⑧頰舌側面・咬合面の清掃・研磨 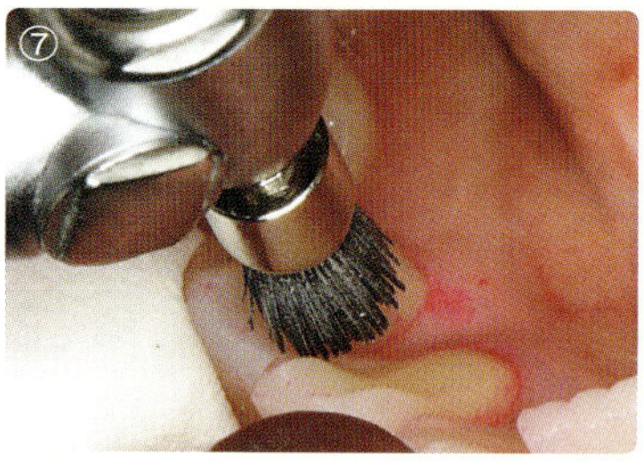 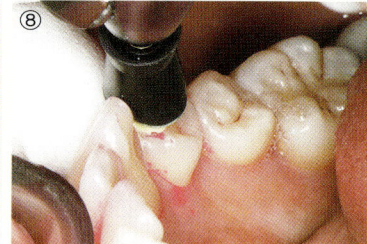
⑨歯面と歯周ポケット内の洗浄 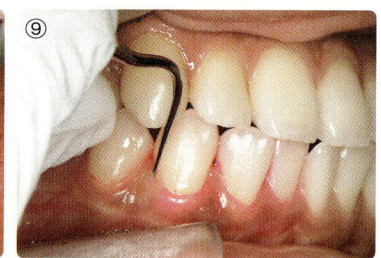
⑩フッ化物塗布 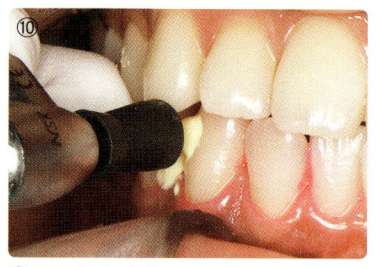

図 9-17

□操作上の注意
- プラークの付着しやすい不潔域である隣接面から始める．
- 研磨剤の粒子の粗さ（RDA値）に注意して，症例に合った研磨剤を選択する．
- ホームケアとプロフェッショナルケアで使用するフッ化物を区別する．
- 研磨時は，歯面に傷がつかないように低速回転で行う．
- 含嗽剤も多種にわたっているので，目的に応じて指導する．

RDA値
Radiocative Dentine Abration の略．象牙質の研磨剤の試験

chapter 9　歯周治療の実際

＜PMTC の使用器具＞

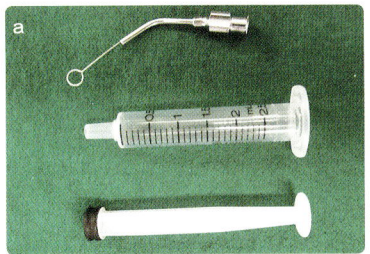

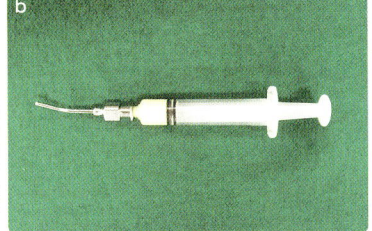

図 9-18　PMTC 用シリンジ

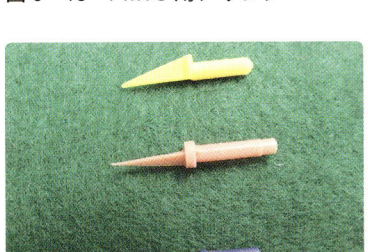

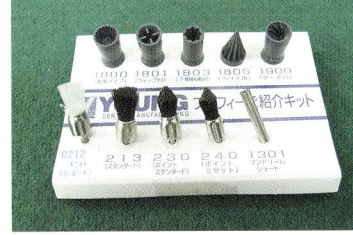

図 9-19　プラスチックチップ

図 9-20　プロフィーカップ・ブラシ

＜PMTC コントラ 100＞
＜PMTC コントラ 25＞
＜PMTC コントラ ROTARY＞

図 9-21　プロフィンハンドピース・コントラアングル（低速回転）

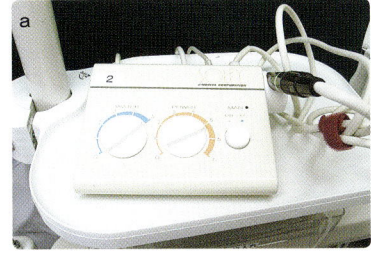

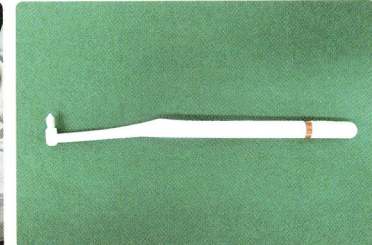

図 9-22　超音波スケーラー

図 9-23　タフトブラシ

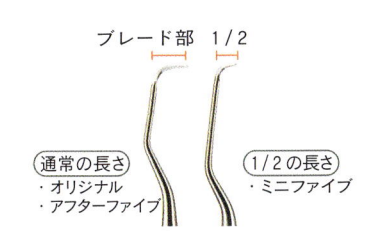

図 9-24　スケーラー（ミニファイブ）：ブレードの比較

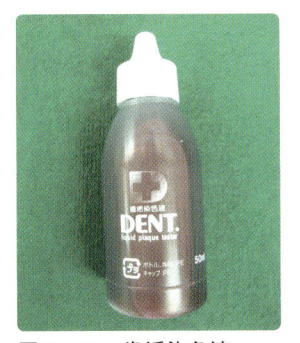

＜PMTC の使用薬剤＞

図 9-25　歯垢染色液

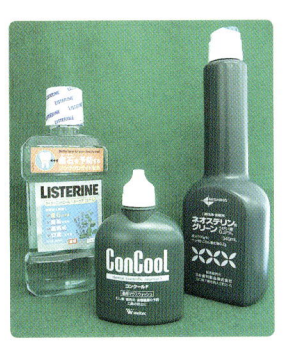

図 9-26　洗口剤

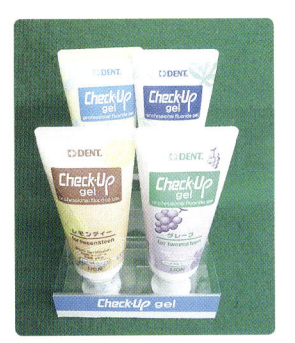

図 9-27　フッ化物

115

表9-5 スケーリングとルートプレーニングの違い

	スケーリング	ルートプレーニング
刃のどこを使うか	刃先1/3	刃全体
側方圧	強い	はじめ強く，徐々に弱くする
ストローク	短い	長く削るようにする
除去するもの	歯石	壊死セメント質

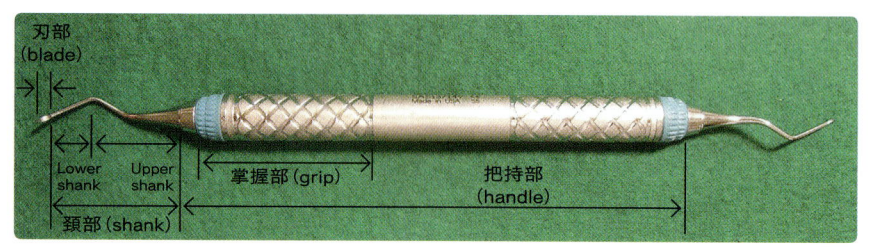

図9-28 スケーラーの構造

5．スケーリングとルートプレーニング

☐ **スケーリング**（scaling：歯石除去）

歯肉縁上・縁下から，歯面に付着したプラークや歯石を除去すること．

☐ **ルートプレーニング**（root planing：根面滑沢化）

セメント質に嵌入している歯石や汚染されたセメント質（壊死セメント質）を除去し，滑沢な硬い歯根面を得ること．

スケーリングとルートプレーニングの違いを表9-5に示す．

＜スケーラーの構造＞（図9-28）

大別すると，刀部，頸部，掌握部，把持部に分かれる．

＜スケーラーの持ち方＞

☐ **執筆型**（pen grasp）（図9-29のa）

ペンを持つような状態でスケーラーを握る．第1指（拇指）と第2指（人差し指）で把持し，第3指（中指）の爪と第1関節の間をスケーラーの頸部に当て，第3指あるいは第4指を固定点とする．力を入れづらいため硬い歯石の除去には不向きで，繊細な動きを必要とするルートプレーニングを行うときに有効である．

☐ **改良執筆型**（modified pen grasp）（図9-29のb）

第1指，第2指，第3指の腹でスケーラーを把持する．第1指が第2指と第3指の間にくるようにし，とくに第3指の腹の中央をスケーラーの頸部に置き，3本の指で三角形を作るようにして安定を図る．固定点は，第4指か第3指に置く．スケーラーを安定して把持できることから，スケーリング・ルートプレーニングの基本的把持法である．確実なスケーリング・ルートプレーニングを習得するうえで必須の持ち方である．

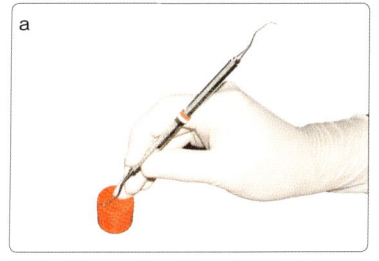

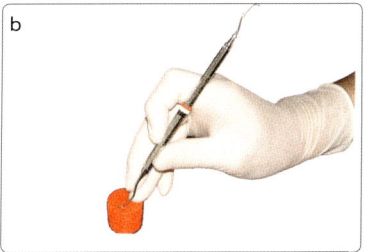

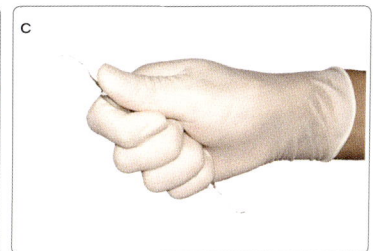

図9-29 スケーラーの持ち方（新井　高，五味一博編：Periodontal Therapy 3rd Edition Basic and Clinical Practice，永末書店，京都，2009より引用）
a：執筆型(pen grasp)，b：改良執筆型(modified pen grasp)，c：掌握型(palm and thumb grasp)

□掌握型(palm and thumb grasp)（図9-29のc）
　第2指から第5指まででスケーラーの把持部を握り，第1指で固定点を求める．スケーラーは第1指の屈伸運動により操作する．強い力が得られるが細かい操作が行えないため，器具の研磨には用いるが実際のスケーリング・ルートプレーニングにはほとんど用いない．

＜スケーラーの動かし方＞
　基本的には3種類である．

□直線ストローク（図9-30のa）
　スケーラーを把持している第1指，第2指，第3指の屈曲によりスケーラーを上下運動させる．根分岐部のスケーリング，あるいは，繊細な動きができるので，ルートプレーニングの仕上げなどに適する．

□ピポットストローク（図9-30のb）
　手を固定し，固定点を軸としてリストを上下させるように動かす方法．テコの原理で刃先に力が加わり，刃先の移動量も少ないので，安全で効率的なスケーリングが行える．

□側方ピポットストローク（図9-30のc）
　前腕と手を固定し，固定点を軸に腕をドアの取っ手を回すように右から左へ，あるいは左から右へ動かす．この操作は臼歯部の隣接面において有効である．

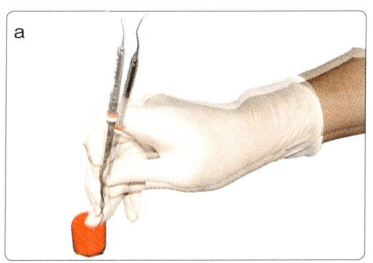

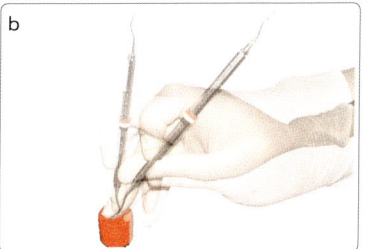

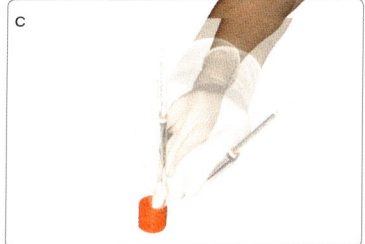

図9-30 スケーラーの動かし方（新井　高，五味一博編：Periodontal Therapy 3rd Edition Basic and Clinical Practice，永末書店，京都，2009より引用）
a：直線ストローク，b：ピポットストローク，c：側方ピポットストローク

図9-31 鎌型（sickle type）

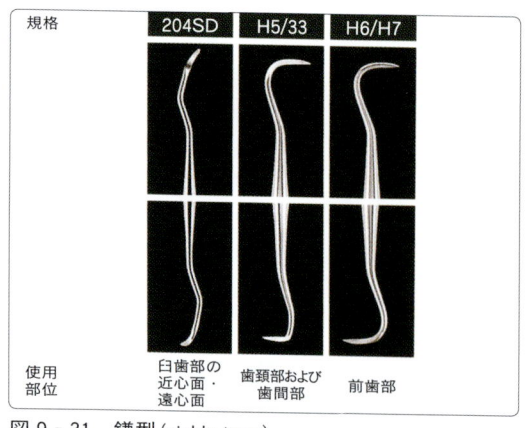

図9-32 ユニバーサルタイプ

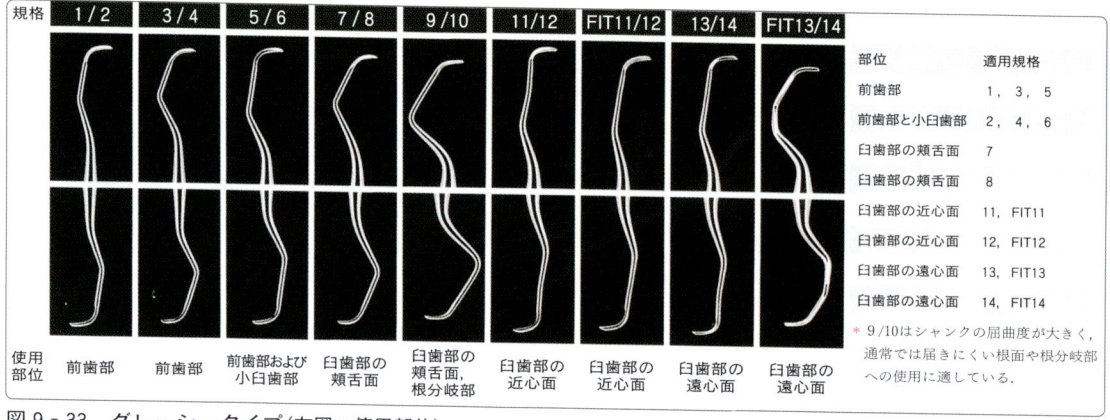

図9-33 グレーシータイプ（右図：使用部位）

※ 9/10はシャンクの屈曲度が大きく，通常では届きにくい根面や根分岐部への使用に適している．

＜スケーラーの種類＞

□手用スケーラー
- 鎌型（sickle type）（図9-31）
- 鋭匙型（curette type）
    ユニバーサルタイプ（図9-32）
    グレーシータイプ（図9-33）
    グレーシータイプの使用部位（図9-33）
- 鍬型（hoe type）
- ヤスリ型（file type）
- ノミ型（chisel type）

一般的には，歯肉縁上歯石の除去には鎌型，歯肉縁下歯石の除去には鋭匙型を用いることが多い．鋭匙型は，ユニバーサルタイプとグレーシータイプに分けられる．その違いを表9-6に示す．

表9-6　ユニバーサルタイプとグレーシータイプの違い

	ユニバーサル	グレーシー
使用部位	全部位	部位特異
刃部	両刃	片刃
第1シャンクと刃部内面との角度	90°	70°

☐ **超音波スケーラー**（図9-22参照）

　超音波スケーラーはチップ先端が毎秒25,000～40,000Hzの振動をすることにより，歯石などの沈着物を除去する．最近はほとんど治療ユニットに備え付けになっている場合が多い．後付型の超音波スケーラーのうち，タンク型の超音波スケーラーは歯周外科処置時に用いることもできる．超音波振動により発熱が生じるため，チップ先端に注水して絶えず冷却することが必要である．

　大量に付着した歯肉縁上歯石の除去にはきわめて有効であるが，歯肉縁下のスケーリングでは触知しづらいので歯石の取り残しが多い．チップを強圧で歯面に当てたり，チップ先端を歯根面に対して直角に当てたりすると歯根面が傷つくので注意が必要である．

　超音波スケーラーの振動を作り出す方式には磁歪型（マグネット型）と電歪型（ピエゾ型）の二通りがあり，磁歪型は，心臓ペースメーカーを入れている患者には禁忌であり，また，電歪型も，すべてのペースメーカーに影響がないとはいいきれず，電磁波による干渉で誤作動を起こすリスクがあるため，予防原則の立場から，ペースメーカーなど体内埋込型医用電子機器を使用している患者に対しては使用を控える（近年のペースメーカーには，電磁波に対する防御機構のあるものが製造されている）．

☐ **エアスケーラー**

　エアスケーラーは，エアタービンのコネクタに接続し，圧搾空気によって専用のハンドピース内の振動子を振動させることによって可聴領域の振動を発生させ，これをチップに伝えている．振動源のタイプとして代表的なものは，①風車の回転，②円筒カラーの回転，③机上面で回転するコインの原理を応用したものがある．いずれのエアスケーラーにしても，その振動数は超音波スケーラーの25,000Hzに比べて，6,000Hzと非常におだやかな動きをチップに伝えている．製品によっても異なるが，エアスケーラー（図9-34）も超音波スケーラーと同様，手用スケーラーとほぼ同等の歯石除去効果がある．現在では，超音波スケーラーのように多種類のチップとの組合せにより，ルートプレーニング，根分岐部への応用，逆根充のための窩洞形成，初期う蝕の窩洞形成，ラミネートベニアの最終形成の仕上げなどにも使用されている．また，専用のブラシを装着することにより超音波ブラシとして用いることも多い（図9-35）．

電磁波
空間の電場と磁場の変化によって形成された波（波動）のこと．

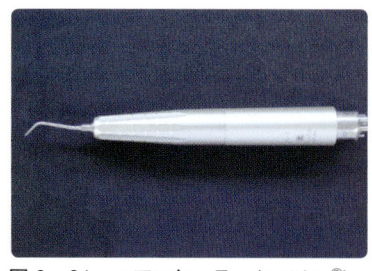

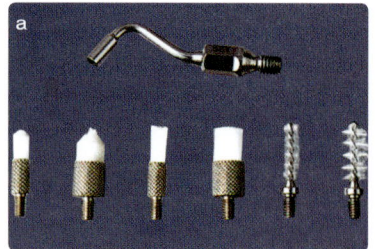

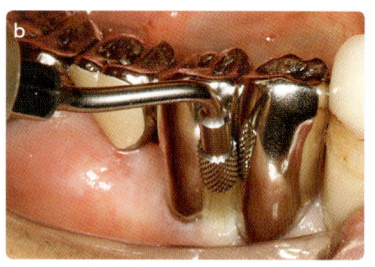

図9-34 エアスケーラー（シリウス®）　　図9-35 超音波歯ブラシ：SUSブラシ(a)と使用例(b)

6．歯周ポケット搔爬術

歯周ポケット除去手術の一つであり，治癒形態は上皮性付着となる．

＜適応＞
- 比較的浅い浮腫性のポケット（3〜4mm），ただし骨縁上ポケットであること．
- 全身状態により他の歯周外科処置が行えない場合

＜禁忌＞
- 骨縁下ポケットを有している場合
- 垂直的骨欠損を有している場合
- 深く複雑な歯周ポケット
- 歯肉の腫脹が線維性で硬い場合

＜利点＞
- 外科的侵襲が少ない．
- 浮腫性の浅い歯周ポケットには有効

＜欠点＞
- 歯肉を剥離翻転しないので，盲目的に行うために取り残しを生じやすい．
- 深い歯周ポケットに対して安易に行うと，ポケット入口の収縮により歯周膿瘍を形成することがある．

＜術式＞（⇒ p.133参照）
- 表面麻酔と局所麻酔
- 根面のスケーリングとルートプレーニング
- 歯周ポケット内の歯肉壁の搔爬
- 歯周ポケット内の洗浄
- 歯肉を歯根面に圧接し，縫合または歯周パック

＊歯周基本治療における歯周ポケット搔爬術（P-Cur）と歯周外科処置における歯周ポケット搔爬術（P-Cur術）の違い：

歯周基本治療におけるP-Curは，炎症の消退を目的とした処置であり，フラップ手術などを予定している部位に対しても行う．これにより，フラップ手術部位の炎症を軽減し，フラップ手術を行いやすくする．このため，必ずしも歯周ポケット除去を目的とした手術ではない．これに対し，

P-Cur
歯周基本治療

P-Cur術
歯周外科処置

歯周外科処置における P-Cur 術は，適応症を十分に考慮し，この処置により歯周ポケットの除去を行う方法である．禁忌症例である歯周ポケットの深い症例や線維性の歯周ポケットには行わない．

7．咬合調整と歯冠形態修正

＜咬合調整の定義＞
咬頭嵌合位における早期接触や偏心咬合位への滑走運動の際に生じる咬頭干渉となる部位を選択的に削合し，咬合力を多数歯に均等に分散させること［臨床咬合学事典：参考図書10）より］．

＜目的＞
早期接触や歯冠の形態異常による過剰な咬合力や側方力を取り除き，機能的で調和のとれた咬合が営まれるようにすること．

＜適応症＞
- 咬合性外傷
- 補綴物装着の前処置
- ブラキシズム
- 顎関節症
- 矯正治療中の咬合の不安定なもの
- 広範囲な補綴治療の前処置

＜禁忌症＞
- 著しく挺出した歯，著しく咬耗した歯列
- すでに咬合高径が低下している歯列
- 極端な不正歯列
- 咬合面の知覚過敏歯

＜咬合調整の際の注意点＞
- 咬合高径の低下に注意し歯を削りすぎないこと．また，削合量は原則としてエナメル質の厚さを超えないようにする．
- 1歯あたりのセントリックストップのすべてを失うような削合調整は行わないようにする．
- 切削器材の選択を誤らない．すなわち，切削部位に適した器材を正しく使用する．
- 咬合性外傷の認められない歯に，予防的に咬合調整は行ってはならない．
- 咬合調整は患者の了解を得てから行う．

＜歯冠形態修正＞
- 歯周組織に咬合性外傷を起こしていて，過高部の削除に止まらず，食物の流れを改善し，歯周組織への為害作用を極力防止する場合
- 舌・頰粘膜の咬傷を起こすような場合
- 欠損補綴を行うにあたり，対合歯が挺出している場合

咬頭嵌合位
上顎と下顎の歯列がもっとも多くの部位で接触している状態での下顎位

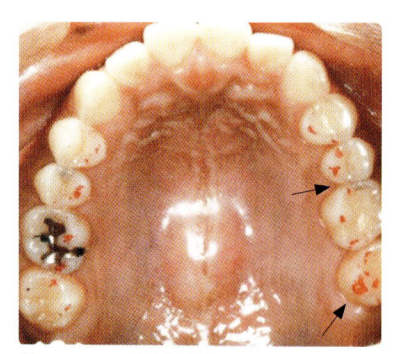

図9-36　早期接触

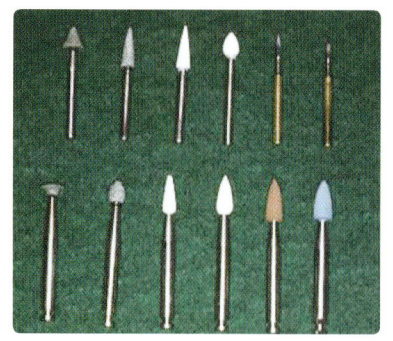

図9-37　エンジン用カーボランダムポイント，タービン用カーバイドバー

　以上のようなときに歯冠形態の修正を行う．咬合調整という大きいくくりの中に，歯冠形態修正が含まれる．歯の軸面やカントゥアの調整を行った場合は，咬合調整ではなく歯冠形態修正ということが多い．

＜術式＞

　咬合紙を用いて早期接触部位を抽出する．

　中央部が着色せず，周囲にリング状に明記された部位が早期接触（図9-36）である．実際に印記された部位を単に削合するだけでは，削合面が平坦になりやすい．それを防ぐために，裂溝形成，球面形成，咬頭頂形成などを行う．エンジン用カーボランダムポイント，タービン用カーバイドバーを用いて行う（図9-37）．

8．暫間固定

　固定とは，損傷を受けた部分を一定の位置や状態に保って動かないようにして保護することをいい，歯周治療では歯周組織が破壊されて二次性咬合性外傷が生じている歯を，周囲の歯と連結することにより，咬合力を連結歯に分散して軽減し，歯周組織に安静を与え，二次性咬合性外傷を改善したり，その発生を防ぐ治療法をいう．固定法は大別すると，暫間固定と永久固定に分かれる．

＜目的＞
- 外傷性咬合による歯周組織の破壊の修復を起こりやすくするために，支持組織の安静を図る（動揺歯への咬合力を多数歯に分散させる）．
- 歯の病的移動を防ぐ．
- 食片圧入を防ぎ，咬合機能を維持する．
- 外科手術後の歯の安静を図る．
- 歯の保存ができるか否かの判定をする．

＜期間＞

短いもので1週間，長い場合は1年以上にわたる場合もある．

カントゥア（contour）
歯冠の軸面形態，とくに頰舌側の豊隆形態のこと．歯冠形態のアウトライン．

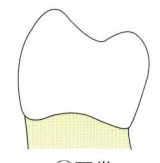

①正常

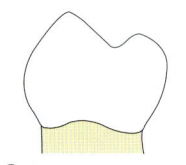

②オーバーカントゥア

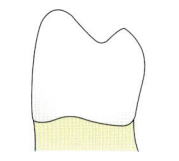

③アンダーカントゥア

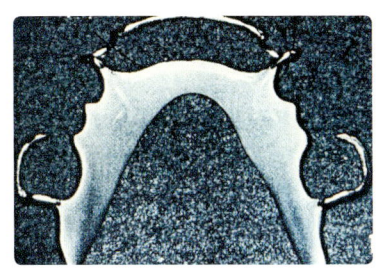

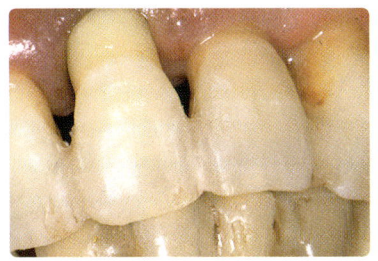

図9-38 可撤式外側性固定(ホーレー型固定)

図9-39 固定式外側性固定(エナメルボンディングレジン固定)

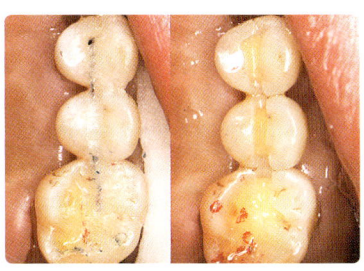

図9-40 固定式内側性固定(A-splint)

＜種類＞
　可撤式と固定式，内側性と外側性に分類される．
- 可撤式外側性固定：ホーレー型固定(図9-38)
- 固定式外側性固定：エナメルボンディングレジン固定(図9-39)
- 固定式内側性固定：A-splint(図9-40)

＜暫間固定後の注意点＞
　暫間固定後は，必ず咬合診査を行う．固定装置の調整が不十分であると，咬合により固定歯にさらに傷害が加わったり，対合歯に傷害を与えたりする場合がある．固定源は動揺のない隣在歯を用いる．

9．う蝕の処置と歯内治療

　歯頸部にう蝕があると，プラークコントロールの妨げになるばかりでなく，進行すると歯髄まで達し歯内治療が必要になってくる．そうなる前にう蝕治療を行い，プラークが付着しづらい環境を構築するべきである．

10．抜歯

　歯周治療における抜歯の基準は，保存した場合にプラークコントロールが困難になる歯ということになる．

＜例＞
- う蝕が進行し，骨縁下にまで及ぶような歯
- 根尖付近まで歯槽骨が高度に吸収している歯
- 大きな根尖病巣があり，歯内治療で予後不良の歯
- 骨縁下まで及ぶ歯根破折歯

11．暫間義歯(図9-41)

　残存歯のみでは，咬合高径を保持することができず，咀嚼障害や審美障害を生じている場合は，口腔機能回復治療期に最終補綴を行うとしても，基本治療中に治療用装置として暫間義歯を装着し，暫間的な咬合回復処置を行う．

ホーレー型固定
矯正の動的治療終了後，歯列などの位置を保持する装置の一つ

エナメルボンディング固定
外側性固定による暫間固定の一手法

A-splint
内側性固定による暫間固定の一手法

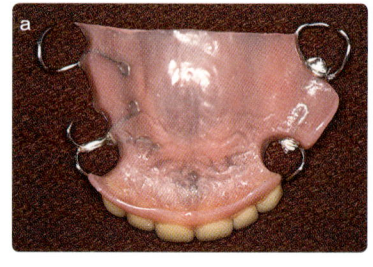

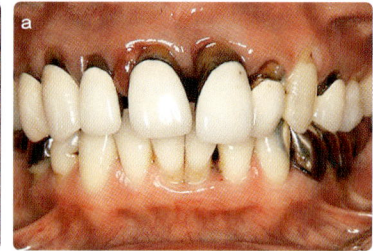

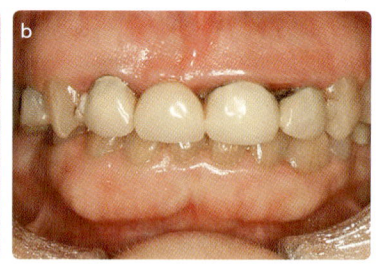

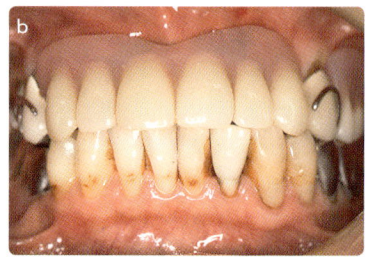

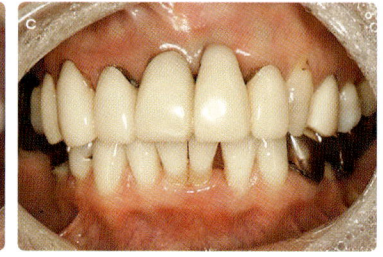

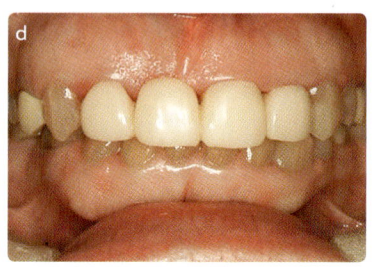

図9-41　暫間義歯（bは装着時）

図9-42　プロビジョナルレストレーション
a, bが術前で，c, dがそれぞれプロビジョナルレストレーションの状態

12. プロビジョナルレストレーション（図9-42）

　不良補綴物・修復物は，マージンの適合，コンタクトの状態，カントゥア形態などが悪いために，歯頸部へのプラーク堆積，食片圧入，咀嚼障害などを引き起こし，歯周疾患の悪化を招く．不良補綴物・修復物を除去した後に，直ちに最終補綴物を装着することはなく，歯周組織の治癒を待ってから装着するべきである．歯周治療期間中の暫間的な歯質の保護や機能性，審美性を回復する手段として，アクリリックレジンを使用したプロビジョナルレストレーションがある．プロビジョナルレストレーションを装着することにより，良好なプラークコントロールの場や適切な咬合関係を付与することができる．プロビジョナルレストレーションは，咬合高径，バーティカルストップ，アンテリアガイダンスをレジンの添加・削除により容易に変えることができるので，最終補綴物の概形を決定するのに有用である．

13. 悪習癖の改善

□ブラキシズムの改善

　歯周病にブラキシズム（グラインディング，クレンチング）が加わると，修飾因子として働き歯周組織の破壊を促進する．頬圧痕や舌圧痕（図9-43, 44）が認められると，ブラキサーである場合が多い．検査によりブラキシズムが認められたならば，以下のような治療法を行い，ブラキシズムを為害作用のない範囲にコントロールする．

＜治療法＞
・自己暗示療法

バーティカルストップ
咬合高径を保っている歯の接触部分

アンテリアガイダンス
滑走運動時における歯の誘導要素のこと．

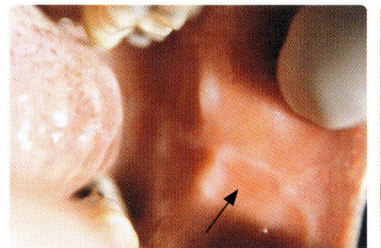

図9-43 頬圧痕	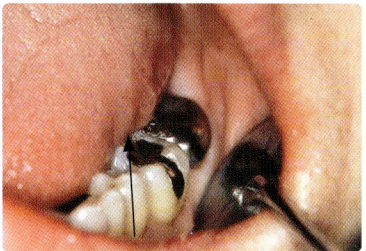 図9-44 舌圧痕	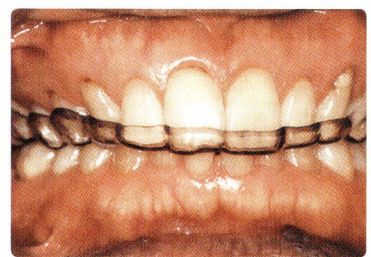 図9-45 ナイトガード
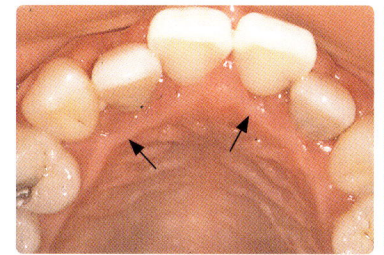 図9-46 テンションリッジ	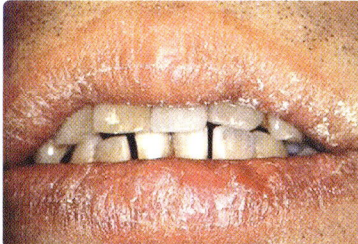 図9-47 口唇の乾燥	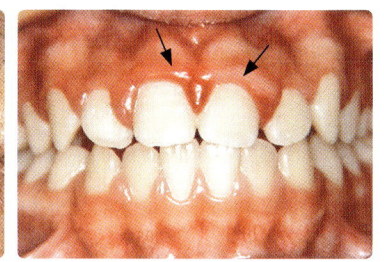 図9-48 口呼吸線
図9-49 a,b：歯周-矯正治療		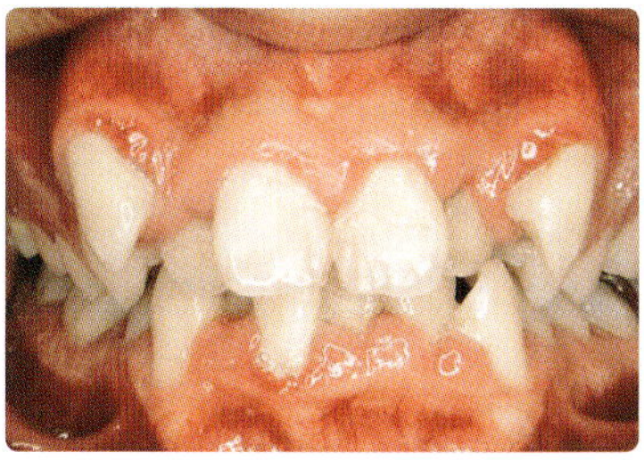 図9-50 叢生症例

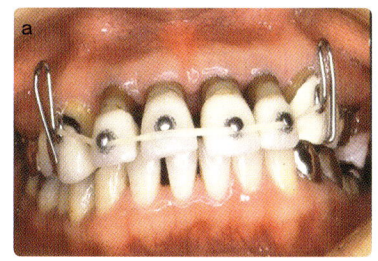

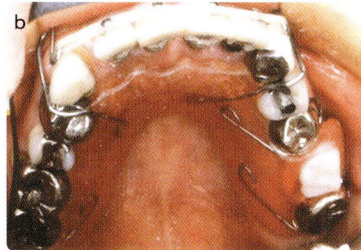

- 咬合調整
- ナイトガード（図9-45）

口呼吸の改善

テンションリッジ（図9-46），口唇の乾燥（図9-47），口呼吸線（図9-48）や口唇を閉じた際に生じるオトガイ部の皺，あるいは問診により鼻疾患が認められたら，口呼吸を疑い，処置を行う．鼻性口呼吸は鼻呼吸が困難な場合が多いので，耳鼻咽喉科への紹介を行い，歯性口呼吸の場合は，オーラルスクリーンや口唇にテープを張ることにより，口腔内乾燥を防いだり，筋機能訓練により口唇の閉鎖を図る．

弄舌癖の改善

前歯部が唇側傾斜していたり，歯間離開をしていると舌尖の先を上顎前歯口蓋側面に押し当ててしまう癖がついてしまうことがある．継続して行うと症状が悪化して歯周組織の破壊を生じることがある．これは患者自身も無意識に行っていることが多く，まず自覚させ習癖をやめるように指導

筋機能訓練
咀嚼系の機能障害の治療法の一つ.

する．歯列の状態によっては矯正治療を行うこともある．

14. 歯周‐矯正治療（図9‐49, 50）

歯列不正（叢生，転位，傾斜など）や歯間離開がある場合は，プラークコントロールが不良になったり咬合性外傷を引き起こしやすく，これに伴い修飾因子が増加する場合が多い．そこで小矯正（MTM：Minor Tooth Movement）により限局的に歯の移動を行い，プラークコントロールの容易な環境に改善し，歯周組織の炎症の改善を図る．

> MTM（Minor Tooth Movement）
> 歯周病患者を対象とした矯正治療を指すことが多い．

15. 知覚過敏の処置

含嗽時やブラッシング時に水がしみるなどの知覚過敏症状があると，その部位を避けるようになり，プラークの停滞を招き，歯周組織に炎症を惹起する．つまり，知覚過敏歯が存在するとプラークコントロールの妨げとなり，歯周治療に影響を及ぼすことになるので，適切な治療を行う必要がある．

＜治療法＞
- ノンペーストブラッシング
- 咬合調整
- 露出歯根面のコーティング
- レジン充填
- 抜髄

16. 薬物療法

薬物療法とは，抗菌薬や抗炎症薬などを全身的，局所的に応用して歯周病の治療を行うことをいう．歯周基本治療や歯周外科処置，メインテナンス期の補助療法，術後の感染予防法として用いられる．プラークコントロールの主体はブラッシングに代表される機械的プラークコントロールであるので，薬物療法だけでは十分な口腔内の清掃は期待できず，安易に薬物療法に依存するのは好ましくない．つまり，薬物療法のみに頼るのではなく，機械的プラークコントロールを含めた歯周基本治療を徹底的に行い，必要な部位には歯周外科処置を施し，歯周治療の流れに従うのが基本である．

＜使用される薬物＞

□抗菌薬

①経口投与（表9‐7）

歯周病原細菌はグラム陰性嫌気性菌であるので，この細菌に十分な抗菌力を持ち，歯周局所あるいは歯肉溝滲出液中に高濃度に移行する抗菌薬が望ましい．この条件を満たす薬剤には，ペニシリン系，マクロライド系，テトラサイクリン系などがある．

表9-7　代表的な抗菌薬

商品名	一般名・化学名
ペニシリン系	
サワシリンカプセル	アモキシリン(AM-PC)
ビクシリンカプセル	アンピシリン(AB-PC)
セフェム系	
フロモックス錠100mg	塩酸セフカピンピボキシル(CFPN-PI)
リンコマイシン系	
ダラシンカプセル	塩酸クリンダマイシン(CLDM)
ニューマクロライド系	
ジスロマック錠	アジスロマイシン(AZM)
ニューキノロン系	
クラビット錠100mg	レボフロキサシン(LVFX)
タリビット錠	オフロキサシン(OFLX)
テトラサイクリン系	
アクロマイシンVカプセル	塩酸テトラサイクリン(TC)
ミノマイシン錠100mg	塩酸ミノサイクリン(MINO)
ミノマイシンカプセル100mg	

表9-8　局所薬物配送システム(LDDS)に用いる代表的な薬剤

商品名	市販のLDDS用薬剤
	抗菌薬
ペリオクリン	塩酸ミノサイクリン
テトラサイクリン・プレステロン	塩酸テトラサイクリン・エピジヒドロコレステリン
	その他
ヒノキチオールキット	ヒノキチオール・酢酸ヒドロコーチゾン

②局所応用（局所薬物配送システムLDDS）

　抗菌薬は通常抗菌スペクトルの広い薬剤を用いるが，これにより口腔内の常在菌にまで作用してしまう欠点がある．これを解決するために局所薬物配送システム(LDDS)が開発された．少ない投与量で薬物濃度が長期間維持でき，耐性菌の出現，副作用，腸内細菌への影響がきわめて少ないという利点を持つ．歯周治療では徐放性薬物を歯周ポケット内に注入することにより，歯周ポケット内に長時間停滞し，徐々に歯肉溝滲出液中に放出され，歯周病原細菌を抑制するのに有効な濃度を長時間維持できる．使用される薬剤としてはテトラサイクリン系抗菌薬がある（表9-8，図9-51）．

□非ステロイド系抗炎症薬（Non-Steroidal Anti-Inflammatory Drug：NSAIDs）
（表9-9）

　抗炎症，鎮痛，解熱作用の薬理作用を持つステロイド以外の薬物の総称．酸性と塩基性がある．一般に術後の消炎や鎮痛の目的で投与される．

LDDS
Local Drug Delivery System

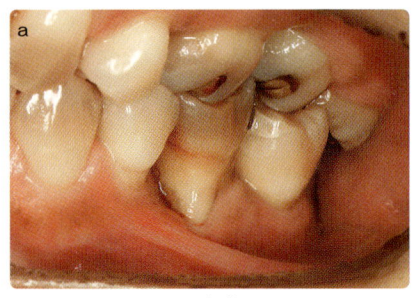

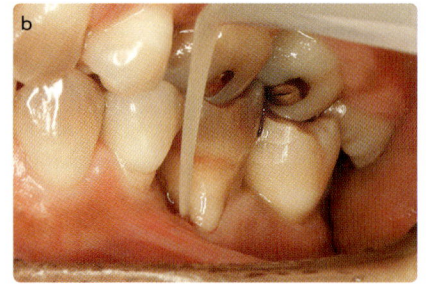

図9-51　LDDSの実際(a：症例術前，b：挿入時)

表9-9　代表的な非ステロイド系抗炎症薬(NSAIDs)

商品名	一般名・化学名
アニリン系製剤(解熱鎮痛消炎剤)	
カロナール錠	アセトアミノフェン
ポンタールカプセル250mg	メフェナム散
フェニル酢酸系製剤(解熱鎮痛消炎剤)	
ボルタレン錠25mg	ジクロフェナクナトリウム
塩基性(消炎鎮痛剤)	
メブロン酸	エピリゾール
ピラノ酢酸系製剤(消炎鎮痛薬)	
ハイペン錠200mg	エトドラク
プロピオン酸系製剤(消炎鎮痛薬)	
ロキソニン錠	ロキソプロフェンナトリウム
酵素製剤(消炎剤)	
ノイチーム錠30mg	塩化リゾチーム
レフトーゼ錠30mg	

・One-Stage Full-Mouth Disinfection

　ブロックごとに日を異にしてスケーリング・ルートプレーニングを行った場合，せっかく歯周ポケット内の細菌を機械的に除去しても，処置をしていない部位の歯周ポケットから歯周病原細菌が伝播し，元の細菌叢を再形成してしまう場合がある．これを防ぐために，1日で全顎にわたるスケーリング・ルートプレーニングを行い，細菌叢を完全に変えてしまおうとする方法．最近の研究では，4ブロックに分けても1回法と同等の効果があるという報告もある．

・Dental Drug Delivery System(3DS)

　2000年に発表された専門的口腔バイオフィルムの制御法のこと．できるだけ口腔内のバイオフィルムを破壊し，絶対量を減らした後，抗菌薬剤をオーダーメイドのドラッグリテーナーに入れ，歯列に輸送する除菌法である．最近では，歯周治療にも応用されている．

3）歯周基本治療後の再評価

再評価の目的は，各ステージにおける歯周治療の結果を判断するためや，歯周病の病状変化を判断するために行う．その結果，治療計画の修正が必要になることもある．再評価の時期は，歯周基本治療終了時，歯周外科治療終了時，口腔機能回復治療終了時，メインテナンス／SPT移行時に行う．歯周基本治療終了時の再評価は，結果を評価し歯周外科処置へ移行するかどうかを検討する．

歯周基本治療後の再評価
⇒ p.102参照

4）歯周基本治療時の歯科衛生士の役割

歯周治療の流れと歯科衛生士の役割（⇒ p.102の図8-8参照）は，それぞれのステージで，歯科衛生士として関わる項目はすべて重要であるが，とくに歯周基本治療は原因除去療法とも呼ばれ，初発因子であるプラークの除去のみならず，修飾因子も含めた歯周病の原因因子を除去して歯周組織の炎症を改善し，その後に続く歯周治療の効果を高める役割も担っており，歯周治療を成功に導くための基本的な治療である．その主体となるのは生活習慣・食生活の改善指導，プラークコントロール，スケーリング・ルートプレーニングであるので，歯科衛生士の役割が最重要になってくる．

参考文献

1）Löe H, Theilade E, Jensen SB. Experimental gingivitis in man. J Periodontol 1965；36：177-187.
2）Glickman I. Clinical periodontorogy, Fourth edition:Saunders, Philadelphia and London 1972；444-445.
3）O'Leary TJ, Drake RB, et al. The plaque control record. J Periodontol 1972；43：38.
4）木下四郎，渡辺久，米良豊常ほか．メインテナンスに於ける好ましいプラークコントロールの程度について．日歯周誌 1981；23（3）：509-517.
5）渡辺孝章．テレメトリーシステムを用いたブラッシング圧測定装置によるブラッシング圧に関する研究―ブラッシング圧とプラーク除去効果との関係―．日歯周誌　1985；27：779-794.
6）土澤一実，渡辺孝章，鈴木丈一郎，新井高ほか．スクラッビング法における種々の歯ブラシの歯垢除去効果とブラッシング圧に関する研究（第1報）―毛の先端形態と直径の異なるナイロン毛歯ブラシについて―．日歯周誌 1986；28：1120-1130.
7）渡辺一郎，渡辺孝章，鈴木丈一郎，新井高ほか．スクラッビング法における種々の歯ブラシの歯垢除去効果とブラッシング圧に関する研究（第2報）―毛の長さと毛束配列の異なるナイロン毛歯ブラシについて―．日歯周誌 1987；29：610-621.
8）山本昇，長谷川司ほか．Interdental Brush と Dental Floss の清掃効果について．日歯周誌 1975；17：258-264.
9）新井高．スクラッビング法ついて．Quintessence Jounal 1985；9-12, 31-38.
10）Fones AC. Home care of the mouth, mouth hygiene. Ed. 4, Lea and Febiger, Philadelphia, 1934；294.
11）Bass CC. An effective method of personal hygiene（Ⅱ）. J Louisiana M Soc 1954；106：100-112.
12）Charters WJ. immuniging both hard and soft mouth tissue to infection by correct stimulation with toothbrush. JADA 1928；15：87.

13）Hirrshfeld I. The why and how of toothbrushing. Am Dent. A. J., 32：80，1‐54.
14）Sillman PR. A philosophy of the treatment of periodontal disease. D. Digest 1932；8：314.
15）新井髙．電動歯ブラシと手用歯ブラシのプラーク除去と歯肉の炎症への効果．日歯周誌 2005；47：1‐10.
16）Axelsson P．臨床予防歯科の実践．東京：EIKO CORPORATION, 1992：84.
17）Yashima A, Gomi K, Maeda N, and Arai T.One-stage full‐mouth versus partial‐mouth scaling and root planning during the effective half‐life of systemically administered azithromycin. J. of Periodontology 2009；80：1406‐1413.

参考図書

1）伊藤公一，内山茂，品田和美(編)．デンタルハイジーン別冊 歯周治療におけるメインテナンス― Supportive Periodontal Therapy ―．東京：医歯薬出版，2007.
2）内山茂，波多野映子，長縄恵美子．歯界展望 MOOK　PMTC．東京：医歯薬出版，1998.
3）内山茂，波多野映子．歯界展望 MOOK　PMTC 2．東京：医歯薬出版，2003.
4）新井髙，五味一博(編)．Periodontal Therapy 3rd Edition Basic and Clinical Practice. 京都：永末書店，2009.
5）萠田秀夫，笠井俊一，秋本尚武，島田和基(編)．私の愛すべき道具たち―臨床に役立つ歯科器具・器材の有効活用―．東京：デンタルダイヤモンド社，2006：52‐53.
6）吉江弘正，伊藤公一，村上伸也，申基喆(編)．臨床歯周病学．東京：医歯薬出版，2007.
7）特定非営利活動法人日本歯周病学会(編)．歯科衛生士のための歯周治療ガイドブック キャリアアップ・認定資格取得をめざして．東京：医歯薬出版，2009.
8）武内博朗，早川浩生．最新3DS 事情 う蝕ペリオステージ．東京：デンタルダイヤモンド社，2009.
9）特定非営利活動法人日本歯周病学会(編)．歯周病専門用語集．東京：医歯薬出版，2007.
10）長谷川成男，坂東永一(監)．臨床咬合学事典．東京：医歯薬出版，1997.

復習しよう！

1 歯周基本治療に含まれるのを2つ選べ('02)．
a 再評価
b 歯周外科
c 咬合調整
d メインテナンス

2 歯ブラシの脇腹を使用するのはどれか('98)．
a チャーターズ法
b スクラッビング法
c バス法
d フォーンズ法

3 毛先を振動させる方法を2つ選べ('99)．
a バス法
b チャーターズ法
c ローリング法
d フォーンズ法

4 手用スケーラーの固定法で正しいのを2つ選べ('99)．
a 掌握状把持法には第2指固定法がある．
b 変法執筆状把持法には第3指固定法がある．
c 固定点の面積はなるべく小さくとる．
d 固定点は施術部より遠いほうが安定する．

5 グレーシーの鋭匙型スケーラーで正しい組合せはどれか('99)．
a 5/6————臼歯部遠心面
b 13/14————臼歯部頰側面
c 11/12————臼歯部近心面
d 7/8————前歯部

＜解答＞
1：a, c
2：a
3：a, b
4：b, c
5：c

chapter 10 **歯周外科治療**

学習目標
- □ 各種歯周外科治療の目的と適応を説明できる．
- □ 各種歯周外科治療の術式と使用する器具，その使用法の概要を説明できる．
- □ 各種歯周外科治療時に必要な準備について説明できる．
- □ 根分岐部病変の処置について説明できる．
- □ 歯周外科治療における歯科衛生士の役割について説明できる．

10-1 歯周外科治療の目的

1）目的

歯周外科治療の目的は病変や炎症巣の除去だけでなく，プラークコントロールを容易にするための歯周ポケットの改善，スケーリング・ルートプレーニング時の使用器具の歯根面に対する直視による処置，歯肉形態・歯周組織の生理的形態への再形成，アタッチメントレベルの維持，付着歯肉の獲得，歯周組織の再生などがある．

2）適応と禁忌

(1) 適応
- 歯周基本治療により，歯周ポケットが改善しない場合，歯周ポケットの減少，除去を目的として行う場合
- 軟組織，硬組織が生理的な形態ではなく，異常な形態をきたし，歯周病の発生，悪化に関連する場合
- 修復・補綴物を装着する場合，審美的に問題が発症する解剖学的異常がある場合

(2) 禁忌
- 全身疾患を有し，歯周外科の侵襲に耐えられない状態にある場合（例：止血が困難な血液疾患を有する場合．免疫性の低下により感染の危険性がある場合．重篤な心疾患，肝疾患などを有する場合）
- 歯周外科手術を行うにあたって適切な状態でない場合（例：口腔清掃状態の不良，歯周基本治療後の再評価で歯周外科手術の適応でないと判断された場合）
- 歯周外科手術に対して同意が得られない場合
- 妊娠中である場合
- 抗凝血薬（ワーファリン）服用者

止血が困難な血液疾患
- 血小板減少症
- 血友病

10-2　外科的歯周治療の分類と術式

1) 病的歯周ポケットの減少と除去を目的とした手術法

1．切除療法

切除法は歯周ポケットを構成する遊離した歯肉と上皮付着部を含む歯肉の部位を切除，除去することで歯周ポケットの減少，除去を目的とした方法である．また，同時に歯肉を生理的形態や審美的形態に改善する．

(1) 歯肉切除術

歯肉切除術は歯肉が肥厚あるいは線維性に増殖した状態で，歯槽骨吸収がないか，あってもわずかな場合の仮性ポケットに対して行われる．

＜術式＞

①手術野の消毒

②局所麻酔

③ポケット底の印記

歯周ポケット底の深さを知るためにクレンカプランのポケットマーカーを使用し，ポケット底を印記する（図10-1のA）．

④切開

歯肉切除用メス（カークランドメス）または替え刃メスを用いて，印記されたポケット底よりわずかに根尖よりから歯軸に対して45度の角度になるように外斜切開を加え，ポケットを除去する．

⑤切除片・不良肉芽の除去とスケーリング・ルートプレーニング

スケーラーや鋭匙を用いて切除片，不良肉芽組織を除去し，直視下にて残存歯石を取り除き，根面の平滑化を行う（図10-1のB, C）．

⑥根面清掃

滅菌ガーゼストリップスで歯根面の清掃，研磨を行い，歯石の取り残しをチェックする．

⑦歯肉の整形（図10-1のD）

歯肉バサミやメスを用いて，歯肉創面の辺縁を生理的に整形する．

⑧止血，洗浄

⑨ペリオドンタルパックの包埋

歯肉切除術では，創面が口腔内に露出するので，必ずペリオドンタルパックを処置する（図10-1のE）．

(2) 歯肉弁根尖側移動術

歯肉歯槽粘膜形成術の一つであるが，歯周ポケットを切開により歯肉弁形成し，根尖方向に移動することで，歯周ポケットの除去，付着歯肉の増加が可能であり，歯周ポケットの切除的療法に含まれる場合もある．詳しくは歯肉歯槽粘膜形成術（⇒ p.140）を参照．

2．組織付着療法

組織付着療法とは，歯周ポケット内壁を除去し，不良肉芽組織，歯石を

外斜切開
歯肉頰移行部方向から辺縁歯肉方向へ斜めに加えられる切開で，創面は口腔内に露出する．

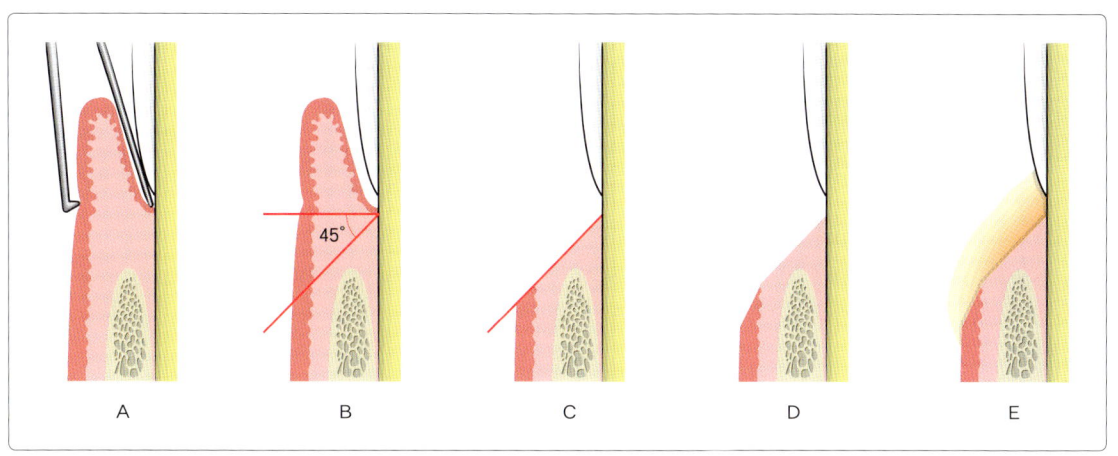

図10-1 歯肉切除術
A：歯周ポケット底の印記，B：切除時のメスの角度，C：外斜切開による歯肉の切除，D：歯肉辺縁の整形，E：ペリオドンタルパックの包填

取り除き，根面の平滑化を行い，歯面と歯肉の付着を図る方法である．

（1）歯周ポケット掻爬術

一般的に軽度な歯周炎で浅いポケットを有する場合に行われ，歯周ポケットの内壁の病的な上皮を掻爬する．侵襲が少なく，有病者や老人などに適応される場合があり，基本治療において重度の症例に対して炎症症状を一時的に改善するために行われることもある．この方法は直視下ではなく，暗視野の状態でスケーラーをポケット内で操作するため掻爬の不確実性，歯根面付着物の取り残しなどがある場合がある．

＜術式＞
①手術野の消毒
②局所麻酔

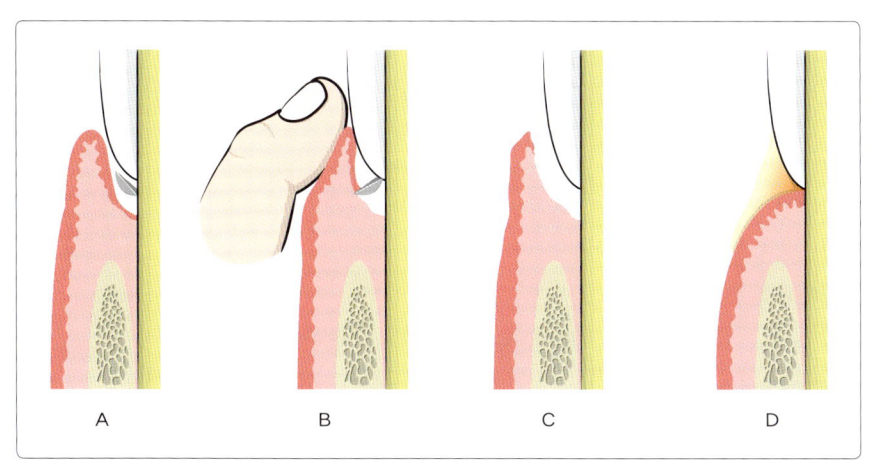

図10-2 歯周ポケット掻爬術
A：スケーリング・ルートプレーニング，B：内縁上皮の掻爬（歯肉辺縁を指で圧迫），C：掻爬後，D：ペリオドンタルパック包填

③スケーリング・ルートプレーニング
　局所麻酔下で歯肉縁上歯石，縁下歯石を除去，壊死セメント質の除去，根面の滑沢化を行う（図10-2のA）．
　④歯周ポケット内壁の搔爬
　キュレットスケーラーを用いて，上皮付着部を含めて病的な歯周ポケット内壁上皮をポケット底部から歯肉辺縁方向に搔爬除去する．指で歯周ポケット外側から歯肉辺縁を圧迫しながら搔爬を行うとより効率的に内壁が除去できる（図10-2のB，C）．
　⑤洗浄・止血
　⑥ペリオドンタルパックの包埋
　軽度な歯周炎に対して処置を行うため，搔爬の侵襲状態により異なるが，ペリオドンタルパック包埋を行わないことが多い（図10-2のD）．
（2）新付着術（ENAP：excisional new attachment procedure）
　適応症としては，歯周ポケット搔爬術と同様で軽度な歯周炎で浅いポケットを有する場合に行われる．歯周ポケット搔爬術はキュレットスケーラーを用いて歯周ポケット内壁を搔爬するが，新付着術では，メスを用いて歯周ポケット内壁を切除する．
＜術式＞
　①手術野の消毒
　②局所麻酔
　③ポケット底の印記
　④メスによる内斜切開（図10-3のA，B）
　メスにより歯肉辺縁からポケット底に向けて内斜切開を行う．
　⑤歯肉片の除去
　切開された歯周ポケット内壁をキュレットスケーラーと鋭匙を用いて除去する．
　⑥スケーリング・ルートプレーニング
　⑦洗浄・止血
　⑧縫合
　新付着術の場合，歯間乳頭部が切開により遊離するので縫合を行う（図10-3のC）．
　⑨ペリオドンタルパックの包埋（図10-3のD）．
（3）フラップ手術（歯肉剝離搔爬術）
　フラップ手術は歯周ポケットの内壁をメスで切除後，歯槽骨より歯肉を剝離翻転させ，歯槽骨を露出させ，直視下で不良肉芽組織を除去し，残存歯石を取り除き，根面の平滑化を行う．歯槽骨を露出させるため，垂直性骨吸収，骨縁下ポケットが適応とされる．また，歯槽骨に対する処置，再生療法などにも応用される．欠点として治癒後，長い上皮性付着が形成されることが多い．

内斜切開
歯肉辺縁よりポケット底または歯槽骨頂へ向けた切開で，ポケット内壁が除去される．

剝離翻転
剝離した歯肉をめくり，歯槽骨が直視できるようにする．

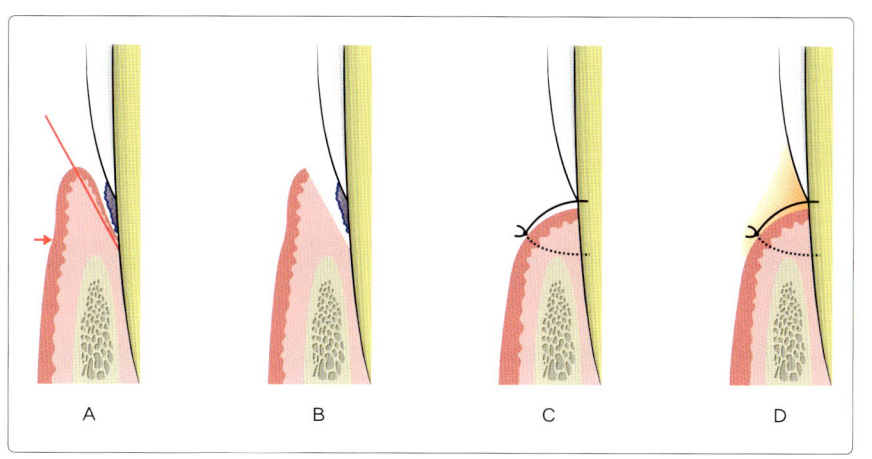

図10-3　新付着術
A：ポケット底へのメス（内斜切開方向），B：ポケット底への内斜切開，C：縫合，D：ペリオドンタルパックの包埋

＜術式＞

①手術野の消毒
②局所麻酔
③ポケット底の印記（行わない場合もある）
④切開

メスを用いて，歯肉辺縁から歯槽骨頂に向けて内斜切開を加える（図10-4のA, B）．ウィドマン改良法では，一次切開：内斜切開，二次切開：歯肉溝内切開，三次切開：水平切開を行う（図10-4のF）．

⑤歯肉の剝離

骨膜剝離子を用いて，歯肉を骨膜とともに根尖方向に剝離（全層弁：歯肉骨膜弁）し，歯槽骨を露出させる（図10-4のC）．

ウィドマン改良法
切開を3回に分けて行い，最小限の侵襲で良好な治療効果を得ることを目的とした術式

骨膜
骨表面を覆う結合組織で，骨と強く結合している．

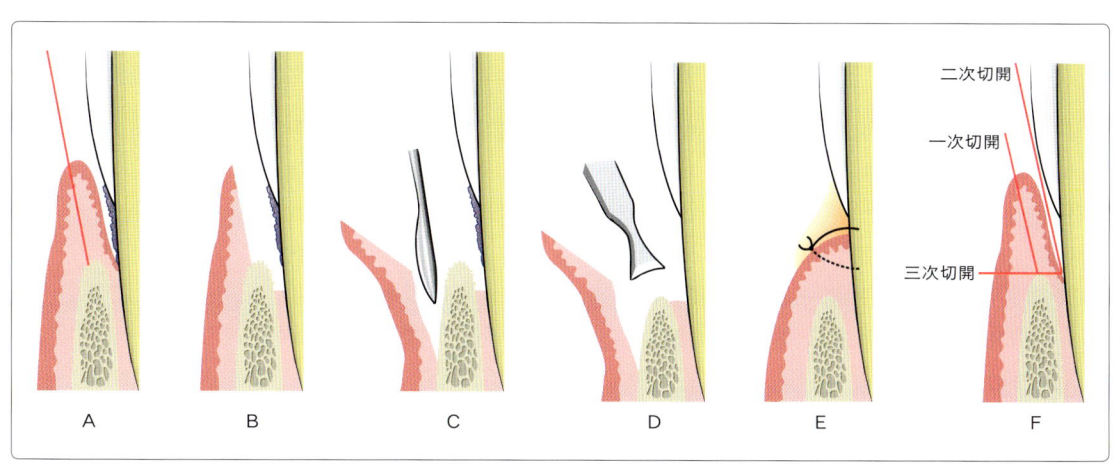

図10-4　フラップ手術
A：歯槽骨頂へのメスの内斜切開方向，B：内斜切開，C：歯肉の剝離，D：骨整形，E：縫合，ペリオドンタルパック包埋，F：ウィドマン改良法

⑥切除片・不良肉芽の除去とスケーリング・ルートプレーニング

歯肉を剥離翻転した状態で，直視下にてスケーラーや鋭匙を用いて切除片，不良肉芽組織を除去し，残存歯石を取り除き，根面の平滑化を行う．

⑦歯槽骨整形・歯槽骨切除

歯槽骨を露出させるため，形態的に治癒を妨げるような歯槽骨の形態が認められるときには，オーシャンビンチゼル，シュガーマンファイル，骨バーなどを用いて歯槽骨整形・歯槽骨切除を行う（図10-4のD）．

⑧根面清掃

滅菌ガーゼストリップスで歯根面の清掃，研磨を行い，歯石の取り残しをチェックする．

⑨歯肉の整形

歯肉バサミやメスを用いて，歯肉弁内壁，歯肉の辺縁を整形する．

⑩止血，洗浄

⑪縫合

⑫ペリオドンタルパックの包埋（図10-4のE）

2）再生療法

（1）歯周組織再生誘導法（GTR：Guided Tissue Regeneration）

歯周病により喪失した歯槽骨に，吸収性や非吸収性のGTR用膜を用いることにより上皮の進入を妨げ，歯根膜由来の歯周組織再生能力のある細胞を誘導し，歯根膜，セメント質，歯槽骨を再生させ，同時に新しい結合組織性付着を得ようとする方法である．

適応症としては，根分岐部病変2度（Lindheの分類），垂直性骨吸収が適応とされている．

＜術式＞（フラップ手術に準ずる）

①手術野の消毒

②局所麻酔

③切開

切開はフラップ手術に準ずるが，歯肉弁が処置後GTR膜を完全に覆うように切開線を設定する．

④歯肉の剥離

骨欠損部露出，肉芽組織除去，スケーリング・ルートプレーニング後，GTR膜を用いて骨欠損部を覆い，膜を歯頸部に適合させ縫合糸にて固定する（吸収性のGTR膜を用いる場合は吸収性縫合糸を使用して膜を固定する）（図10-5のA）．

⑤歯肉弁によりGTR膜を覆い，縫合する．

⑥非吸収膜の場合は術後4〜6週間でGTR膜を除去する手術を行う．吸収膜の場合は行わない（図10-5のB）．

GTR用膜
上皮の侵入を防ぐための膜
＜吸収性の膜＞
・乳酸・グリコール共重合体膜
・コラーゲン膜
＜非吸収性膜＞
・αPTFE膜

吸収性縫合糸
吸収性膜とほぼ同じ成分（ポリグリコール酸）で，膜と同様に組織に吸収される．

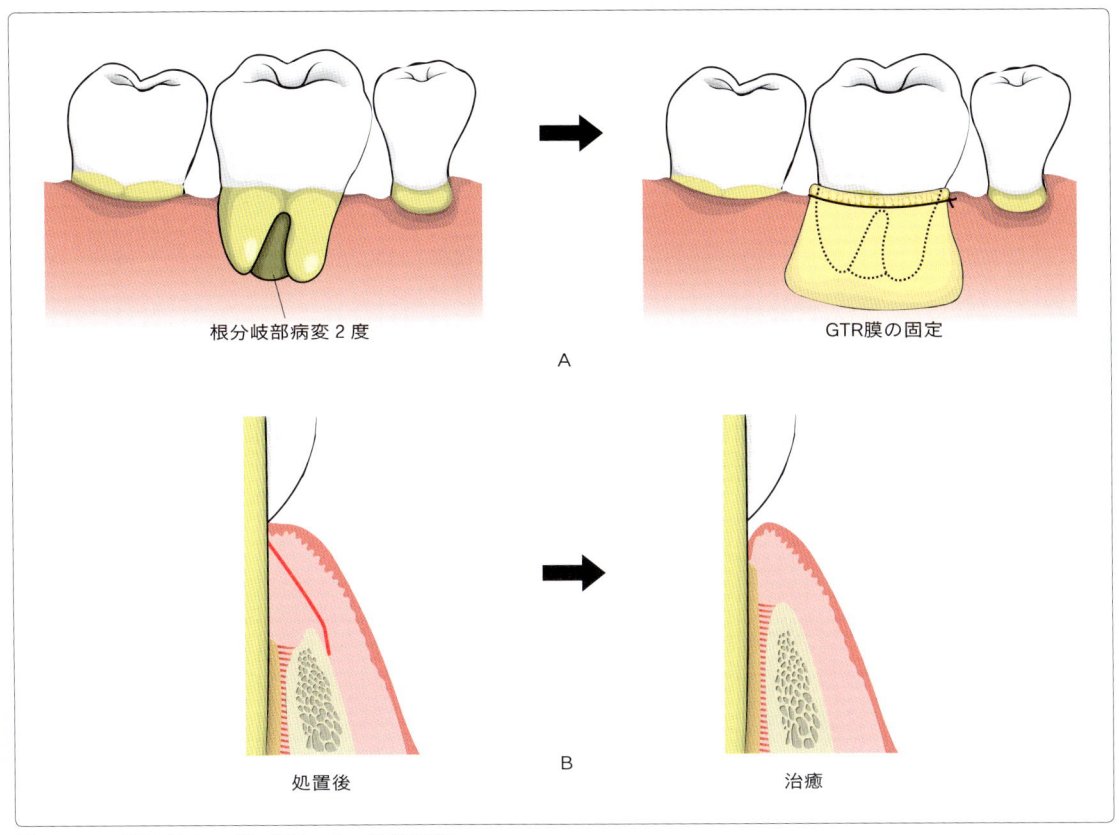

図10-5　GTR法（A：膜の固定，B：治癒過程）

（2）エナメルマトリックスタンパク質（エムドゲイン®）を応用した方法

エナメルマトリックスタンパク質は，歯の発生期の歯根形成時に産生されるタンパク質で，無細胞セメント形成に関与しているとされている．

歯周病により喪失した歯槽骨に対応する歯根面にエナメルマトリックスタンパク質を塗布し，無細胞セメント質を誘導，形成させ，歯周組織を再生する方法である．

適応症としては，根分岐部病変2度（Lindheの分類），垂直性骨吸収が適応とされている．

＜術式＞（フラップ手術に準ずる）

①手術野の消毒
②局所麻酔
③切開
切開は歯肉溝切開を行う（図10-6のA）．
④歯肉の剥離
骨欠損部露出，肉芽組織除去，スケーリング・ルートプレーニング後，止血確認（図10-6のB）
⑤生理食塩水による根面洗浄

無細胞セメント質
セメント質は有細胞セメント質と無細胞セメント質に分類され，歯頸部セメント質は無細胞セメント質で構成される．

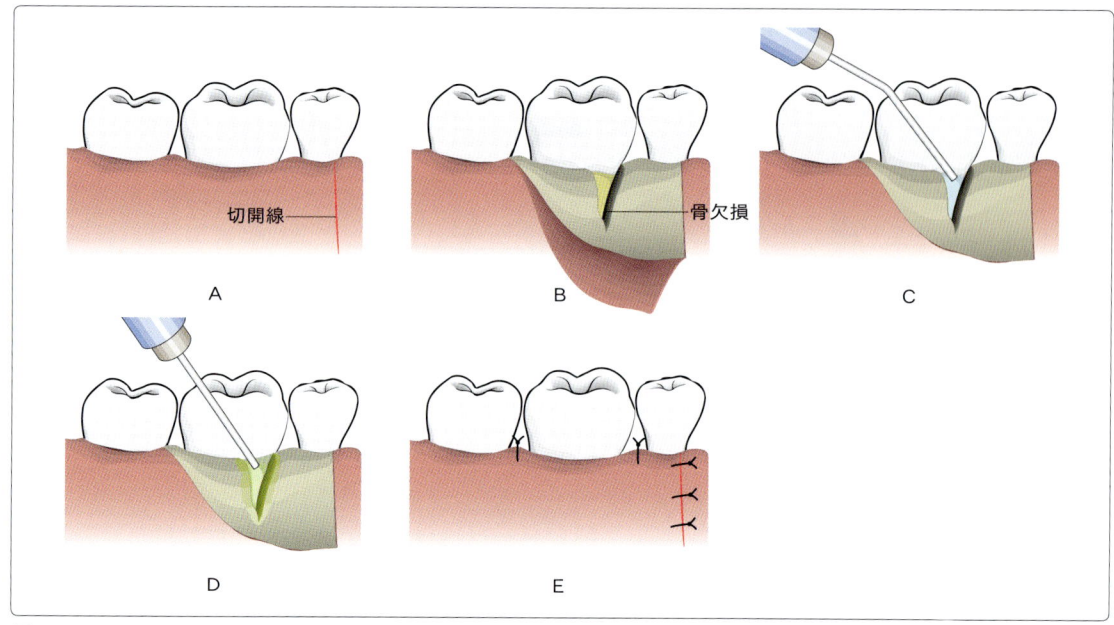

図10-6 エナメルマトリックスタンパク質を応用した方法
A：歯肉溝切開，B：歯肉剝離，C：歯根面エッチング処理，D：エナメルマトリックスタンパク塗布，E：縫合

⑥歯根面エッチング処理（図10-6のC）
⑦エムドゲイン塗布（図10-6のD）
⑧縫合（図10-6のE）

3）軟組織の解剖学的形態の改善を目的とした手術法：歯周形成手術（歯肉歯槽粘膜形成術）

付着歯肉の幅が狭いか，あるいはない，また浅い口腔前庭により，辺縁歯肉に障害が生じる場合，付着歯肉の幅を増加させることにより，歯周組織と口腔環境の改善，歯周病の再発防止を目的とした処置法である．また，審美的に問題がある場合にも改善処置として行われる．

（1）小帯切除術

小帯の付着位置が辺縁歯肉に近い場合（高位付着）に行われる手術で，小帯を除去することにより付着歯肉の増加，また小帯部位のプラークコントロールの改善が認められる．

＜術式＞
①手術野の消毒
②局所麻酔
③小帯の切除

小帯を止血鉗子などでつかみ，上下にメスまたは歯肉バサミを使用し，小帯を切除除去する（図10-7のA）．

小帯
口腔前庭で頰および口唇粘膜が歯槽粘膜に移行する部位に縦に認められるヒダ．上唇小帯，下唇小帯，頰小帯がある．

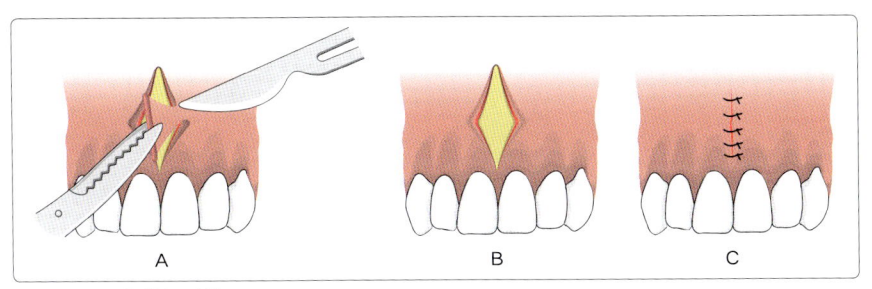

図10-7　小帯切除術
A：小帯をメスにて切開，B：切開後の創面，C：縫合

　④縫合
　菱形の創面を縫合する（図10-7のB, C）．
（2）歯肉弁側方移動術
　1歯あるいは2歯の限局した歯根露出がある場合で，両側あるいは片側の隣接歯肉から歯肉の供給（有茎歯肉弁）が受けられる場合に行われる．

＜術式＞
　①手術野の消毒
　②局所麻酔
　③歯肉露出歯根辺縁歯肉の除去（図10-8のA）
　④歯肉弁（有茎）の形成・移動
　歯根露出部が被覆できる幅を考慮し，縦切開を歯槽粘膜に達するまで加える．歯肉弁は粘膜弁あるいは粘膜骨膜弁を形成し，歯根露出部を覆うように側方に移動させる（図10-8のB, C）．
　⑤歯根露出部を被覆し，縫合する（図10-8のD）．
　⑥ペリオドンタルパックの包填

有茎歯肉弁
剥離した歯肉弁が基部で歯槽粘膜とつながっている弁．基部より栄養供給がある．

粘膜弁
歯肉弁を形成する場合，歯槽骨に骨膜を残して形成した歯肉弁

粘膜骨膜弁
歯肉弁を形成する場合，骨膜を含めて剥離形成した歯肉弁

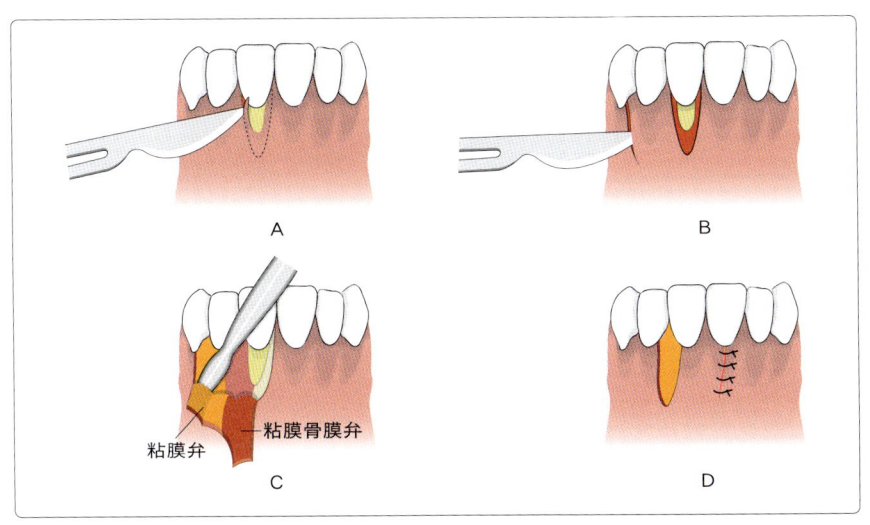

図10-8　歯肉弁側方移動術
A：露出歯根辺縁歯肉の除去，B：縦切開，C：歯肉弁（粘膜弁・粘膜骨膜弁）の形成，D：歯肉弁の移動・縫合

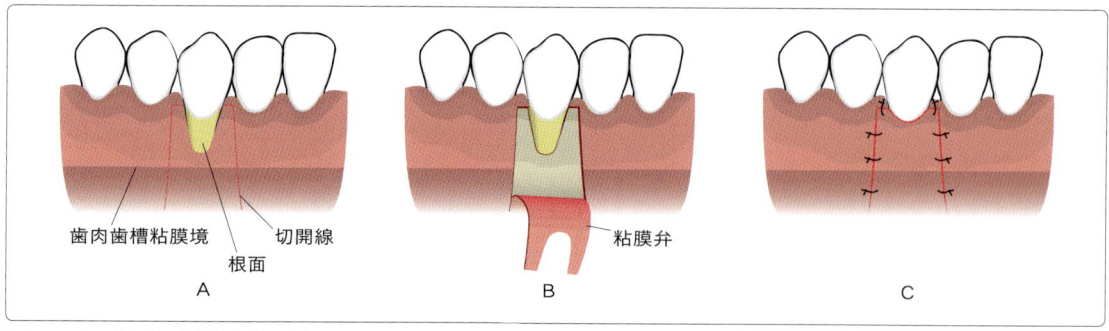

図10-9　歯肉弁歯冠側移動術
A：切開，B：歯肉弁（粘膜弁）形成，C：歯根露出部を被覆し縫合

（3）歯肉弁歯冠側移動術
　1歯もしくは2歯の歯根露出がある場合に行われる処置で，歯肉を歯冠側に牽引し，歯根露出部を被覆する．
＜術式＞
　①手術野の消毒
　②局所麻酔
　③歯肉弁の形成
　歯根が露出している部分の両側の歯肉に，縦切開を歯槽粘膜に達するまで加え粘膜弁を形成する（図10-9のA，B）．
　④歯肉弁の移動
　歯肉弁を歯冠方向に進展させ，歯根露出部を被覆する．
　⑤歯根露出部を被覆し，縫合する（図10-9のC）．
　⑥ペリオドンタルパックの包埋

（4）歯肉弁根尖側移動術
　付着歯肉の幅が狭いか，ない場合に付着歯肉の幅を増加させる方法．歯周ポケットの切除的療法に含まれる場合もある．
＜術式＞
　①手術野の消毒
　②局所麻酔
　③切開
　メスを用いて，歯肉辺縁から歯槽骨頂に向けて内斜切開を加える（図10-10のA，B）．
　④歯肉の剝離，歯肉弁の形成
　歯肉弁（歯槽骨頂から一部を部分層弁）を形成し，歯肉歯槽粘膜境を越えて剝離し，歯肉弁を自由に可動できる状態にする（図10-10のC）．
　⑤切除片・不良肉芽の除去とスケーリング・ルートプレーニング
　⑥根面清掃
　滅菌ガーゼストリップスで歯根面の清掃，研磨を行い，歯石の取り残し

部分層弁
粘膜弁と同じ

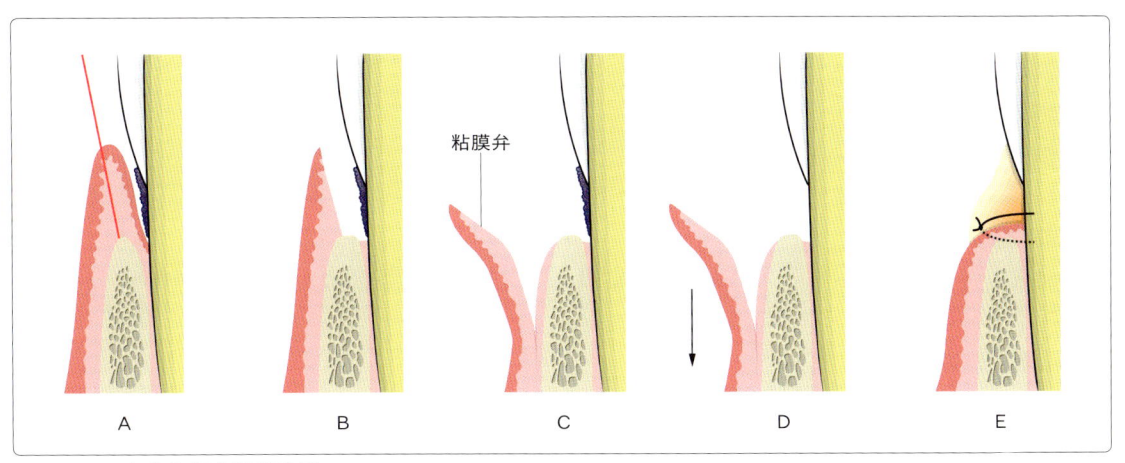

図10-10 歯肉弁根尖側移動術
A：歯槽骨頂への切開線，B：内斜切開，C：粘膜弁の形成，剥離，D：歯肉弁を根尖側へ移動，E：縫合，ペリオドンタルパック包填

をチェックする．
⑦歯肉の整形
歯肉バサミやメスを用いて，歯肉弁内壁，歯肉の辺縁を整形する．
⑧止血，洗浄
⑨縫合
歯肉弁を歯肉頰移行部方向に押し下げ，フラップ手術と同様に縫合する．または歯槽骨頂部の部分層弁に縫合する場合もある（図10-10のD）．
⑩ペリオドンタルパックの包填（図10-10のE）

（5）遊離歯肉移植術
1歯もしくは数歯に及ぶ歯根露出がある場合，もしくは付着歯肉の幅が狭いか，ない場合に行われる．口蓋粘膜より歯肉弁（部分層弁）を採取し，付着歯肉欠損部もしくは歯根露出面を被覆する．

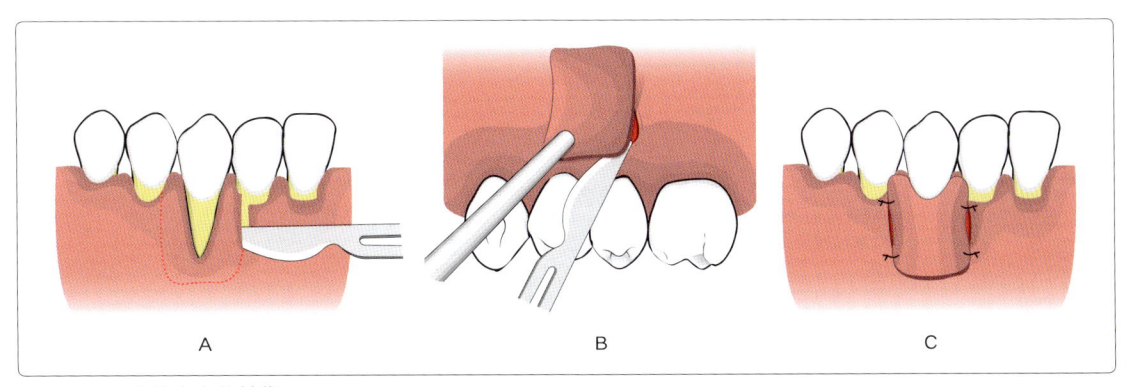

図10-11 遊離歯肉移植術
A：移植床の形成，B：口蓋粘膜からの遊離歯肉弁の採取，C：移植床への遊離歯肉弁の縫合

＜術式＞
　①手術野の消毒
　②局所麻酔
　③移植床の形成
　受容側に骨膜を残し移植床を作製する（図10-11のA）．
　④遊離歯肉弁の採取
　移植床の大きさに合わせて，同側の口蓋粘膜より遊離歯肉弁を採取する（図10-11のB）．
　⑤遊離歯肉弁の縫合
　遊離歯肉弁を移植床に合わせて縫合する（図10-11のC）．
　⑥ペリオドンタルパックの包填
　1週目にパックを交換し，2週間パックを行う．抜糸は2週間後に行う．

（6）歯肉結合組織移植術
　口蓋側の上皮下結合組織を移植片として使用する方法で，露出歯根面の被覆，口腔前庭拡張，顎堤の増大に用いられる．移植片を歯肉弁で覆うため色調など審美性に優れた方法である．

＜術式＞
　①手術野の消毒
　②局所麻酔

遊離歯肉弁
移植のために口蓋側歯肉から採取される弁で，上皮と一部結合組織を含む粘膜弁

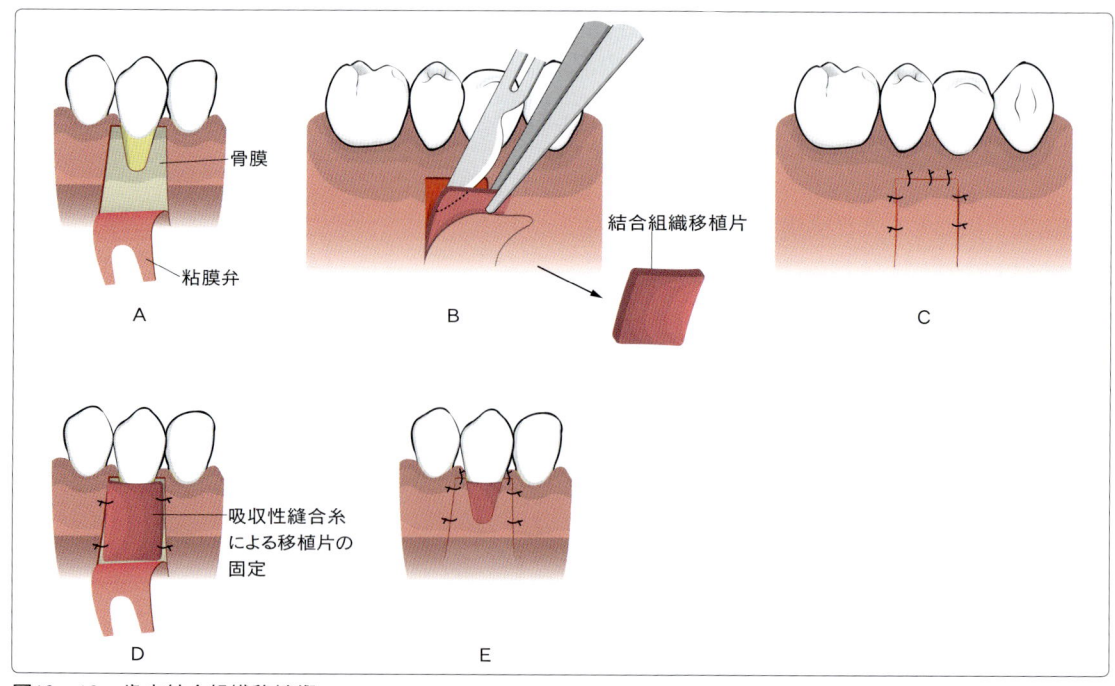

図10-12　歯肉結合組織移植術
A：移植床の作製，B：結合組織移植片の採取，C：採取部の縫合，D：結合移植片の固定，E：粘膜弁の縫合

③移植床の形成
　受容側に粘膜弁を作製し，骨膜を残し移植床を作製する（図10-12のA）．
④結合組織移植片の採取
　移植床の大きさに合わせて，同側の口蓋粘膜から上皮を残し結合組織移植片を採取する．移植片採取部位は上皮と縫合する（図10-12のB, C）．
⑤結合組織移植片の移植と縫合
　結合組織移植片は移植床の骨膜と粘膜弁の間に挿入し，結合組織移植片を吸収性の縫合糸で骨膜と固定する．その上から粘膜弁を覆い，周囲の歯肉と縫合する（図10-12のD, E）．
⑥ペリオドンタルパックの包填
　1週目にパックを交換し，2週間パックを行う．抜糸は2週間後に行う．

結合組織移植片
口蓋粘膜上皮を切開・剥離し，上皮下の結合組織のみを採取した組織片

10-3　外科的歯周治療の種類と用途（小手術器具の種類，用途と取り扱い）

1）局所麻酔（カートリッジの取り扱い）

　通常カートリッジ式注射器の場合，カートリッジを消毒用アルコール綿で消毒，注射器のピストンを後部に十分に引き，カートリッジを注射器にセットする．セット後ピストンを前方に押し，カートリッジの先端部のセットを確認する．歯科用ディスポーザブル注射針の後部キャップを外し，注射器に装着し，準備を終了する（図10-13）．
　使用後は，先端のキャップは手を使用せず，注射針にて先端キャップをすくい取り，元の状態に戻す．使用後の注射針は針刺し事故などの感染予防のため直接手で触れない．

ディスポーザブル
使い捨て

2）用途別器具（局所麻酔・消毒・洗浄用シリンジなど共通して使用されるものは除く）

（1）歯肉切除術に使用される器具
　クレンカプランのポケットマーカー（使用する部位により2種類ある），カークランドメス，鋭匙，歯肉バサミ，キュレットスケーラー（図10-14, 15）

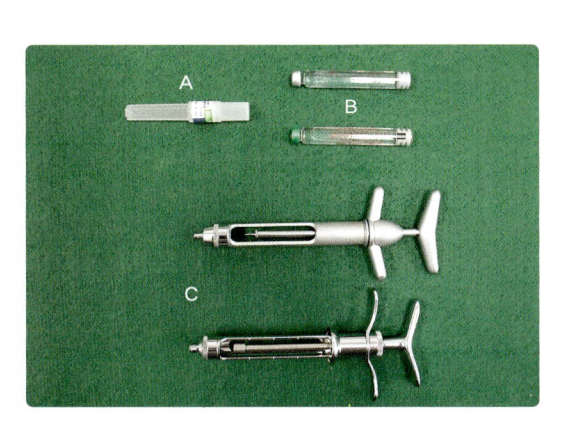

図10-13　A：歯科用ディスポーザブル注射針，B：カートリッジ，C：シリンジ

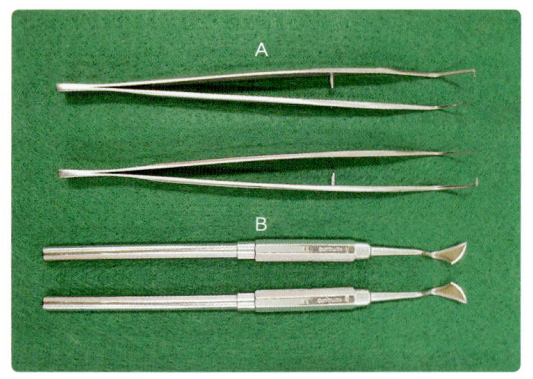

図10-14　A：クレンカプランのポケットマーカー（一対），B：カークランドメス（一対）

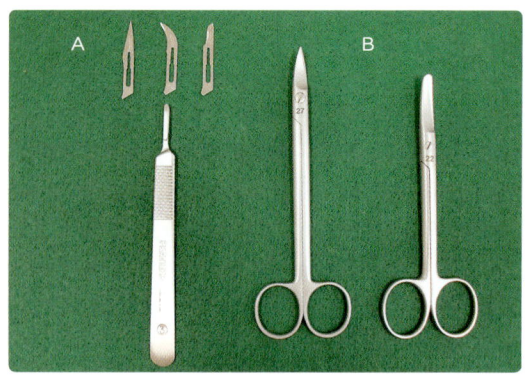

図10-15　A：替え刃メス（左から11, 12, 15），メスホルダー，B：歯肉バサミ

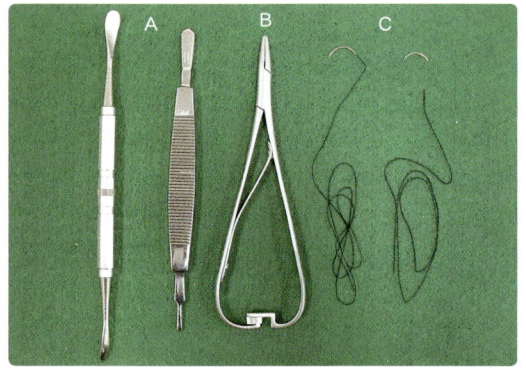

図10-16　A：骨膜剝離子，B：持針器，C：糸付き針，針，縫合糸

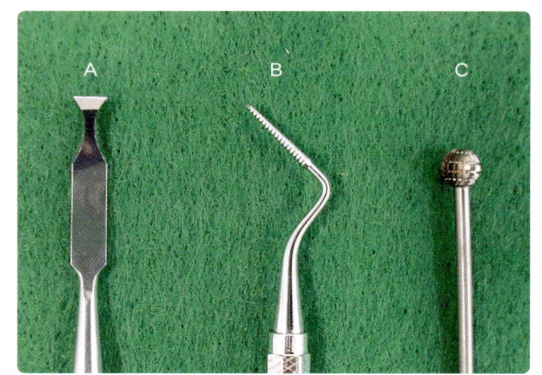

図10-17　A：オーシャンビンチゼル，B：シュガーマンファイル，C：骨バー

（2）歯周ポケット搔爬術に使用される器具
　　キュレットスケーラー
（3）新付着術に使用される器具
　　メス（替え刃メス No.11, 12, 15），鋭匙，縫合用具（持針器，針，縫合糸），キュレットスケーラー，歯肉バサミ（図10-15, 16）
（4）フラップ手術（歯肉剝離搔爬術）に使用される器具
　　メス（替え刃メス No.11, 12, 15），骨膜剝離子，歯槽骨整形・切除用器具（オーシャンビンチゼル，シュガーマンファイル，骨バー），キュレットスケーラー，歯肉バサミ，縫合用具（持針器，針，縫合糸）（図10-15～17）
（5）歯周組織再生誘導法（GTR：Guided Tissue Regeneration）に使用される器具
　　GTR用膜，メス（替え刃メス No.11, 12, 15），骨膜剝離子，鋭匙，コーンのプライヤー，キュレットスケーラー，歯肉バサミ，縫合用具（持針器，針，縫合糸）（図10-15, 16, 18）

図10-18　コーンのプライヤー

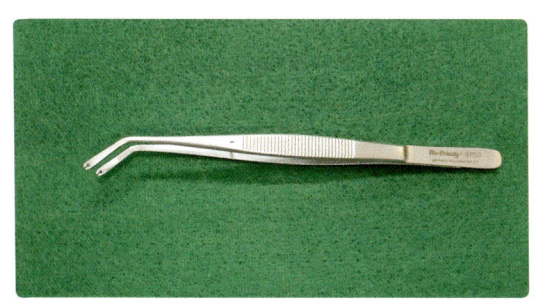

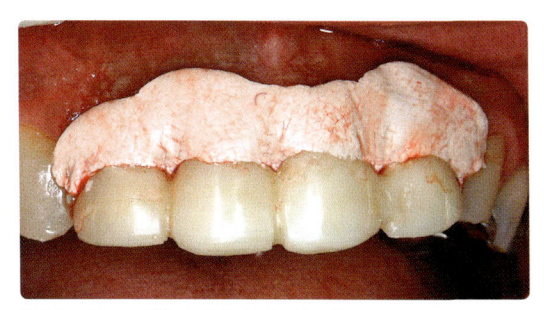

図10-19　ペリオドンタルパック

3）縫合用器材の種類，用途と取り扱い
（1）ピンセット
　歯肉に損傷を与えぬように，歯肉弁の縫合が行いやすいよう保持する．
（2）持針器
　持針器の形態は種々あるが，基本的に糸が装着された（糸付き針の場合もある）針を保持し，縫合のため針を歯肉に貫通させるために使用する．
（3）縫合針
　縫合針は持針器に装着して使用し，現在歯周外科においては糸付き針を使用することが多く．針の形態は丸針または三角針で彎針を使用する場合が多い．
（4）縫合糸
　非吸収性と吸収性の縫合糸があり，通常は非吸収性の縫合糸が用いられるが，吸収性の縫合糸は筋層，あるいは上皮下で結合組織を縫合する場合に用いられる．

10-4　ペリオドンタルパック
1）目的
　歯周外科処置後の包帯の目的で処置され，創面を保護するもので，歯周包填，歯周包帯，サージカルパック，歯周パックとも呼ばれる（図10-19）．その目的はつぎのようなものである．
　①術後出血の防止
　②創面保護
　③外来刺激の遮断
　④感染防止
　⑤肉芽組織の過剰増殖の抑制
　⑥手術歯の固定
　⑦知覚過敏の防止
　⑧術後疼痛や不快感の防止

2）所要性質
①為害性がない．
②操作性が良い．
③装着後の硬化が早く，硬化後ある程度の硬度を維持する．
④口腔内の環境でパックが溶出しない．
⑤歯面，歯肉に付着しない．
⑥アレルギーを起こさない．
⑦表面が滑沢でプラークが付着しづらい．

3）種類と取り扱い

種類としては水硬性のパテ状のものと粉末と液を混和させるユージノール系，2つのペーストを混和させる非ユージノール系がある．
　ペリオドンタルパックは創面の範囲に合わせて直径約5mm棒状の形態に2個作製し，頬側と舌側より創面を覆うように，歯頸部に適合させ，滅菌生食液を湿したガーゼを用いて圧接する．その後，滅菌生食液を湿した小綿球を用いて歯間部に頬舌的に押し込み，ペリオドンタルパックを創部に機械的に固定する．なお，歯肉の可動部および咬合面は覆わないようにする．ペリオドンタルパックの装着期間は1週間が原則であるが，創面の状態により装着期間を延長する場合もある．また，再生療法では，ペリオドンタルパックは行わない場合が多い．装着後の口腔清掃に関しては基本的に装着部のブラッシングはペリオドンタルパックの脱落の危険性があるため行わない．しかし，咬合面についてはプラークを除去するために，やわらかい歯ブラシにより清掃を行うこともある．

滅菌生食液
0.9％の滅菌食塩水

10-5　歯周外科処置後の創傷の治癒

1）一般的な創傷の治癒形態
（1）一次治癒
　切開や鋭い刃物での創傷に異物，感染がない状態で縫合により直接癒合し，傷が線となって残り治癒した場合
（2）二次治癒
　損傷部の欠損部が大きく，創面が互いに離れており，異物が混入したり，感染が起き，瘢痕として治癒した場合
（3）三次治癒
　二次治癒の途中で異物の混入や感染がない場合に，創面の周囲を切り取り縫合し，その結果として治癒する場合

2）歯周外科処置後の創面の治癒
　創面が口腔内に露出する場合，口腔内に露出しない場合，および両者が同時に起こる場合の3つに分けられ，一般的な創傷治癒と異なり，歯肉，

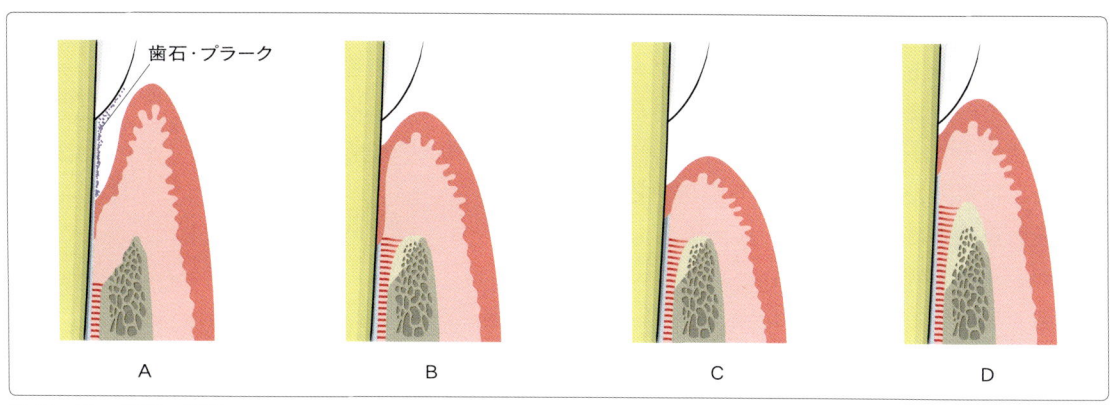

図10-20 修復・再生
A：治療前，B：長い上皮性付着による修復，C：退縮を伴った修復，D：再生

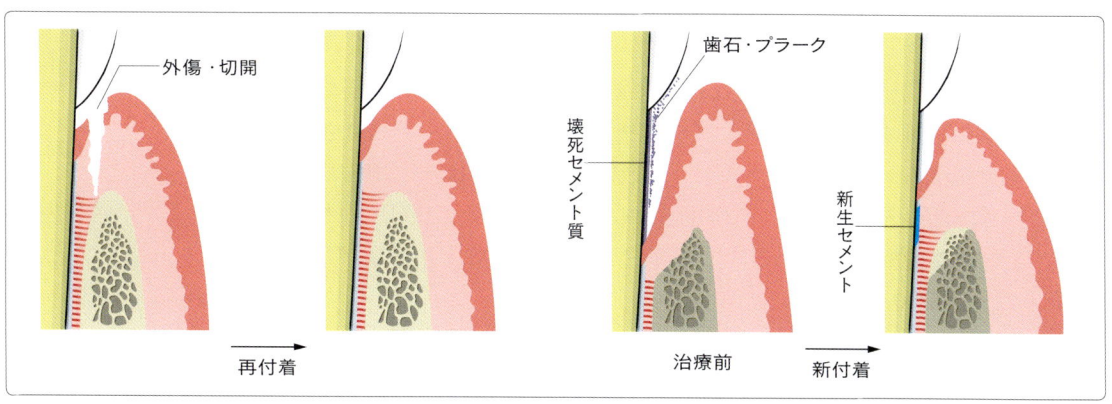

図10-21 再付着・新付着

歯根膜，セメント質，歯槽骨と複数の組織が関与する．また，それぞれ再生する組織の速度が異なり，口腔内には多くの常在菌が存在するため，創面が汚染されていると考えられ，治癒の経過に影響を与える．

(1) 修復

歯周外科後創傷部の構造と機能が，完全にもとの状態に回復しないで治癒する．いわゆる長い上皮性付着による治癒がある（図10-20）．

(2) 再生

歯周外科後創傷部の構造と機能が，処置前のもとの状態に完全に回復して治癒する．歯肉，歯槽骨，セメント質，歯根膜がもとの状態に新生された治癒をいう（図10-20のD）．

(3) 再付着

外傷や切開などの健康な歯根膜が存在する歯根表面に，結合組織が同じように再結合することをいう（図10-21）．

(4) 新付着

歯周外科処置後に，創傷部に露出した歯根面に新しいセメント質が再生され，結合組織性付着が形成されることをいう（図10-21）．

長い上皮性付着
上皮細胞は他の組織より増殖が速いため，根面に沿って深部増殖すると，長い上皮性付着が形成される．

10-6 根分岐部に対する処置

プラークコントロールやスケーリング・ルートプレーニングなどの歯周基本治療を十分に行い，経過を観察する．良好な結果が得られなければ，病変の状態や以下のような条件を考慮し，それぞれの処置法の長所と短所を十分に理解したうえで処置法を選択する．

① 歯周組織破壊の程度（歯槽骨の吸収形態や程度）
② ポケットの状態（深さや幅）
③ 歯の解剖学的形態（歯冠の大きさ，歯根の大きさ，長さ，形態，分岐の状態，離開度，歯冠－歯根比など）
④ 咬合力の強さや方向

1）ファーケーションプラスティあるいはファルカプラスティ（分岐部整形術）

Lindhe の分類1～2度の軽度な症例に対して行う．エナメル突起の除去など歯質の削除を行うオドントプラスティ（歯の整形術）や不整な歯槽骨の形態を修正するオステオプラスティ（骨整形術），またはその両方を行うことで根分岐部の入口を広げ，清掃器具やスケーラーなどの到達性を容易にし，分岐部の清掃性を高めることを目的とする．通常，フラップ手術と併用して行う（図10-22のA）．

2）ヘミセクション／トライセクション（根分割切除術）

Lindhe の分類2～3度の症例に対して行う．1根または2根に限局した歯周組織破壊がみられ，他の歯根は保存可能な場合，病変の進行した1根あるいは2根を歯冠の一部とともに分割・抜去することで根分岐部をなくすか少なくし，清掃性を高めることを目的とする．下顎に対してはヘミセクション，上顎にはトライセクションを行い，保存する歯根に対しては隣在歯との固定やブリッジなどの補綴処置が必要である（図10-22のB）．

3）ルートセパレーション（歯根分離法）

Lindhe の分類2～3度の症例で，主として下顎大臼歯に対して行う．病変が根分岐部のみに限局しており，近・遠心根ともに骨植が良好な場合，歯冠を近遠心的に分割し，2本の単根小臼歯が存在するように歯冠修復を行い，根分岐部への清掃器具（歯間ブラシ）やスケーラーなどの到達性を容易にし，清掃性を高めることを目的とする（図10-22のC）．

4）ルートアンプテーション（歯根切除法）

Lindhe の分類2～3度の症例で，主として上顎大臼歯に対して行う．1根または2根に限局した歯周組織の破壊がみられ，他の歯根は保存可能な場合，病変の進行した1根あるいは2根を歯冠は切断せずに，歯根のみ

根分岐部
多根歯（上顎大臼歯，上顎第一小臼歯，下顎大臼歯）の歯根が分岐している部分

歯冠－歯根比
歯槽骨頂を境に，歯冠部の長さと歯根部の長さの比較

エナメル突起
セメント-エナメル境から根分岐部に向かって突起状に伸びたエナメル質．この部は歯肉との付着が弱く，ポケットが生じやすいため根分岐部病変の原因となる．

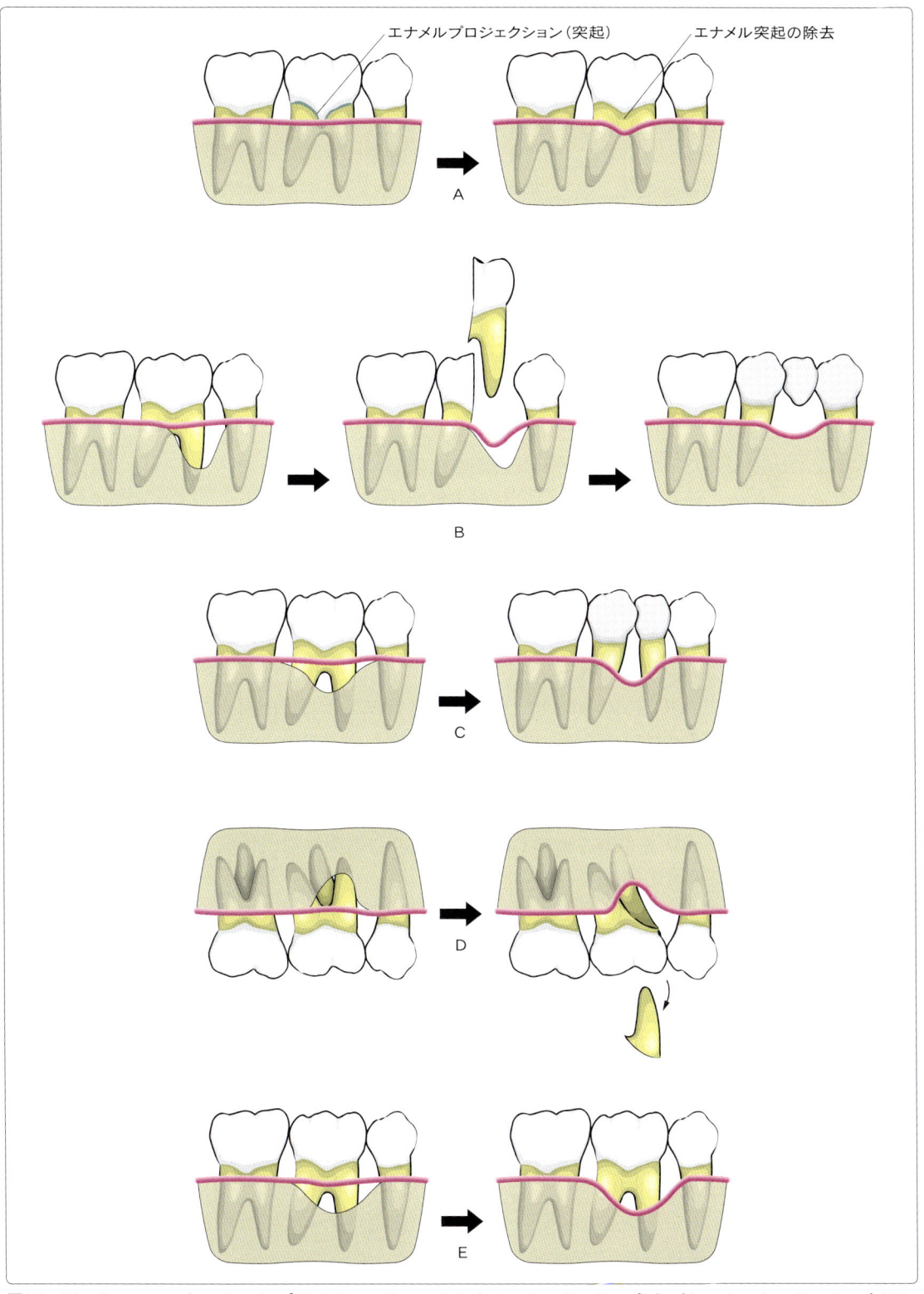

chapter 10 歯周外科治療

図10-22 A：ファーケーションプラスティ，B：ヘミセクション，C：ルートセパレーション，D：ルートアンプテーション，E：トンネリング

を分岐部で切断・抜去することで根分岐部を喪失させ，清掃性を高めることを目的とする（図10-22のD）．

5）トンネリング（トンネル形成術）
Lindheの分類2～3度の症例で，主として下顎大臼歯に対して行う．根分岐部を頬舌的に貫通させることで清掃器具（歯間ブラシ）の通過を可能にし，清掃性を高めることを目的とする（図10-22のE）．

10-7 歯周-歯内病変の治療

歯周組織と根管とは根尖孔だけでなく，副根管や側枝などで互いに交通していることも多く，両者は密接な関係にある．そのためどちらか一方に発症した病変が，もう一方に影響を及ぼす可能性があること，また，それぞれ別々に発症した病変が後に合併したものも存在する．したがって，これらの病変の治療にあたっては，ポケットの深さ，歯髄の生死，エックス線写真などから的確に診査・診断を行い，治療方針を決める必要がある．

歯周-歯内病変については，いくつかの分類法が発表されているが，代表的なWeineの分類法を以下に示す．

1）分類（Weineの分類）
Ⅰ型（歯内病変由来型）：
歯髄は失活しており，根管内の細菌が根尖孔や根管側枝を介して歯周組織に到達し炎症を生じさせているため，処置は歯内治療が必要である．
Ⅱ型（歯周病変由来型）：
重度の歯周炎が存在し，深い歯周ポケットから細菌が根尖孔や根管側枝を介して歯髄に到達し炎症を生じさせる（上行性歯髄炎）．処置は歯内治療と歯周治療の両方が必要である．
Ⅲ型（歯周-歯内病変混合型）：
歯周炎による深い歯周ポケットの形成および骨吸収と，根尖性歯周炎による根尖周囲の骨吸収が合併して生じる．歯髄は失活しているため，処置は歯内治療と歯周治療の両方が必要である．

2）検査項目
（1）歯髄の検査
電気診や温度診によって歯髄の生死を検査する．
（2）ポケットプロービング
歯の全周にわたりウォーキングストロークを行い，歯周ポケットの深さやポケット底の位置を検査する．
（3）エックス線写真検査
根管側枝や根尖部病巣の有無，骨吸収の状態などについて検査する．ま

副根管
主根管から分かれた細管の総称

側枝
主根管からほぼ直角に（象牙細管の走行とほぼ平行に）分かれて根管膜腔に交通する細管

電気診
電気歯髄診の略．歯の表面から歯髄に弱い電流を流し，その誘発痛により歯髄の生死や病態を診査する方法

温度診
歯に冷刺激あるいは温刺激を加え，その誘発痛により歯髄の生死や病態を診査する方法

た，ポケット底と根との関係を知るためにポケットや，ろう孔にガッタパーチャポイントを挿入してエックス線撮影を行い検査する．

（4）疼痛の種類

自発痛や誘発痛について検査する．

（5）歯肉の炎症の程度

1歯に限局した炎症であるか，多数歯に及んでいるのか検査する．

（6）咬合状態

外傷性咬合の有無について検査する．

（7）歯根破折の有無

3）治療の進め方

（1）上記検査項目についての検査を行い，Weineの分類Ⅰ～Ⅲのいずれの型に属するのかを診断する．

（2）外傷性咬合が認められる場合には咬合調整を，著しい疼痛が認められる場合は除痛処置も行う．

（3）急性症状が消失していれば一般的には歯内治療を優先した後，歯周治療を行う．

10-8　歯周外科治療後の再評価

歯周外科治療後，処置部位に対してのみ再評価を行い（部分的再評価），治癒の状態を評価し，口腔機能回復治療に移行できるかどうかについての判定を行う．歯周外科治療後の歯周組織の創傷治癒にはおよそ1か月以上の期間が必要なため，再評価は歯周外科治療後1か月以降に行う．また，歯周組織再生療法後であれば，歯肉の評価は1か月以降から行い，歯槽骨を含めた歯周組織の評価は少なくとも処置後6か月以降に行う．再評価の内容としては，歯周ポケット，歯肉の炎症，アタッチメントレベル，根分岐部病変などについての検査を行い，歯肉の炎症があり十分な治療効果が得られていない場合は，再度の歯周基本治療や歯周外科治療の検討，あるいは咬合性外傷の治療の検討により，症状の改善を図る必要がある．再評価が良好であれば，口腔機能回復治療またはメインテナンス，あるいはサポーティブペリオドンタルセラピー（SPT）に移行する．

10-9　歯周外科治療における歯科衛生士の役割

1）歯周外科治療術前の準備

（1）使用器具，薬品の準備

歯周外科治療に使用する器具や薬品は，処置の内容や術者の好み，患者の既往歴などによって異なる．そのため，あらかじめ術者と処置内容と必要な器具や薬品についての確認を十分に行い，前日までに準備をしておく必要がある．さらに，使用する器具や薬品類は，基本セット，麻酔用器具

自発痛
外来刺激なしに自然に起こる痛み

誘発痛
冷温熱などの刺激が原因となって起こる痛み

類，切開・剥離用器具類，デブライドメント用器具類，洗浄用器具類，縫合用器具類などのようにおおまかに分類して配置しておくと使いやすく，効率的である．

デブライドメント
歯肉縁上・縁下のバイオフィルム（プラーク），歯石および汚染根面を除去すること

（2）滅菌と消毒
　歯周外科治療に使用する器具類はあらかじめ滅菌をしておく必要がある．主な器具類は高圧蒸気滅菌(オートクレーブ滅菌)にて滅菌を行うが，熱に弱い器具類は，ガス滅菌(エチレンオキサイドガス滅菌)や薬液消毒によって対処する．

（3）患者に対する対処
　患者は歯周外科治療を受けることに対して不安を持っていることが多い．さらに，はじめての外科治療であれば，なおさらのことである．したがって，まずは治療に対するインフォームドコンセントを行う必要がある．すなわち，歯周外科治療は一般的に行われる治療法であること，行う処置の必要性とその内容，期待される効果や治癒後の変化などについて患者の性格を考慮しながら，写真や図を用いて説明を行い，十分な理解と治療の同意を得なければならない．

2）術後の管理と諸注意

（1）手術直後の対応
　患者の肉体的，精神的疲労に配慮しながらねぎらいの言葉をかけて安静にさせ，術部の出血状態や全身的な状態について注意深く観察し，状態に変化があれば早急に歯科医師へ報告する．

（2）術後投薬
　処方された薬剤があれば，薬剤の種類やその効果，服用の方法について説明を行い，指示どおりに服用するよう説明する．

（3）帰宅前の対応
　術後は疲労を伴うような運動や飲酒，長時間の入浴などは避け，安静にするよう指示する．一時的に軽度の疼痛や出血がみられる可能性について説明し，症状の改善がみられない場合は連絡するよう指示する．術部のブラッシングは指示があるまでは避け，その他の部位については，感染防止のため十分に行うよう指導する．また，歯周パックを施した場合には，その目的や装着期間についての説明を行い，硬い食品や粘着性の食品などを避け，食渣が停滞しないよう食後の洗口について指導する．

（4）パック脱落時の対処法の伝達
　パックが脱離したり，緩んだ場合は再装着の必要があるため，速やかに連絡し，来院するよう指示する．

参考文献

1）栢 豪洋，太田紀雄，小鷲悠典．新歯周病学．東京：クインテッセンス出版，1998；117-152，183-184．
2）鴨井久一，山田 了，伊藤公一．標準歯周病学．東京：医学書院，2008；223-297．
3）吉江弘正，伊藤公一，村上伸也，申 基喆．臨床歯周病学．東京：医歯薬出版，2009；228-233，260-285．
4）NPO日本歯周病学会．歯周病の診断と治療の指針．東京：NPO日本歯周病学会，2007；15，24-28．
5）Ramfjold SP, Nissele RR. The modified widman flap. J Periodontal 1974；45：601-607．
6）Takei HH, Carranza FA：申 基喆ほか（監訳）．Carranza's クリニカルペリオドントロジー 9版．東京：クインテッセンス出版，2005；731-736．
7）石川 烈，岡田 宏，中村次郎，山田 了．歯周病学．東京：永末書店，2002；159-177．
8）加藤 熈．最新歯周病学．東京：医歯薬出版，2000；244-245，310-323．
9）和泉雄一，沼部幸博，山本松男，木下淳博．ザ・ペリオドントロジー．京都：永末書店，2009；185-189．
10）日本歯周病学会．歯科衛生士のための歯周治療ガイドブック．東京：医歯薬出版，2009；106-111．

復習しよう！

1 歯肉切除術の目的で正しいのを2つ選べ（'97）．
a　増殖した歯肉を除去する．
b　歯周ポケットを浅くする．
c　食片圧入を防ぐ．
d　付着歯肉の幅を広げる．

2 歯周ポケット掻爬術の目的を2つ選べ（'95）．
a　食片圧入を防ぐ．
b　歯肉の炎症を軽減する．
c　歯周ポケットを浅くする．
d　付着歯肉の幅を広くする．

3 歯肉剥離掻爬術の目的を2つ選べ（'98）．
a　食片圧入を防止する．
b　歯周ポケットを浅くする．
c　口腔清掃が容易な歯肉形態にする．
d　付着歯肉の幅を広げる．

4 正しい組合せを2つ選べ（'04）．
a　歯根露出―――遊離歯肉移植術
b　付着歯肉欠損―歯肉切除術
c　歯肉増殖―――新付着術
d　3壁性骨欠損―フラップ手術

5 付着歯肉の幅を広げる手術はどれか（'99）．
a　歯肉切除術
b　歯肉剥離掻爬術
c　遊離歯肉移植術
d　新付着外科手術

6 GTR法の目的はどれか（'09）．
a　歯周組織の再生
b　角化歯肉の増加
c　口腔前庭の拡張
d　上皮性付着の獲得

7 遊離歯肉移植術の目的はどれか（'09）．
a　ポケットの減少
b　角化歯肉の増加
c　可動粘膜の増加
d　根面のデブライドメント

8 歯周外科治療に用いる器具を2つ選べ．
a　スプレッダー
b　カークランドメス
c　ルートキャナルメーター
d　キュレットスケーラー

9 根分岐部病変の処置で主として上顎に行うのはどれか．
a　ルートセパレーション
b　ヘミセクション
c　ルートアンプテーション
d　トンネリング

＜解答＞
1：a, b
2：b, c
3：b, c
4：a, d
5：c
6：a
7：b
8：b, d
9：c

chapter 11 口腔（咬合）機能回復治療

学習目標

- □ 永久固定について説明できる．
- □ 歯冠内修復・歯冠補綴（クラウン）について説明できる．
- □ ブリッジならびに部分床義歯について説明できる．
- □ インプラント治療について説明できる．
- □ 口腔機能回復処置後の再評価について説明できる．
- □ 口腔機能回復処置時の歯科衛生士の役割について説明できる．

　歯周病患者の口腔（咬合）機能回復治療の必要性は，歯質の欠損，歯の欠損，歯の動揺，さらに咬合・咀嚼機能や審美性の低下などによって生じる．この治療は，適切な咬合・咀嚼機能や審美性を回復するだけでなく，長期的に歯周組織を安定させて機能を維持するために必要であり，同時に歯周組織の炎症や咬合性外傷を誘発しないように配慮することが重要である．歯周組織の安定化には，炎症と咬合性外傷のコントロールが基本であり，口腔（咬合）機能回復治療は，主に後者の役割を担っている．このため，安定した咬頭嵌合位での咬合接触を有する臼歯部での咬合支持の再構築を目指すことになる．

咬頭嵌合位
上下顎の歯列がもっとも多くの部位で接触し，安定した状態にあるときの顎位

11-1　永久固定

　炎症に対する治療が終了しても，歯の動揺が原因で快適な咀嚼機能などが発揮されない場合や，咬合性外傷が依然として存在している場合で，暫間固定では強度が不十分な場合には永久固定（permanent splinting）を行う．永久固定の目的は，歯周治療後に歯の動揺が持続し，さらにこの動揺が歯周組織に対して過度な外傷性因子となる場合，咬合力を歯周組織に対してできるかぎり分散させることである．これにより歯周組織に安静を与え，部分的な歯および歯全体の機能的な安定を図ることができる．補綴学的に永久固定には一次と二次固定の概念が存在する．一次固定（primary splinting）とは連結した固定性補綴装置のセメントによる装着により，支台歯相互の連結固定効果を発現させる方法であり，二次固定（secondary splinting）は可撤性補綴装置を介して支台歯相互の連結固定効果を発現させることである．具体的には，動揺歯を補綴装置で連結，固定する処置であり，固定式固定法と可撤式固定法に分類される．

　永久固定の適応症として，①中等度から高度な動揺歯で，二次性咬合性外傷が存在し，他の処置では対応できない症例，②歯の動揺のために咀嚼障害が発現している症例，③歯の傾斜や移動が予期される症例，④欠損歯の補綴処置による咬合の安定が必要な症例，などが挙げられる．

chapter 11　口腔(咬合)機能回復治療

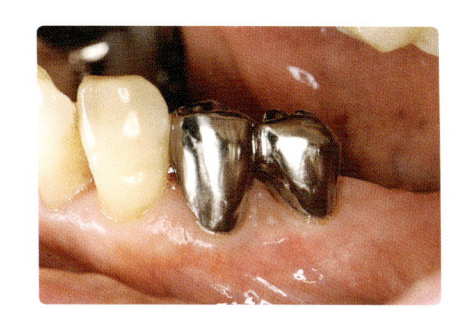

図11-1　全部鋳造冠による連続固定

部分被覆冠
歯冠の一部を人工物で被覆する歯冠補綴装置

全部被覆冠
歯冠部を全面的に人工物で被覆する歯冠補綴装置

全部鋳造冠
鋳造法によって製作される全部被覆冠

前装鋳造冠
審美性を重視し，鋳造などにより製作した金属冠の外観に触れる部分に歯冠色の前装用材料を適用したクラウン．陶材を用いた陶材焼付鋳造冠とレジンを用いたレジン前装冠とがある．

1）固定式固定

　固定式固定は，適応歯に連結したインレー，アンレー，クラウンなどを装着（合着あるいは接着）して，着脱できない一次固定の概念による固定法である．可撤式に比較して，個々の支台歯に対して保持力が高いため固定力が強い．このため適応範囲が広いことが利点である．しかし歯質の削除量が多く，症例によっては歯髄に対する処置が必要となることがある．

（1）部分被覆冠による固定

　インレー，ポストインレー，ピンレッジ，3/4（4/5）クラウン，アンレーによる連続固定．

（2）全部被覆冠による固定（図11-1）

　全部鋳造冠や前装鋳造冠による連続固定．

2）可撤式固定

　可撤式固定は，主として二次固定の概念を応用した固定法である．多数歯欠損症例の場合，義歯を応用し，残存歯の固定と欠損部を補うことに対

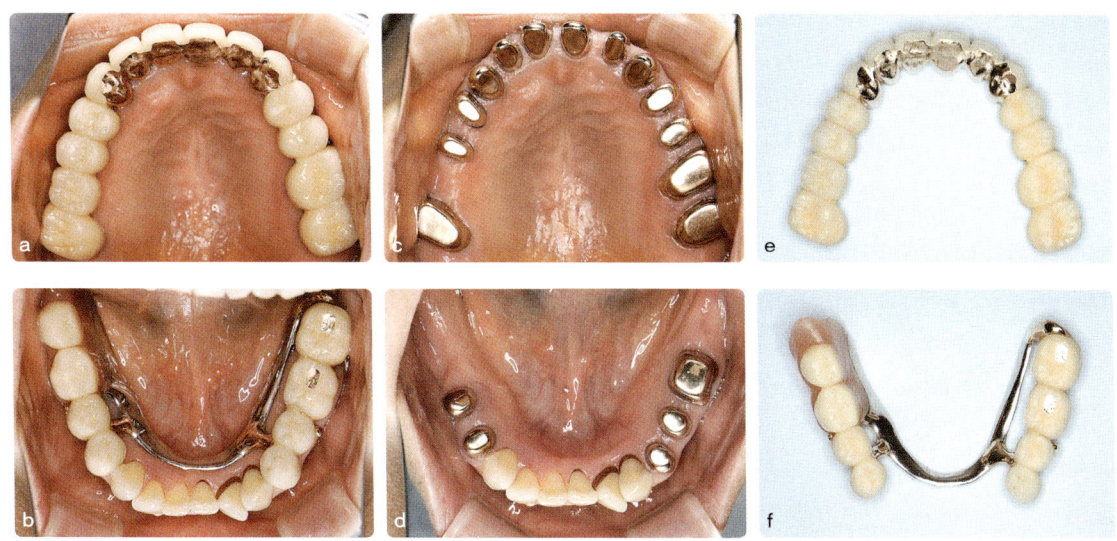

図11-2　可撤式固定．上顎：可撤性ブリッジ．下顎：コーヌステレスコープ義歯

155

する治療を兼ねている．以下の補綴装置が利用される．

(1) 可撤性ブリッジ(図11-2)

　可撤性ブリッジは患者あるいは術者によって，装置の一部が着脱可能なブリッジである．代表的な支台装置としてテレスコープクラウンが利用されており，外冠と内冠とに分離できる二重の金属冠の構造を有している．両者の緊密な適合から生じる摩擦力あるいはくさび効果を利用している．その種類には，内冠軸面が平行なパラレルテレスコープクラウンまたはシリンダーテレスコープクラウンと，咬合面に向かって円錐形に一定の傾斜角(コーヌス角)を持つコーヌステレスコープクラウンとがある．装置をはずして清掃ができるため支台歯のプラークコントロールが容易である．

(2) スイングロックアタッチメント

　スイングロックアタッチメントはヒンジ，ロック，ラッチの3部分から構成され，ヒンジを中心として唇側に設計されたクラスプや床によって支台歯を挟んで固定する構造の補助アタッチメントである．固定力が弱く，唇側にバーがあるため審美性に劣る．

(3) 連続鉤

　連続鉤は鋳造された連続鉤を用いた固定装置である．残存歯が天然歯の場合，歯質の削除がほとんどなく，歯軸の平行性に関係なく応用できる．歯冠周囲に金属色があるため審美性に劣る．

> **くさび効果**
> 円錐形(コーヌス)の形態を有する内冠が外冠の中に入り込み，保持(維持)力を発揮する様相

11-2　歯冠内修復・歯冠補綴(クラウン)

　歯冠内修復や歯冠補綴(クラウン)処置は，一般的に歯質や歯の欠損が存在し，咬合咀嚼障害が存在する場合に適応される治療法である．歯周病患者においては，う蝕などの歯質欠損がない場合でも，歯周組織の安定化を図るために歯冠形態を修復処置によって修正することがある．また既存の歯冠修復・歯冠補綴が歯周組織の安定をおびやかすと判断した場合にも応用される．修正の範囲により，インレーなどによる歯冠内修復にとどまる場合と，大幅に変更を必要とする場合にクラウンなどの歯冠補綴処置が適用される．また少数歯の連続欠損が存在する症例では，永久固定の目的も含めたブリッジによる治療が必要となる．

1) 歯冠内修復

　歯周病の発症・進行因子に関わる局所性修飾因子には，炎症性修飾因子(プラークリテンションファクター)と外傷性修飾因子の2つが考えられている．辺縁の不適合な修復物はプラークリテンションファクターとなり，修復物辺縁の形態修正や研磨で対応が可能な場合もあるが，多くは二次う蝕を伴っており，再治療が必要となる．また食片圧入については，対合歯の挺出やプランジャーカスプが原因となる場合，削合などの歯冠形態の修正による改善が可能である．辺縁隆線の不ぞろいなどの隣接面接触の形態不

良に起因する食片圧入に対してはインレー修復が有効である．咬頭の一部を被覆するアンレーなどでは，軽度の外傷性咬合を引き起こす可能性のある咬合接触状態の改善が可能である．

2）歯冠補綴（クラウン）

歯の位置異常による食片圧入の場合，歯周病学に考慮した歯冠形態，辺縁隆線，そして咬合の安定を図るためにクラウン処置が必要となる．歯間離開による食片圧入の場合，歯冠内修復の範囲を超える症例では，歯冠補綴により接触点の回復や連結を行い，歯周組織の保護を行う．また歯間ブラシなどの補助的な清掃器具による清掃効果を高めるために，適切な下部鼓形空隙の形態を付与する．マージンの不適合なクラウンやブリッジの支台装置もプラークリテンションファクターとなり，再治療が必要となる．クラウンの軸壁の豊隆(カントゥア)の不良も食渣の流れに影響を及ぼし，適切な形態の付与が必要である．

中等度から重度の歯周病患者においては，外傷性修飾因子のコントロールのために，二次性咬合性外傷を避け，咬合力を可及的に歯軸方向に向けるクラウンの咬合面形態が要求される．具体的には，点状の咬合接触，咬合面頰舌径の縮小，側方運動時の接触滑走運動をできるだけ避ける，などが挙げられる．

11-3 ブリッジ

ブリッジとは，少数歯欠損に対し，残存歯またはインプラントを支台歯として連結補綴することにより，形態，機能，審美を回復する歯根膜負担の補綴装置である(図11-3)．支台装置，ポンティック，連結部とで構成される．支台装置とポンティックとの連結方法の違いにより，固定性ブリッジ，半固定性ブリッジ，可撤性ブリッジに分類される．固定性ブリッジでは一次固定，可撤性ブリッジでは二次固定効果が期待できる．通常は，2歯連続の少数歯欠損(前歯部は4歯欠損まで)に対して適応される．ブリッジによる補綴治療は，支台歯のみで咬合力が負担されるため，欠損の範囲や残存歯の分布，支台歯の歯周組織の状態を考慮して設計し，支台歯が負

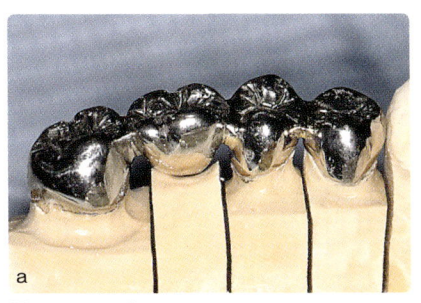

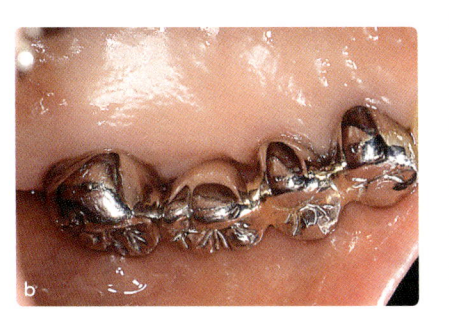

支台歯
補綴装置を維持(保持)・支持・把持する歯

支台装置
ブリッジを支台歯に連結するための装置

ポンティック
ブリッジの構成要素の一つ．支台装置と連結されることによって歯の欠損部を補う人工歯

連結部
支台装置とポンティックを連結する部分．ポンティックに加わる咬合力を支台装置に伝える役割を持つ．

図11-3 ブリッジ

担過重にならないように配慮することが重要である．一度歯周疾患に罹患した歯周組織に支持されている支台歯は，治療後でもアタッチメントロスと歯槽骨吸収により咬合力の負担能力が健全な歯周組織よりも劣っている．このため設計に際しては，二次性咬合性外傷に対する配慮が必要となる．適切に設計されたブリッジは，固定効果により咬合性外傷の回避に有効となる．

　欠損部に位置するポンティックは，機能的，審美的な回復を目的とする人工歯の役割を果たす．とくに固定性や半固定性ブリッジにおいては，ブリッジは装着後に着脱不可能になる．このためポンティック基底面と下部鼓形空隙の形態は，患者自身の清掃が容易な形態を付与することが重要となる．また，ポンティックの咬合面形態は，支台装置への負担荷重軽減を目的として天然歯の頬舌径よりも2/3程度縮小し，咬合接触点を減らし，咬頭傾斜を緩く設計する．

ポンティック基底面
欠損部の顎堤粘膜と対向する部分

11-4　可撤式義歯（部分床義歯）

　可撤式義歯（部分床義歯）は歯列内の部分的な歯の喪失と，それに伴って生じた歯周組織や歯槽突起の実質欠損の補綴を目的として，残存歯を支台とする有床可撤方式の補綴装置を指す（図11-4）．少数歯欠損から1歯残存に至るあらゆる欠損の症例に適用され，設計の多様性に富む補綴装置である．部分床義歯では支台歯の二次固定効果が期待できる．欠損部をクラスプ応用の義歯で補綴する場合は，隣接歯の修復処置を行わずに補綴できるが，義歯の設計によっては鉤歯（支台歯）への負担過重がみられることがあり，設計に注意が必要である．また，隣在歯の削除などを伴う固定を回避することもできる．咬合力を歯だけでなく粘膜に負担させられることも利点となる．一方，床があるため違和感が大きく，患者によっては受け入れられない場合もあるので注意すべきである．

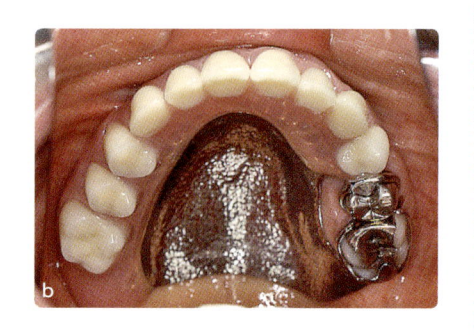

11-5　インプラントによる口腔機能回復治療（口腔インプラント術）

　インプラント（implant）とは，生体の欠損部を補填するために，生体材料あるいは非生体材料を移植または嵌植する形成術，またはそれらの移

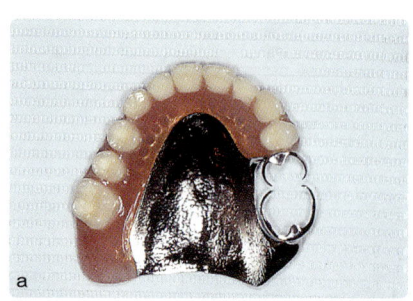

図11-4　金属床を応用した部分床義歯

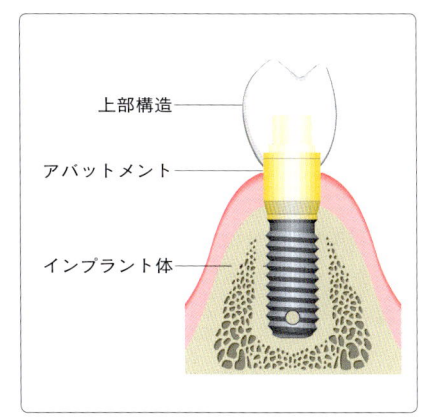

図11-5 インプラントの構造（骨内インプラント）

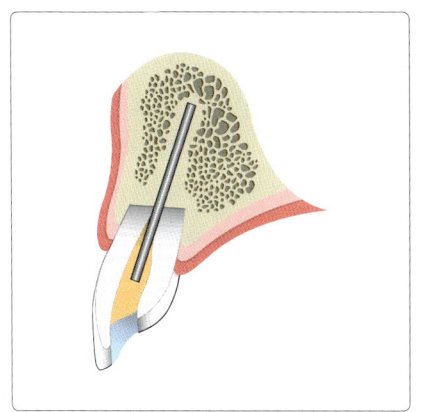

図11-6 インプラントの構造（歯内骨内インプラント）

上部構造
インプラント体を支台とするクラウン，ブリッジや義歯

アバットメント
インプラント体と上部構造を連結する中間構造体

植物，嵌植物の総称を指す．主要なものの一つに口腔インプラント（dental implant）がある．

1）インプラントの特徴

インプラントは，歯の喪失により生じた欠損部位の顎骨に人工物を埋入し，これを支台として歯冠部や歯肉部への代替物を取りつけ，損なわれた咀嚼機能，審美，発音などを回復する治療法である．そのためインプラントは人工歯根とも呼ばれている．インプラントは天然歯とは異なり，歯根膜を持たず，結合組織性付着のないまま口腔内に突出している（図11-5）．

2）種類と術式

インプラントは，歴史的に以下の術式が開発され，臨床応用されてきた．

（1）骨膜下インプラント（subperiosteal implant）

下部構造が骨膜と骨面との間に設置されるインプラント．骨面上に密着するように設置されるフレーム，フレームを補助するストラップと呼ばれるフレームの延長部，ならびにフレームから口腔内に露出する支台部から構成される．

広範囲な切開剥離が必要で，外科的侵襲がきわめて大きく，術後の管理も困難であるため，臨床応用は次第に減少した．

（2）粘膜内インプラント（intramucosal implant）

粘膜内に人工的に形成した窩の中にインプラントを埋入し，有床義歯の粘膜面に取りつけられたアタッチメントと結合することで，義歯の安定を図るものである．この方式による義歯の維持は，期待したほどは達成されず，義歯を装着していないとインプラント窩が縮小していくため，義歯の再装着時に疼痛が出ることなどから，臨床応用されなくなった．

（3）歯内骨内インプラント（endodontic endosseous implant）

根管を穿通して根尖より歯槽骨中に，ピン状のインプラントを埋入して，歯を安定させ保存を図る方法である．歯根の短い歯や歯周病などにより辺縁歯槽骨の支持が少ない歯などが適応症となる．この方法は，インプラント体が歯周組織と接しないので感染の危険が少ないことや，歯肉の剥離を伴わないので術式が比較的簡単であるなどの利点がある．根尖部の封鎖不全や歯根の破折，感染物質の骨内への押し出し，あるいは出血による血液の混入による充填用セメントの劣化などの偶発症があり，現在では臨床応用されなくなった（図11-6）．

（4）骨内インプラント（endosseous implant）（図11-5, 7）

部分欠損や無歯顎の顎骨内にインプラント体を植立し，その上に上部構造体（補綴装置）を装着する方法である．埋入するインプラント体については，現在までさまざまな形態が開発されてきた．インプラント体の形態には，ピン型，歯根型そしてブレード型が考案されたが，インプラント体の安定性の面から歯根型が多く選択されるようになった．歯根型については，スクリュー型，スレッド型やシリンダー型が開発されている．骨内インプラントの材質としては，金属（プラチナ，金，コバルト・クロム・モリブデン合金，ステンレススチール，タンタル，ニッケルチタン，チタンおよびチタン合金），セラミクス（人工サファイア，ジルコニア），陶材，プラスチック，生体活性ガラス，リン酸系アパタイト（HAP）などが応用されてきた．1960年代に入り，スウェーデンのBrånemarkらが，インプラント体をチタンのような生体不活性材料とすることなどを条件に，インプラント体・骨界面が光学顕微鏡レベルで直接骨により支持されることを明らかとした．この現象をオッセオインテグレーション（osseointegration）と呼んだ．現在，オッセオインテグレーションは，骨組織とインプラント体との界面に炎症所見が認められず，かつ，骨のリモデリングを妨げずに良好な接触関係が維持される状態を示す用語であり，骨組織とインプラント界面の光学顕微鏡像において，界面に軟組織が介在せず，直接接触していることが必要条件とされている．このオッセオインテグレーションは口腔内におい

骨のリモデリング
既存の骨が絶えず破骨細胞により吸収され，骨芽細胞により新しく形成されている改造現象

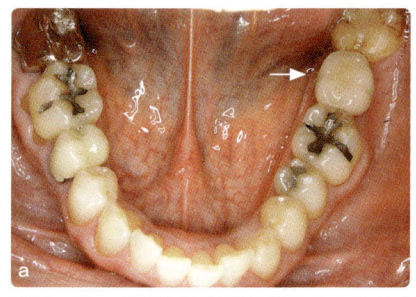

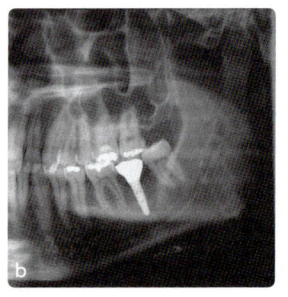

図11-7　下顎大臼歯部に埋入された骨内インプラント

て非常に強固な支持機能を発揮したため，現在ではインプラント治療の主流となっている．

インプラント体の埋入術式には，2回法と1回法の2つの方法がある．2回法は，オッセオインテグレーションを確実に獲得する目的から，インプラント体を埋入後，骨膜と粘膜で完全に閉鎖し，骨の治癒期間である3〜5か月を待つ．オッセオインテグレーションが獲得された後，粘膜と骨膜を切開し，アバットメントを連結する．当初のオッセオインテグレーティッドインプラントは，Brånemarkらによりに無歯顎に対する2回法インプラントとして誕生した．1970年代になると1回法が登場し，手術の回数の増加を避けるため，粘膜を貫通する形状のインプラント体を埋入する術式が開発された．本方法の利点は，オッセオインテグレーションが得られた後，粘膜を貫通させる2回目の手術が不要なことである．

歯周病患者における機能回復という観点からオッセオインテグレーションを利用した骨内インプラントは，その強固で安定した支持能力から大きな利点を有している．この方法によって，顎骨に支持された強固な欠損補綴装置，残存歯の負担軽減，咬合の安定，補綴処置に伴う隣接歯の歯質削除の回避，咀嚼効率の向上，および審美的な改善などが得られる可能性がある．しかしながら，一般的に歯周病患者では，残存している骨や軟組織量が不足している場合が多いため，使用できるインプラント体の幅径や長さが制限されてしまうことがある．歯周病患者におけるインプラント治療を含む治療計画の立案とその実施には付加的な配慮が必要となる．また，インプラントの対合歯に外傷力として働くことがあり，咬合力が強い場合やブラキシズムに対して十分な咬合の管理が必要となる．

Per-Ingvar Brånemark
チタンと骨の組織が強固に結合する現象であるオッセオインテグレーションを世界で最初に発見した．スウェーデンのイエテボリ大学医学部解剖学教授在職時の1965年から歯科インプラントシステムの臨床応用を開始した．

3）インプラント周囲炎（図11-8）

インプラント周囲炎（peri-implantitis）は，インプラント周囲組織（骨，歯肉）に生じた炎症である．進行するとインプラント体と周囲骨組織との骨結合が喪失して，インプラントの脱落に及ぶ．とくに，炎症病変がインプラント周囲の歯肉粘膜に限局しているものを，インプラント周囲粘膜炎（peri-implant mucositis）という．インプラント周囲粘膜炎はインプラント周囲軟

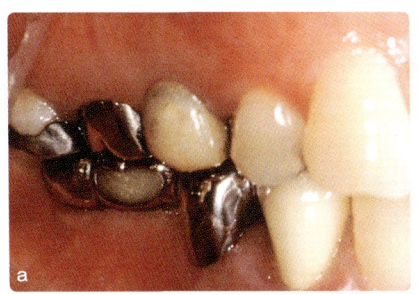

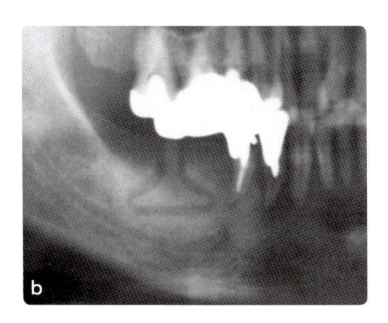

図11-8　インプラント周囲炎

組織の可逆的炎症過程とされている．

　インプラント周囲炎の臨床症状としては，歯肉の発赤，腫脹，出血，および骨吸収など，慢性歯周炎の症状と類似している．動揺については，天然歯と異なりインプラントの根尖まで骨が吸収しないと発現しないことがある．細菌プラーク誘発性の感染が主たる原因である．細菌感染は，歯周病原細菌など弱毒性口腔常在菌によることが多い．このことを引き起こす直接的な原因は，インプラント補綴装置の清掃不良に起因する．インプラント周囲に形成された細菌叢と同一口腔内に存在する天然歯周囲の細菌叢は類似しており，歯周病原細菌が高い比率で含まれている．インプラント周囲炎が存在する状態で，インプラント体に過大な負荷が加わり発生する生体力学的問題が組み合わさると，症状の進行が加速すると考えられる．インプラント周囲に病変が生じた場合の治療法は，感染のコントロールを目的とした機械的清掃，薬物療法，外科療法が挙げられる．また発症を防止するためには，インプラント周囲軟組織の初期炎症性病変を早期に発見し，対応することが必須となる．

4）インプラントのメインテナンス

　メインテナンスは，口腔機能回復(修復・補綴)治療により治癒した歯周組織を，長期間維持するための健康管理である．とくに残存歯とインプラントが混在する歯列を有する患者においては，隣在歯の歯周ポケットからインプラント周囲組織への歯周病原細菌の感染が容易に起こることが考えられるので，残存歯とインプラント両方の周囲組織に対する徹底的なメインテナンスが必要になる．メインテナンスは，患者本人が行うセルフケアと，歯科医師・歯科衛生士によるプロフェッショナルケアからなる．

　患者本人が行うセルフケアでは，歯ブラシ，歯間ブラシ，デンタルフロス，ガーゼストリップスや含嗽剤の使用が主体となる．骨内インプラントでは，比較的硬度の低い軟性金属であるチタン製を使用することが多いため，清掃器具によってこれを傷つけないよう注意する必要がある．使用する歯磨剤は，チタン表面への機械的為害作用の面から粒子が粗く，研磨作用の強いものは避けたほうがよい．

　プロフェッショナルケアでは，スケーラー，ポリッシングペースト，ラバーカップなどが使用される．スケーラーについては，チタン表面より柔らかいプラスチック製を使用する(図11-9)．また，術者可撤式の上部構造の場合には，撤去して口腔外でクリーニングと研磨処置を施すことが可能である．

　咬合接触状態のメインテナンスも重要となる．装着当初は適切であった咬合接触状態も，時間が経つにつれて変化する可能性がある．とくにブラキシズムなどの異常咬合習癖を持つ場合，咬合力が異常に強い場合，上部構造咬合面のインプラント体の長軸から遠い位置に強い咬合接触がある場合は注意が必要である．咬合状態の変化による残存歯の咬合性外傷やイン

セルフケア
⇒ p.113参照

プロフェッショナルケア
⇒ p.113参照

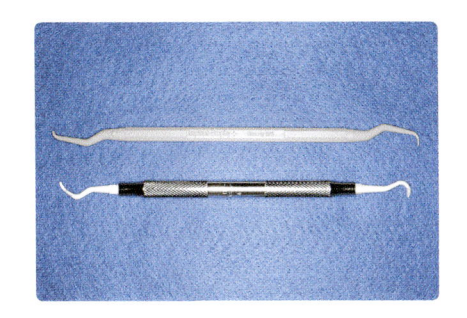

図11-9　プラスチック製のスケーラー

プラントへの咬合の負担過重（overload）を回避するため，原則的には，天然歯に行う咬合接触の検査を行い，検査結果にもとづいて咬合調整を行う．またナイトガード（オクルーザルスプリント）の調整や再製作も行い，咬合状態の保全に配慮する．

11-6　口腔機能回復処置後の再評価

再評価とは，全体的な治療計画にもとづいた各治療段階の際に，治療結果についての検査，患者の理解度などの総合的な評価を行うことをいい，つぎに行う治療を決定する重要な意味を担う．口腔機能回復処置後にも当然これを行い，歯周組織に対しての検査項目を初診や前回の再評価時と比較し，治療計画の見直しを行う．歯周ポケット，歯の動揺や根分岐部病変の状態から，メインテナンスあるいはサポーティブペリオドンタルセラピーの移行を決定する．根分岐部や歯根の陥凹形態などから複雑な形態を呈している補綴装置の周囲は，清掃が困難でプラークの付着，歯石の沈着，食物残渣の停滞を生じやすい．このため，この時期における再評価では，患者のプラークコントロールレベルの変化と歯周病の再発に注意する．

11-7　口腔機能回復処置時の歯科衛生士の役割

口腔機能回復処置に際して，治療の効率化と安全性を確保するために，ほとんどの治療過程において歯科衛生士との共同動作が必要となる．とくに，補綴治療においては，使用する器具材料が多岐にわたるため，歯科医師一人で施術や管理を行うことは不可能で，歯科衛生士による診療補助が不可欠となる．歯科医師との共同動作を行う場合には，これから行う補綴治療の内容と，その操作の流れを事前に打ち合わせ，確認して正しく理解し，効率的な治療によって患者や術者にとって治療中のストレスを少なくすることを心がける．また，補綴治療はその治療過程が患者自身にとってわかりづらいことが多いため，患者から歯科衛生士に直接質問が投げかけられることが多くなると考えられる．このため，担当歯科医師の説明に沿って，処置内容や今後の治療予定や進行状況などをわかりやすく患者に説明し，動機付けの維持につとめなければならない．

歯周疾患の治療において口腔機能回復処置は，歯周基本治療や歯周外科

ナイトガード
ブラキシズムによる歯周組織への障害を防止する目的で，主に就寝時に装着する歯列を被覆する装置

治療に代表される原因除去療法に続いて行われる．患者は，口腔内に補綴装置が装着されることにより，一連の歯周治療が完了すると考えがちである．歯周治療によって健康な歯周組織を回復し，欠損，審美障害や咀嚼障害の問題を補綴治療によって解決した後，良好な治療効果を長期にわたって保ち，健康的に維持していくためには，毎日のセルフケアや，定期的なプロフェッショナルケアが必要であることを十分に伝え，理解してもらうことが重要となる．とくに糖尿病などの基礎疾患を有する患者においては，理解を深めさせる努力が必要となる．補綴装置はあくまでも人工物であり，汚れやすいこと，破損があること，装着されている支台歯の歯周組織は生理的あるいは病的に変化しやすいことから，患者とともにこれを適切に維持管理していくことが重要となる．

参考文献

1）特定非営利活動法人日本歯周病学会（編）．歯周病の検査・診断・治療計画の指針2008．東京：医歯薬出版，2009：32-35．
2）田中昌博．咬頭嵌合位での正常咬合の基準．歯科医学 1996；2（4），249-252．
3）今井久夫ほか（編）．歯科衛生士教育マニュアル　新編歯周治療．東京：クインテッセンス出版，2000：162-165．
4）川添堯彬．CSCテレスコープによる補綴─Ⅰ歯周補綴的意義と構造の概要─．日本歯科評論 1981；467, 110-118．
5）日本補綴歯科学会（編）．歯科補綴学専門用語集　第3版．東京：医歯薬出版，2009：5, 6, 10, 37, 53, 67, 68, 71, 83．
6）吉江弘正ほか（編）．臨床歯周病学．東京：医歯薬出版，2007：20-27, 38-48, 110-121．
7）川原春幸（編）．口腔インプラント学．東京：医歯薬出版，1991：3-9．
8）古谷野潔（編）．エッセンシャル口腔インプラント学．東京：医歯薬出版，2009：10-13．
9）戸田忠夫ほか（編）．歯内治療学第3版．東京：医歯薬出版，2007：239-251．
10）永原國央（編）．卒直後研修医・若い歯科医師のために 歯科インプラント治療ガイドブック．東京：クインテッセンス出版，2008：14-24．
11）赤川安正ほか（編）．よくわかる口腔インプラント学．東京：医歯薬出版，2005：10-15, 214-220．
12）特定非営利活動法人日本歯周病学会（編）．歯周病患者におけるインプラント治療の指針2008．東京：医歯薬出版，2009：32-35．
13）田中昌博．咬合接触の検査・診断：特に有歯顎者の咬頭嵌合位での評価基準について．日本補綴歯科学会雑誌 2002；46（4），444-450．

復習しよう！

1　永久固定法に用いるのはどれか（'07）．
a　ワイヤー結紮法
b　矯正バンド
c　エナメルボンディングシステム
d　コーヌスクローネテレスコープ

2　ブリッジ（橋義歯）について正しいのを2つ選べ（'96）．
a　多数歯欠損に応用する．
b　支台装置間に平行性が必要である．
c　歯根膜支持である．
d　歯槽形態を修復できる．

〈解答〉
1：d
2：b, c

chapter 12 メインテナンス

学習目標
- □ 治癒と病状安定の違いを説明できる．
- □ メインテナンスとサポーティブペリオドンタルセラピー（SPT）の術式と方法を説明できる．
- □ 歯周病管理について説明できる．

12-1 歯周治療のメインテナンスの目的と意義

　メインテナンスとは，歯周治療（歯周基本治療，歯周外科治療，口腔機能回復治療）により治癒した歯周組織を長期間維持するための健康管理をいう．患者本人が行うセルフケア（ホームケア）と歯科医師，歯科衛生士によるプロフェッショナルケア（専門的口腔ケア）からなる．

　サポーティブペリオドンタルセラピー（SPT）とは，歯周治療により病状安定となった歯周組織を維持するための治療をいう．歯科医療従事者が行う定期的な治療で，再発予防，新たな疾患発症部位の早期発見・早期治療を行う．プラークコントロール，スケーリング，ルートプレーニング，咬合調整などの治療が主体となる．

　治癒とは，歯肉の炎症がなく，歯周ポケットが3mm以下，プロービング時の出血が認められず，歯の動揺が生理的範囲内にあるという基準をすべて満たし，歯周組織が健康を回復している状態をいい，病状安定とは，歯周組織の一部に病変の進行が休止した4mm以上の歯周ポケット，根分岐部病変，歯の動揺が認められる状態をいう．

　歯肉炎や軽度の歯周炎は歯周治療によって治癒し，メインテナンスへと移行していくが，中等度以上の歯周炎においては病状安定になることが多く，SPTへと移行していく．

　メインテナンスの目的は，歯周治療により回復した歯周組織の維持安定が主となる．その他，口腔清掃に関するモチベーションの維持，患者教育の継続，患者協力度（コンプライアンス）の維持，再発や新たな疾患の早期発見・早期治療，修復物・補綴物の管理，全身状態のチェックなどが挙げられる（表12-1）．

12-2 リコールの期間

　リコールとは，メインテナンス／SPTのために患者に来院を求めることをいう．間隔については，3か月ごとが一般的ではあるが，最近ではリスク検査の結果に応じて間隔を調整することが多く（表12-2），文献的に

治癒→メインテナンス

病状安定→SPT

表12-1 メインテナンスの目的
1．患者の協力度の維持
2．アタッチメントレベルの維持
3．う蝕予防と歯周病，その他疾病の早期発見・早期治療
4．修復物・補綴物の管理
5．全身状態の評価

表12-2 リコール間隔の決定要素
1．患者協力度
2．PCRの状況
3．プラークリテンションファクターの存在
4．歯周組織の歯周病抵抗性
5．リスクファクターの有無
6．う蝕活動性
7．修復物・補綴物の数と種類

表12-3 リコール間隔の決め方

項目	間隔	
	短く←	→長く
全身疾患	あり	なし
唾液量	少ない	ふつう
喫煙	する	しない
プラークコントロール	不良	良好
プロービングデプス	深い	浅い
プロービング時の出血	あり	なし
アタッチメントレベル	大きい	小さい
歯槽骨レベル	低い	高い
根分岐部病変	あり	なし
補綴装置	多い	少ない
咬合の問題	あり	なし
う蝕活動性	高い	低い

は，2週間から3か月間隔が多い．歯周治療終了時の歯周組織の状態やプラークコントロールの程度などによっても異なるが，必要に応じて適宜期間を増減させることが大切である（**表12-3**）．

12-3 メインテナンス／SPT時の検査項目

以下に検査項目を示す．

＜メインテナンス／SPT時の検査項目＞
①問診（医療面接）
②視診・触診
③口腔清掃状態と歯肉の炎症の検査
④歯周ポケットとプロービング時の出血（BOP）の検査
⑤アタッチメントレベルの測定
⑥咬合状態と歯の動揺度の検査
⑦エックス線写真検査（3か月以上はあける）
⑧その他の検査

1）問診（医療面接）

前回来院時からの間に，口腔のみならず全身的にもとくに変化がなかったどうか確認する．全身疾患，ストレスなどのリスクファクターは積極的に聞き出すようにする．とくにライフイベントなどの環境の変化は聞きもらしやすいので注意すべきである．

検査項目
⇒ chapter 7 参照

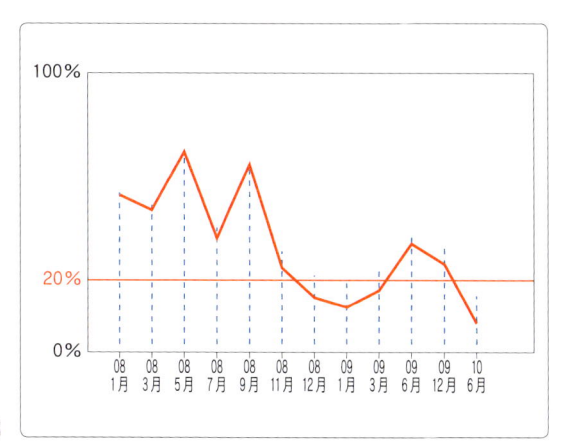

図12-1　PCRの経時変化の図

2）視診・触診

　口腔内検査を行い，う蝕の発生や修復・補綴物などの適合状態をチェックする．つぎに歯肉の形態や色，硬さのチェックを行い，異常が疑われる部位では歯周組織検査を慎重に行う．

3）口腔清掃状態と歯肉の炎症の検査

　口腔清掃度，歯肉の炎症の指数を用いることが多く，口腔清掃度はオレリーのPCR，歯肉の炎症はGingival IndexやPMAが一般的に用いられている．患者自身のセルフケアの状態を知るのに有用で，検査結果を経時的にグラフにして患者に対するモチベーションやメインテナンス／SPTの必要性を説明するときに使用することもある（図12-1）．

PCR, Gingival Index, PMA
⇒ p.27～29参照

4）歯周ポケットとプロービング時の出血（BOP）の検査

　検査方法は，1，4，6点法があるが，ウォーキングプロービングを用いての6点法が基準となる．使用するプローブは毎回同形態とし，経時的変化をできるだけ正しく評価できるようにする．各種プローブがあるが，1mm刻みで15mmまで計測できるプローブが使いやすい（図12-2）．ま

プロービング
⇒ p.89参照

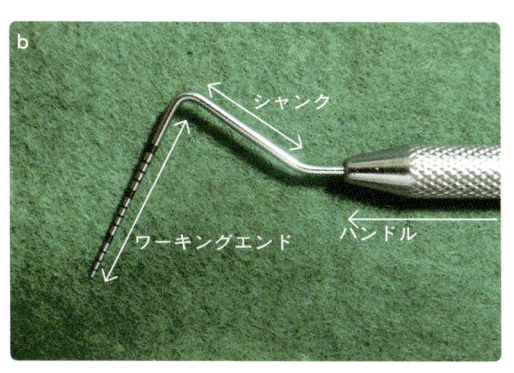

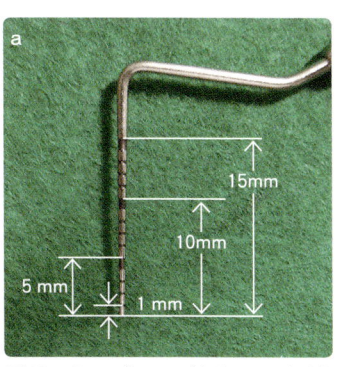

図12-2　プローブ（ポケット探針）

た，プロービング後30秒以内にポケットから出血があった場合は，その部位も記録する．出血ではなく排膿が認められた場合でも同様に記録しておく．全体の歯周ポケット測定部位に対するBOPの認められた部位の割合を百分率で算出すると，全顎における歯肉炎症の広がりを確認できる．プロービング時の出血の有無を確認することにより，歯周ポケットの底部に炎症が生じているのか否かが判断できるので，歯肉縁下のプラークコントロールの成否が確認できる．

> **BOP**
> Bleeding on Probingの略で，プロービング時の出血をいう．

5）アタッチメントレベルの測定

アタッチメントレベルとは，セメント‐エナメル境からポケット底までの距離（⇒ p.90の図7‐15参照）を指し，歯周炎の進行や重症度の判定，歯周治療後の組織の修復再生の臨床的評価の指標となる．

アタッチメントレベル＝プロービングデプス＋歯肉退縮量の公式が成り立つ．

6）咬合状態と歯の動揺度の検査

メインテナンス／SPTの期間を通じて，咬合状態，歯の動揺度のチェックは必須である．顎位のずれはいつも起こっているという認識を持ち，状態に変化があれば咬頭干渉，歯の動揺の増加という形で口腔内の症状として表れてくるのを認識しておくべきである．とくにブラキシズムや根分岐部病変を有する患者は咬合状態と病態が密接に関係しているので，注意深く検査する必要がある．

＜咬合診査の際に検査する顎位＞
　①習慣性咬合位（中心咬合位）
　②作業側
　③非作業側（平衡側）
　④前方位
　⑤中心位
動揺度はピンセットを用いる方法と機械（図12‐3）を用いる方法がある．

> **習慣性咬合位**
> 咬頭嵌合位と同義
> ⇒ p.20参照

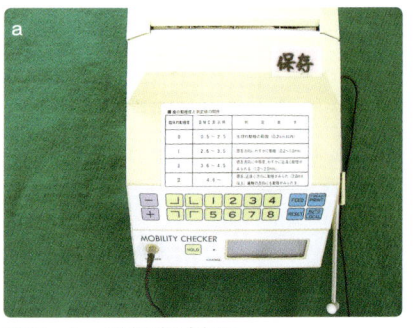

図12‐3　動揺度測定器

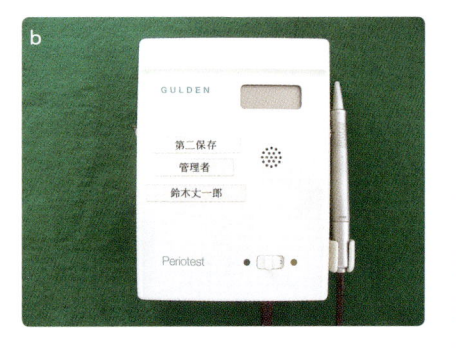

7）エックス線写真検査

　エックス線検査は歯周疾患の検査上きわめて重要であり，歯周組織の破壊の程度や原因を検査するうえで欠かすことはできない．歯周検査の場合，パノラマエックス線撮影では歯槽骨や歯根膜が不明瞭になりやすいので，全顎のデンタルエックス線撮影を行うのが望ましい．また，エックス線写真が正しく適切に撮影されている必要がある．全顎撮影の間隔は２年が一般的であるが，必要に応じて期間を短くし，部分的に撮影することは構わない．ただし最低３か月以上はあけたほうがよい．撮影は他の検査で異常が認められた部位に限定し，患者の被曝量が必要最小限になるようにする．

8）その他の検査

　視診および触診によるう蝕，歯肉の検査に加えて，最近では必要に応じて，以下のような検査が行われる．
　①ダイアグノデント®を用いたう蝕検査（図12-4）
　②唾液検査（図12-5）
　③細菌検査（図12-6）
　④歯肉溝滲出液検査（図12-7）

その他の検査
⇒先進的検査：p.97～98参照

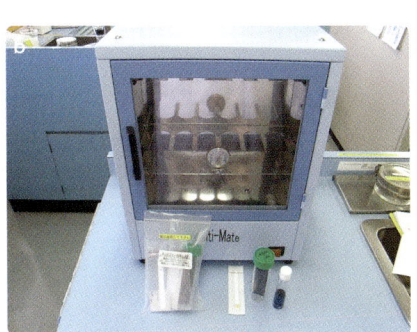

図12-4　ダイアグノデント®

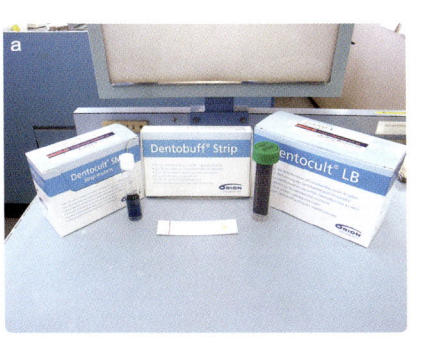

図12-5　唾液検査キット

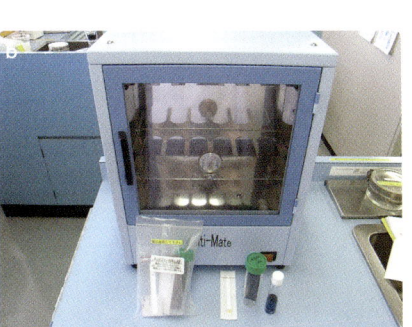

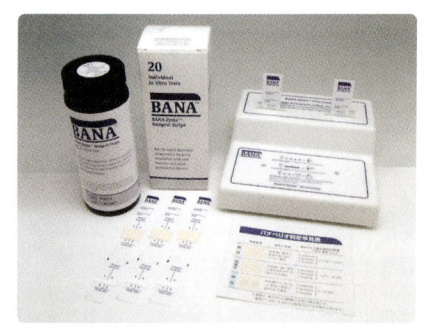

図12-6　細菌検査キット　　　図12-7　ペリオトロン®

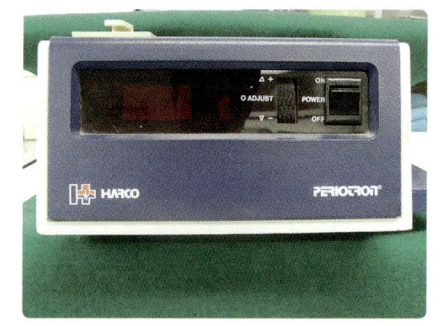

12-4　メインテナンス／SPT時の術式と方法

それぞれの患者のリコールごとに，上述の検査項目に従って検査を行う．再治療の基準を以下に示す．

＜再治療の基準＞
- 2mm以上の付着の喪失
- プロービング時の出血の傾向が持続
- エックス線写真上の骨吸収の進行
- 動揺度の増加

このような病態が認められたら，表12-4のような再治療を行う．

1）口腔清掃再指導

患者はメインテナンス／SPTの期間が長くなってくると，治療時の口腔清掃指導によりブラッシングに熱心になっていたとしても，治療が終了して歯科医や歯科衛生士の監視から離れると，プラークコントロールのレベルは時間の経過とともに低下する傾向にある．また，モチベーションの低下とともに，ブラッシング技術が慢性化してきて，つねに同じ部位に磨き残しが生じるようになる．とくに，歯周炎に罹患し，歯肉が退縮して歯根が露出し，歯間乳頭が退縮してしまった患者は，正常な人に比べて口腔清掃は難しくなっている．したがって，常時熱心にブラッシングを行わない限り磨き残しの部分が生じ，プラークが付着，増加してくる．患者のプ

口腔清掃状態の把握と指標
⇒ p.107参照

表12-4　メインテナンス／SPT時の治療
1．口腔清掃再指導
2．プロフェッショナルケア
　　①スケーリング・ルートプレーニング
　　②歯面研磨
　　③PMTC
　　④栄養指導・生活習慣指導
　　⑤その他（咬合調整，知覚過敏処置，歯周外科処置など）

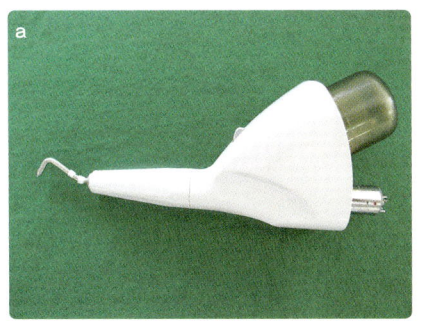

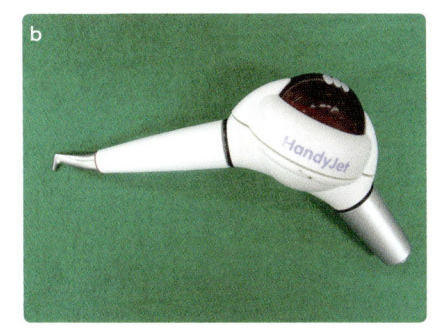

図12-8 歯面清掃器

ラークコントロールの状況を経時的に把握し，画一的なブラッシング技術の指導だけではなく，根本的な原因を考察し，それぞれの患者に応じた指導を行う必要がある．

2）プロフェッショナルケア
（1）スケーリング・ルートプレーニング
　歯石沈着が認められる部位にはスケーリング，歯周病が再発（アタッチメントロスを生じた）部位には，ルートプレーニングを行う．
（2）歯面研磨
　プラークや歯面の沈着物（スティン）は研磨剤とブラシコーン・ラバーカップなどを用いて歯面を研磨するようにして除去する．沈着物の付着状態が強度で除去しづらい場合は，重炭酸塩と水とを圧搾空気とともに歯面に吹き付ける歯面清掃器（図12-8）を用いると効果的である．
（3）PMTC（プロフェッショナルメカニカルトゥースクリーニング，Professional Mechanical Tooth Cleaning）
　歯科医師，歯科衛生士による機械的歯面清掃のことをいい，専用の機材を用いて行う．
（4）栄養指導・生活習慣指導
　患者の状態によっては，栄養指導や生活習慣指導を行う．
（5）その他
　必要に応じて，咬合調整，知覚過敏処置，歯周外科処置を行うこともある．

12-5　メインテナンス／SPT時の歯科衛生士の役割
　歯周病管理は，本来は歯周治療全般にわたり管理することを意味しているが，一般的にはメインテナンス／SPT時を指すことが多い．本ステージにおける歯科衛生士の役割は非常に重要で，そのすべてを歯科衛生士が担っているといっても過言ではない．PCRの状況や現在の歯周組織の状態を患者にわかりやすく説明し，モチベーションや患者協力度（コンプラ

PMTC
⇒ p.113〜115参照

イアンス)が低下しないようにすべきである．口腔内のみならず，全身，心身の変化も読み取れるように，患者背景を把握するようこころがけ，その対処法として，生活習慣指導や栄養指導を実践できるようにするべきである．

参考図書

1) 特定非営利活動法人 日本歯周病学会(編)．歯科衛生士のための歯周治療ガイドブック キャリアアップ・認定資格取得をめざして．東京：医歯薬出版，2009．
2) 吉江弘正，伊藤公一，村上伸也，申 基喆(編)．臨床歯周病学．東京：医歯薬出版，2007．
3) 内山 茂，波多野映子，長縄恵美子．歯界展望MOOK PMTC．東京：医歯薬出版，1998．
4) 新井 髙，五味一博(編)．Periodontal Therapy 3rd Edition Basic and Clinical Practice．京都：永末書店，2009．
5) 特定非営利活動法人 日本歯周病学会(編)．歯周病専門用語集．東京：医歯薬出版，2007．
6) 加藤 熈，鈴木文雄，角田正健(編)．歯界展望別冊 歯周病を診る 検査・診断・治療のポイント．東京：医歯薬出版，1996．

復習しよう！

1 歯周治療でメインテナンスに移行する際の検査結果で適切なのはどれか('10)．

a PCR：15%
b BOP：40%
c 歯の動揺：2度
d 歯周ポケット：5mm

2 歯周治療終了後のリコール時に行う項目で正しい順序はどれか('06)．
①歯磨き指導 ②歯周ポケット測定
③BOPの評価 ④O'LearyのPCR

a ②→③→④→①
b ③→②→①→④
c ①→④→②→③
d ④→③→②→①

＜解答＞
1：a
2：a

chapter 13 **歯周治療とチーム医療**

学習目標
- □歯周治療におけるスタッフ間の連携について説明できる．
- □口腔ケアにおけるスタッフ間の連携について説明できる．

　歯周治療は歯科医師と歯科衛生士が共通の目的を持つことが必要である．歯科診療室での歯周治療はもちろん，現在では，病院の入院病棟あるいは介護施設などでも口腔ケアが重要視されており，他の医療スタッフとの連携によるチーム医療が不可欠である．本章ではその重要性を学ぶ．

13-1　チーム医療の意義と目的
1）チーム医療とは
　一般的な歯科診療室におけるスタッフとは歯科医師，歯科衛生士とそれ以外に歯科技工士，受付，歯科助手がいることが多く，さらに病院では臨床検査技師などの医療技師，医師，看護師がいる．現在は「患者中心の医療」を実践することを念頭に置き，チームはそれをサポートする形をつねにとらなくてはならない（図13-1）．

　全身疾患を持つ患者や要介護者が増えている現在，専門職種は，それぞれの専門性を尊重し，情報の共有に努め，患者を中心とした「チーム医療」を行うことが重要である．

　チーム医療の目的は，「患者の健康の維持」であり，これには，「局所疾

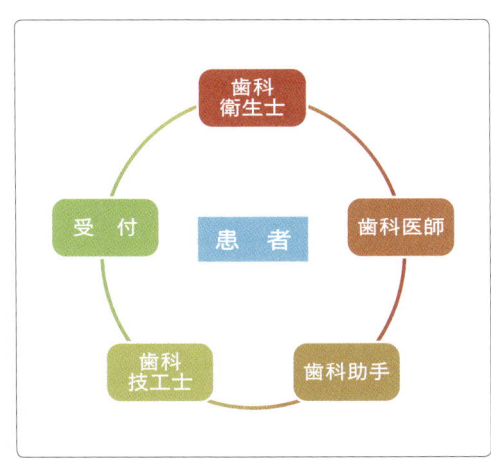

図13-1　歯科医院におけるチーム医療（患者中心の医療）

患者中心の医療
病気を治療するだけではなく，患者の立場に立って医療を実践すること．またそれを支援・促進する体制のことで，以下のことが行われる．
- 患者の自己決定権
- インフォームドコンセントの徹底
- セカンドオピニオンの体制
- 診療情報(カルテ情報)の患者本人への開示
- 各種医療情報(疾患，治療法，医薬品，副作用など)の提供
- 患者‐医師間のコミュニケーションの向上
- エビデンス(科学的根拠)に基づいた医療
- 患者アドボケート体制

患の改善」と「安全性」も含まれる．チーム医療のメリットは，知識・技能の相互研鑽ができることである．歯周治療としての口腔ケアは，全身状態や摂食・嚥下障害が重度な患者ほど，他職種の情報を参考に全身状態の維持に貢献できる．

2）チーム医療の形態と歯科衛生士

チーム医療を行う場所は，①地域の歯科診療所，②訪問診療先，③病院歯科外来，④入院患者，⑤老人福祉施設があり，その医療形態は以下のとおりである．

□**多職種チームモデル**

歯科医院に来院する患者に対する一般的なもので，必要な情報を他職種に求める．

□**相互関係チームモデル**

定期的に各職種が集まり症例検討が行われるもので，総合病院で行われている．

□**相互乗り入れチームモデル**

在宅や施設の要介護高齢者への訪問による口腔ケアに関わることはその代表例である．口腔ケアは家族や看護師，言語聴覚士などが中心であるが，評価や改善には歯科医師や歯科衛生士の役割が不可欠である．歯磨き介助には，医師，歯科医師，看護師，言語聴覚士，理学療法士，栄養士などから情報を得，必要に応じて歯科衛生士がそれを担う．

チーム医療に対して歯科衛生士は，①他職種を知ること，②他職種の人々とコミュニケーションとコンサルテーション（相談・協議）を持つことが必要である．

13-2　患者と歯周医療チームの関係

患者にとって歯周治療に罹患することは口腔内だけの原因であるわけではなく，全身状態が大きく影響している．そこで，医療スタッフは実際に歯科医院に入ってくる患者の顔色や歩き方，診療チェアへの座り方からまずその日の体調を理解することから始める．

その後，医療面接ならびに口腔内の診察によって，その影響が口腔内に出現していないかどうかを確認し，治療に入る．その際に診療する歯科医師と診療介助する歯科衛生士あるいは歯科助手が同じ理解と認識をもってその日の診療を行わなくてはならない．必要に応じて現在通院している他医院・病院に連絡して病状や投薬の確認をする．

歯周治療に関して共有が必要な患者データを**表13-1**に示す．

このように，歯周チャートに記載する事項を中心としてこれに全身状態を加えて，スタッフ間でつねに情報の共有と治療方針の確認をしながらチームを形成しなくてはならない（**図13-2**）．

患者アドボケート
患者サイドに立った，病院や医療チームと患者とを結ぶ調整役．相談窓口

歯周チャート
⇒ p.89参照

chapter 13　歯周治療とチーム医療

表13-1　歯周治療チーム医療に必要な患者データ

患者データの共有
　1）健康調査票(アンケート)
　2）医療面接データ
　3）検査結果
　　(1)歯周チャート
　　(2)口腔内写真
　　(3)エックス線写真
　　(4)プラークコントロールレコード
　　(5)その他：スタディモデルなど
　4）全身状態：現症(通院状態)と既往歴

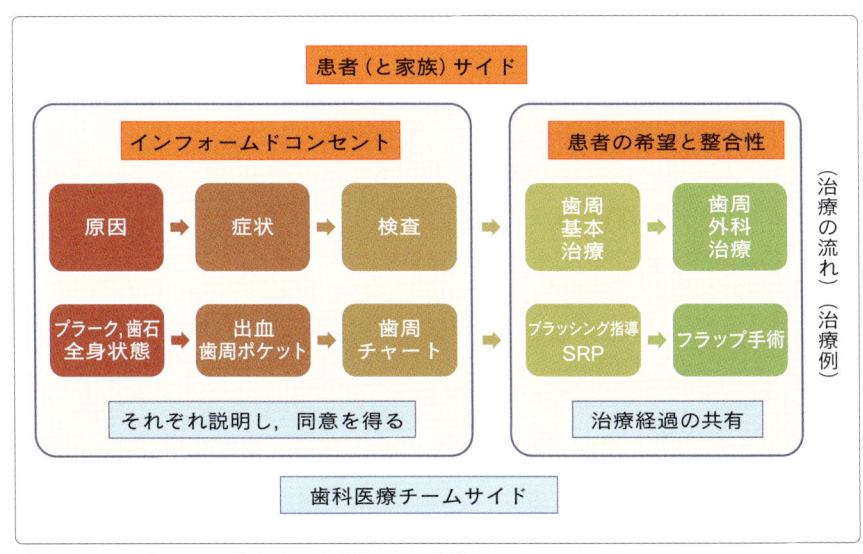

図13-2　スタッフが共有する歯周治療の意識

13-3　歯科衛生士の役割

1）プラークコントロール

　歯科衛生士はまず，歯周疾患に罹患している患者のもっとも重要な因子であるプラークの蓄積を防ぐためのプラークコントロールに重点をおかなければならない．そのためにプラークスコアの推移を正確に把握し，スコア記入の際にも周囲の歯肉状態の変化に注意を払い，記録し，患者に現状を伝えるとともに，担当歯科医師に報告しなくてはならない．

　その後，プラークコントロール(ブラッシング)指導を行い，その効果も担当歯科医師とともに把握する必要がある．患者自身が要介護である場合は，家族や介護士にもその変化を伝え，口腔ケアに対する注意点を伝える．また，義歯を使用している場合は，鉤歯に対するプラークコントロールはもちろん，義歯におけるプラーク付着にも注意を払う必要がある．

インフォームドコンセント

医療に関わるあらゆる行為の対象者である患者やその家族，あるいは被験者が検査，治療，治験などの内容について，患者が納得できるような説明を受け，理解したうえで合意することである．説明内容はあらゆる内容，期待されるポジティブな結果だけでなく，代案や副作用，また費用などネガティブな情報も与える必要がある．

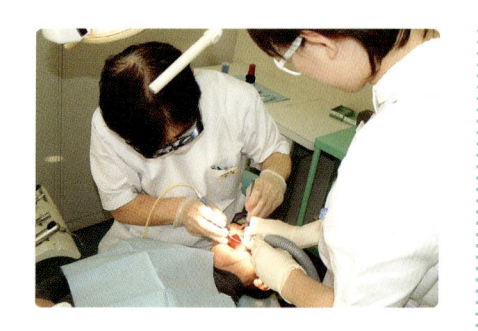

図13-3　歯周治療の様子

2）歯周治療の準備と介補（図13-3）

　図13-2に示されているように，歯周治療の内容ならびに患者の症状を把握していることによって，毎回の診療の準備も指示なく行うことができる．

　歯周基本治療中では，プラークコントロールを任されることが多いので，歯科衛生士は主治歯科医にプラーク付着状況を報告し，歯肉の炎症が中心となる疾患であるため，治療中における出血とその飛沫に注意する．術後につぎの主治歯科医の治療説明を補い，似たような治療が継続する場合が多いので，患者へ次回治療へのモチベーションにつながるサポートをしなくてはならない．

　また，歯周外科治療（⇒chapter10参照）を行う場合は，事前に処置内容と手順，器具を主治歯科医に確認し，患者へその日の処置部位と処置内容を確認する．使用する手順に従って器具を並べて準備し，術中は患者の様子や疼痛に配慮しながら術者の介補を行い，術後管理の補助を行う．

　さらに，メインテナンス時には治療後の間隔があるので事前に治療データを確認し，最終治療時における患者の様子と口腔内の状態を把握し，主治医に報告する．次回に来院するモチベーションを考慮した対応に心がけなくてはならない．

3）歯周病に関する全身管理

　全身疾患を有する患者の場合は，栄養状態，生活習慣の改善にも注意を払い，全身状態については患者あるいは通院している医療機関を通じて情報を入手し，口腔ケアの改善による影響についてもつねに注意を払う必要がある．

　逆に全身疾患を持つ患者から，口腔管理について歯科医院でセカンドオピニオンを求められる場合があるので十分な知識を持つ必要がある．

モチベーション
動機づけのこと．人間を含めた動物の行動の原因であり，目標に向かって行動を調節することができる．達成目標を作るモチベーション，内面の興味や関心を自発的に思考し，問題を解決するという自律性を持たせるモチベーション，義務感覚によってもたらされるモチベーションなどがある．

セカンドオピニオン
患者がより良い決定をするために，主治医以外の専門的な知識を持った第三者に求めるオピニオン（意見）．セカンドオピニオンを求める場合，主治医に話して他医への診療情報提供書を作成してもらう必要がある．このとき，別に検査をすることがある．

参考文献

1）束理十三雄，深井浩一．歯周治療学と診療補助．東京：クインテッセンス出版，2001．
2）才藤栄一．リハビリテーション医学・医療総論．日摂食・嚥下リハ会誌 2001；5：108-109．

復習しよう！

1 インフォームドコンセントで正しいのはどれか（'08）．
a 病名と症状とを説明する．
b 単一の治療法を説明する．
c 治療中であればいつ行ってもよい．
d 歯科医師にかわり歯科衛生士が行ってもよい．

2 セカンド・オピニオンはどれか（'09）．
a 主治医の意見
b 他の医師の意見
c 家族の意見
d 患者の意思

＜解答＞
1：a
2：b

索　引

ア

RDA 値	114
アスコルビン酸欠乏性歯肉炎	74
アタッチメントゲイン	90
アタッチメントレベル	90
アタッチメントロス	59, 77, 90
アバットメント	159
アポトーシス	43
アレルギー反応	75
アンテリアガイダンス	124
悪習癖	49
――の改善	106, 124
安静位	20
安静空隙	20

イ

1歯ずつ縦磨き法	112
1壁性骨欠損	66
イニシャルプレパレーション	101
インスリン	51
インフォームドコンセント	84, 175
インプラント	158
――周囲炎	161
――のメインテナンス	162
医薬品	109
医薬部外品	109
医療面接	84, 98
遺伝疾患	79
遺伝性歯肉増殖症	77
一次固定	154
一次性咬合性外傷	80
一次切開	135
一次治癒	146
一次予防	34

ウ

ウィドマン改良法	135
ウォーキング法	89
う蝕	48
――検査	169

エ

A‐splint	
AIDS	53
LDDS	127
MTM	126
NSAIDs	127
SPT	90, 103, 165
SRP	102
エアスケーラー	119
エストロゲン	73
エチレンオキサイドガス滅菌	152
エックス線写真検査	94
エナメル真珠	50, 94
エナメル滴	50, 94
エナメル突起	50, 94, 148
エナメルプロジェクション	50, 94, 148
エナメルボンディング固定	123
エナメルマトリックスタンパク	137
エムドゲイン	137
エンドトキシン	43
壊死性潰瘍性歯周炎	79
壊死性潰瘍性歯肉炎	42, 79
永久固定	154
鋭匙型スケーラー	118
液性免疫	22

オ

OHI	26
OHI-S	27
オーシャンビンチゼル	144
オートクレーブ滅菌	152
オステオプラスティ	148
オッセオインテグレーション	160
オドントプラスティ	148
オプソニ化	56
応急処置	104
温熱的外傷	76

カ

カークランドメス	144

カートリッジ式注射器	143
カーバイドバー	122
カーボランダムポイント	122
カルシウム拮抗剤	64, 86
カンジダ アルビカンス	42, 74
カントゥア	122
化学的清掃剤	109
化学的プラークコントロール	106
可撤式外側性固定	123
可撤式義歯	158
可撤式固定	155
可撤性ブリッジ	156
仮性ポケット	59
家族歴	85
替え刃メス	144
外斜切開	132
外傷性咬合	49, 70, 80
外傷性病変	76
外毒素	43
改良執筆型把持	116
海綿骨	17
開窓	68
角化歯肉	58
獲得被膜	45
獲得免疫	22, 56
鎌型スケーラー	118
冠状動脈疾患	82
患者アドボケート	174
患者協力度	165
患者中心の医療	173
感染防御物質	44

キ

キュレットスケーラー	118
既往歴	85
機械的外傷	76
機械的プラークコントロール	106
喫煙	52, 80
吸指癖	49
吸収性縫合糸	136, 145
急性壊死性潰瘍性歯周炎	79

INDEX

急性壊死性潰瘍性歯肉炎	79	誤嚥性肺炎	33, 82	——療法	136
虚血性心疾患	82	口蓋裂溝	50	再治療の基準	170
頬圧痕	124	口腔アレルギー症候群	76	再評価	102
局所麻酔	143	口腔機能回復治療	103, 154	再付着	147
局所薬物配送システム	127	——後の再評価	103	細菌検査	97
金属アレルギー	76	口腔清掃再指導	170	細胞セメント質	18
筋機能訓練	125	口腔内写真	97	細胞性免疫	22
		口呼吸	48, 125	三次切開	135
ク		——線	48, 125	三次治癒	146
Glickmanの分類	94	口臭	71	三次予防	35
グラインディング	49	——の原因物質	43	暫間義歯	123
クラウン	157	抗菌薬	126	暫間固定	122
グリッドスケール	88	抗原提示	57		
グレーシータイプ	118	抗体産生	57	**シ**	
クレーター状骨欠損	68	咬合性外傷	49, 70, 80	CPI	30
クレフト	65, 87	——の臨床所見	100	——プローブ	31
クレンカプランのポケットマーカー		咬合検査	96	CPITN	30
	144	咬合調整	121	CT	95
クレンチング	49	咬頭嵌合位	20, 121	GI	29
くいしばり	49	後天性免疫不全症候群	52	GTR	136
くさび状骨欠損	66	後天免疫	22, 56	シクロスポリン	77
		紅斑性狼瘡	53, 75	シャーピー線維	17
ケ		骨縁下ポケット	60	シュガーマンファイル	144
解熱鎮痛消炎剤	128	骨縁上ポケット	59	支持歯槽骨	17
血液疾患	53	骨粗鬆症	82	支台歯	157
血小板減少性紫斑病	53	骨内インプラント	160	支台装置	157
結合組織性付着	19	骨のリモデリング	160	自臭症	71
研究用模型	97, 107	骨バー	144	自動プローブ	87
原生セメント質	18	骨膜下インプラント	159	自然免疫	22, 56
健康教育	35	骨膜剥離子	144	持針器	144
健康日本21	24	骨隆起	69	視診	85, 167
現病歴	84	根分割切除術	148	歯科疾患実態調査	24
		根分岐部に対する処置	148	歯冠形態修正	121
コ		根分岐部病変	70	歯冠‐歯根比	148
コーヌステレスコープ	155	——の検査	94	歯冠内修復	156
コーンのプライヤー	144	根面凹窩	50	歯冠補綴	157
コラーゲン線維	16	根面滑沢化	116	歯間水平線維	16
コル	15	根面溝	50	歯間乳頭	15
コンタクトゲージによる検査	96			歯間ブラシ	108
コンプライアンス	165	**サ**		——による清掃法	112
固定式外側性固定	123	3壁性骨欠損	68	歯垢染色剤	115
固定式固定	155	サイトカイン	44, 56	歯根切除法	148
固定式内側性固定	123	サポーティブペリオドンタルセラピー		歯根分離法	148
固有歯槽骨	17		103, 165	歯根膜	17
呼吸器疾患	81	再生	147	歯周医学	80

179

索 引

歯周炎	42, 77	――歯槽粘膜形成術	138	――術	134
――の臨床所見	100	――疾患	41	尋常性天疱瘡	75
歯周基本治療	101, 105	――上皮	15	滲出液	60
――後の再評価	102	――切除術	132	**ス**	
歯周‐矯正治療	125	――線維腫症	64		
歯周外科治療	103, 132	――増殖	63	3DS	128
――後の再評価	103	――増殖症	76	スイングロックアタッチメント	156
歯周‐歯内病変	71, 104, 150	――退縮	64	スクラッビング法	111
歯周初期治療	101	――の色調	85	スケーラー	116
歯周組織	14	――膿瘍	62, 104	スケーリング	116
――再生療法	136	――バサミ	144	スタディモデル	97
歯周膿瘍	62, 104	――剥離掻爬術	134	スティップリング	15
歯周病原細菌	39, 40	――弁根尖側移動術	140	スティルマン改良法	112
歯周病の分類	71	――弁歯冠側移動術	140	水平性骨吸収	66
歯周病の免疫機構	44, 56	――弁側方移動術	139	垂直性骨吸収	66
歯周病のリスクファクター(危険因子)		――ポケット	58	**セ**	
	53, 81	歯磨剤	109		
歯周病有病者率	25	歯面研磨	171	セカンドオピニオン	176
歯周ポケット掻爬術	120, 133	歯面清掃器	171	セフェム系	127
歯周ポケット底の印記	132	歯列異常	50	セメント‐エナメル境	90
歯石	46	色素性沈着物	45	セメント芽細胞	18
――指数	27	執筆型把持	116	セメント質	18
――除去	116	手用スケーラー	118	セメント小管	19
歯槽硬線	17	手用プローブ	87	セルフケア	113
歯槽骨	17	主訴	84	生活習慣病	25
――の吸収	66	受動喫煙	52	生物学的幅径	19
――の形態異常	69	腫脹(歯肉の)	61	生理的咬合	70
歯内骨内インプラント	160	周期性好中球減少症	53, 79	切除療法	132
歯肉	14	重度歯周炎	69	舌圧痕	124
――炎	41, 58, 72	修復	147	舌癖	70
――炎指数	29	出血(歯肉からの)	63	接合上皮	16
――炎の臨床所見	100	小帯切除術	138	接触点の検査	96
――縁下歯石	46	上唇小帯高位付着	51	洗口剤	109, 115
――縁下プラーク	45	上皮性付着	19, 58	先天免疫	22, 56
――縁上歯石	46	上部構造	159	全部鋳造冠	155
――縁上プラーク	45	消炎鎮痛剤	128	全部被覆冠	155
――結核	41	消毒	152	前装鋳造冠	155
――結合組織	16	食片圧入	47	専門的口腔ケア	165
――結合組織移植術	142	――の検査	96	線維性腫脹	62
――固有層	16	触診	85, 167	線維性付着	58
――溝	14, 58	心内膜炎	81	**ソ**	
――溝上皮	15	侵襲性歯周炎	42, 78		
――溝滲出液	60	真菌感染	74	組織付着療法	132
――溝滲出液検査機器	169	真性ポケット	59	早期接触	49, 122
――歯槽粘膜境	14	新付着	147	早期予防	36

INDEX

相互関係チームモデル	174
相互乗り入れチームモデル	174
層板骨	17
槽間中隔部骨欠損	66
叢生	50, 65, 93, 125
側方ピボットストローク	117
束状骨	17

タ

ダウン症候群	79
タッピング	49
タフトブラシ	115
他臭症	71
多形性紅斑	53, 75
多職種チームモデル	174
唾液の検査	97, 169
帯状疱疹	41
第二セメント質	18
棚状形態（歯槽骨の）	69
単純性歯肉炎	64

チ

チーム医療	173
チェディアック・ヒガシ症候群	79
チャーターズ法	112
地域歯周疾患指数	30
知覚過敏の処置	126
治療計画	101
緻密骨	17
中心位	20, 96
中心咬合位	20, 96
超音波スケーラー	115, 119
直線ストローク	117

テ

ディヒーセンス	68
デスモゾーム	16
テトラサイクリン系	127
デブライドメント	152
テンションリッジ	48, 86, 125
デンタルフロス	108
低アルカリフォスファターゼ症	53
低体重児早産	33, 82
天疱瘡	53, 75
電動歯ブラシ	113

ト

トールライクレセプター	43, 56
トライセクション	148
トンネリング	150
動機づけ	105
動脈硬化症	81
動揺度の測定	92, 168
糖尿病	51, 80
——性歯肉炎	73
貪食	57

ナ

ナイトガード	125, 163
内因感染	41
内斜切開	134
内毒素	43

ニ

2壁性骨欠損	68
ニフェジピン	86
ニューキノロン系	127
二次固定	154
二次性咬合性外傷	80
二次切開	135
二次治癒	146
二次予防	35
妊娠性歯肉炎	64, 73

ネ

粘膜骨膜弁	139
粘膜内インプラント	159
粘膜弁	139

ノ

ノンペーストブラッシング	126
膿瘍切開	104

ハ

8020運動	24, 33
バーティカルストップ	124
バイオフィルム	35, 46
バス法	111
パピヨン・ルフェーブル症候群	79
歯ぎしり	49
歯の挺出	65
歯の動揺(度)	69, 91
歯ブラシ	107
梅毒	41
排膿	60
白板症	75
白血病	53
——による歯肉増殖	64, 73
剝離状皮膜	75
剝離翻転	134
抜歯	123

ヒ

BOP	89168
PCR	27
——法	97
PDI	29
PI	29
PMA Index	28
PMTC	113
——用シリンジ	115
PTNS	31
PlI	27
ビタミン欠乏	52
ヒトプラズマ症	42
ピボットストローク	117
非吸収性縫合糸	145
非ステロイド系抗炎症薬	127
非付着性プラーク	46
非プラーク性歯肉病変	41, 74
非特異的感染防御物質	44
病的咬合	70
描円法	111

フ

ファーケーションプラスティ	148
ファルカプラスティ	148
フォーンズ法	111
フェストゥーン	65, 87
フェニトイン	64
フェネストレーション	68
フッ化物	115
プラーク	39, 41, 45
——コントロール	105, 113
——指数	26

索　引

——性歯肉炎	41, 72	**ホ**		**ユ**	
——染色剤	92	ホームケア	36	ユニバーサルタイプ	118
——蓄積因子	93, 101, 105	ホーレー型固定	123	有茎歯肉弁	139
——の検査	92	ポケット	47, 59	遊離歯肉	15
——保持因子	46	——探針	167	——移植術	141
——リテンションファクター		——底の印記	132	——溝	58
	101, 105	ポビドンヨード	37	**ヨ**	
ブラキシズム	49, 124	ポンティック	157		
プラスチック製スケーラー	163	——の基底面	158	4 壁性骨欠損	68
プラスチックチップ	115	補体	44	ヨウ素テスト	91
ブラッシング指導	107	疱疹性歯肉口内炎	41	**ラ**	
ブラッシング方法	110	萌出性歯肉炎	73		
フラップ手術	134	縫合糸	144	ラポール形成	98
プランジャーカスプ	49	発赤	61	**リ**	
ブリッジ	157				
プロービング	87, 167	**マ**		Lindhe & Nyman の分類	94
——圧	88	マクロファージ	22, 56	リコール	165
プローブ	87	マテリアアルバ	45	リスクファクター (歯周病の)	53, 81
フロッシング	112	マラッセの上皮遺残	17	リバース型形態 (歯槽骨の)	69
プロビジョナルレストレーション		慢性歯周炎	42, 78	リンコマイシン系	127
	106, 124	慢性剥離性歯肉炎	74	淋菌性口内炎	41
プロフィーカップ・ブラシ	115	**ミ**		輪状線維	16
プロフィンハンドピース	115			**ル**	
プロフェッショナルケア	113, 171	Miller の分類	92		
不動歯	51, 65	**ム**		ルートアンプテーション	148
付着歯肉	16, 58			ルートセパレーション	148
——の測定法	91	無細胞セメント質	18	ルートプレーニング	116
——の幅	90	**メ**		**レ**	
——の幅の不足	51				
付着性プラーク	46	メインテナンス	103, 165	レンサ球菌性歯肉炎	41
浮腫性腫脹	62	メス	144	レントゲンプローブ	88
部分床義歯	158	——ホルダー	144	裂開	68
分岐部整形術	148	メタボリックシンドローム	82	連続鉤	156
ヘ		滅菌	152	**ロ**	
		免疫抑制剤	86		
ペニシリン系	127	**モ**		ロイコトキシン	43
ヘミセクション	148			ローリング法	112
ヘミセプター状骨欠損	68	モチベーション	105, 176	ロールテスト	91
ヘミデスモゾーム	16	問診	84, 166	弄舌癖	49, 106
ヘルパー T 細胞	56	**ヤ**		**ワ**	
ヘルペス性歯肉口内炎	74				
ペリオドンタルパック	133, 145	薬物性歯肉増殖症	77	Weine の分類	150
ペリクル	45	薬物療法	126	ワーキングエンド	167
辺縁歯肉	58			ワーファリン	63
扁平苔癬	74				

クインテッセンス出版の書籍・雑誌は，歯学書専用通販サイト『歯学書.COM』にてご購入いただけます．

PCからのアクセスは…
歯学書 検索

携帯電話からのアクセスは…
QRコードからモバイルサイトへ

QUINTESSENCE PUBLISHING
日本

新・歯科衛生士教育マニュアル　歯周病学

2011年2月10日　第1版第1刷発行
2022年2月10日　第1版第5刷発行

編　　者　　上田雅俊 / 音琴淳一 / 栢　豪洋 / 野村慶雄 / 渡辺孝章

発 行 人　　北峯康充

発 行 所　　クインテッセンス出版株式会社
　　　　　　東京都文京区本郷3丁目2番6号　〒113-0033
　　　　　　クイントハウスビル　電話(03)5842-2270(代表)
　　　　　　　　　　　　　　　　(03)5842-2272(営業部)
　　　　　　　　　　　　　　　　(03)5842-2279(編集部)
　　　　　　web page address　https://www.quint-j.co.jp

印刷・製本　　サン美術印刷株式会社

©2011　クインテッセンス出版株式会社　　　　　禁無断転載・複写
Printed in Japan　　　　　　　　　　　　　　　落丁本・乱丁本はお取り替えします
ISBN978-4-7812-0188-7　C3047　　　　　　　　定価は表紙に表示してあります